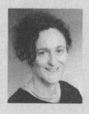

Birgit Maria Hack, M.A.

Bandherausgeberin

- 1988 Abschluss der Ausbildung zur Ergotherapeutin am Annastift e.V. in Hannover.
- Berufserfahrung als Angestellte und Freiberuflerin in verschiedenen Bereichen des Gesundheits- und Sozialwesens.
- 1993–2000 berufsbegleitendes Magisterstudium der Soziologie, Psychologie und Pädagogik an der Friedrich-Alexander-Universität Erlangen, Auslandssemester am Karolinska Institut in Stockholm.
- Derzeit wissenschaftliche Mitarbeiterin im DFG-Projekt »Weibliche Zusammenschlüsse – Zwischen Solidarität und Interessehandeln« am Sozialwissenschaftlichen Forschungszentrum (SFZ)/Institut für Soziologie in Erlangen. Lehrbeauftragte für Soziologie und Ergotherapie in Berufsfachschulen und FH-Studiengängen für Gesundheitsfachberufe und Sozialpädagogik.

Ergotherapie – Reflexion und Analyse

Herausgegeben von
Ulrike Marotzki
Christina Jerosch-Herold
Birgit Maria Hack

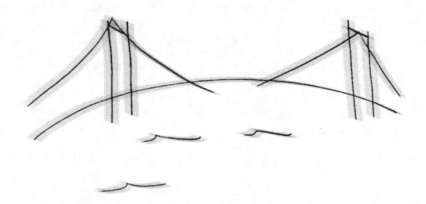

Springer-Verlag Berlin Heidelberg GmbH

Birgit M. Hack

Ethik
in der Ergotherapie

Mit einem Geleitwort von Pip Higman

Mit Beiträgen von
H.F.J.M. Crebolder, K. Götsch, H. Huijer Abu-Saad, G. Jaeger
K. Kahlmann, B. Märzweiler, L.U. Melzer, R.H.J. ter Meulen,
I.M. Proot, B. Reischle, B. Rudloff, S. Ulbrich-Ford, S. Weissman,
J. Zinsmeister

Mit 7 Abbildungen und 2 Tabellen

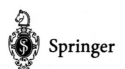

Springer

Bandherausgeberin:
Birgit Maria Hack
Schedelstraße 37, 90480 Nürnberg

Reihenherausgeberinnen:
Ulrike Marotzki
Dipl.-Psychologin, Ergotherapeutin
FH Hildesheim, Holzminden, Göttingen
Bachelor Studiengang für Medizinalfachberufe
Tappenstraße 55, 31134 Hildesheim

Christina Jerosch-Herold
DipCOT, MSc, PhD
School of Occupational Therapy and Physiotherapy
University of East Anglia
Norwich NR4 7TJ

Birgit Maria Hack
M.A., Ergotherapeutin
Schedelstraße 37, 90480 Nürnberg

Fotos in diesem Buch:
© Laura Ute Melzer, Praxis für Ergotherapie, Mittelgasse 3, 63683 Ortenberg-Bleichenbach

ISBN 978-3-540-67699-7   ISBN 978-3-642-18608-0 (eBook)
DOI 10.1007/978-3-642-18608-0

Bibliografische Information Der Deutschen Bibliothek
Die Deutsche Bibliothek verzeichnet diese Publikation in der Deutschen Nationalbibliografie, detaillierte bibliografische Daten
sind im Internet über „http://dnb.ddb.de" abrufbar.

Umschlaggestaltung: deblik Berlin
Layout: deblik Berlin
Satz: Satz & Druckservice, Leimen
Gedruckt auf säurefreiem Papier   22/3160/is – 5 4 3 2 1 0

Für meinen Sohn Aaron Leonard,
der gutmütig und nachhaltig zeigt,
wann die Dinge des Lebens
für ihn
ernst werden.

Geleitwort

Die Ethik ist so alt wie die Menschheit; schon in der Antike entwickelte Aristoteles sie zu einer Wissenschaft, der „...philosophischen Wissenschaft vom Sittlichen. Als Hauptgegenstand ihrer Betrachtung gelten meist die menschlichen Handlungen...."[1]. Menschliche Handlungen sind der Kern der Ergotherapie. Die logische Folge ist, dass die Ethik im Zentrum des Berufes steht.

Die Ergotherapie, ein Beruf der sich hauptsächlich mit Menschen befasst, ist ständig mit ethischen Problemen konfrontiert. Mit den modernen Entwicklungen der Medizin und der Volkswirtschaft ist es heute wichtiger denn je, dass die Berufsvertreter eine Sensibilität für ethische Aspekte des Handelns entwickeln. Um das zu erreichen, brauchen wir Grundlagen, die als Basis für die Diskussionen dienen können.

Wie wir miteinander umgehen und welche ethisch-moralische Einstellung eine Person hat, wird vom frühesten Kindesalter an durch Erziehung, Kultur und Umwelt aufgebaut und geprägt. Aber ein Beruf wie unserer darf nicht nur auf die allgemeine Entwicklung und Ausbildung seiner Vertreter hoffen. Er muss dafür sorgen, dass Ethik und die Fähigkeit, moralische Grundsätze zu diskutieren, zum Gegenstand des Berufs werden.

Das vorliegende Buch schließt eine Lücke in der deutschsprachigen Fachliteratur. Mit der zunehmenden Professionalisierung wurde es dringend notwendig, den jetzt tätigen und den zukünftigen Ergotherapeutinnen und Ergotherapeuten eine Grundlage anzubieten, auf der sie ihre Handlungen und ihre Entscheidungen reflektieren können.

Mit den politischen Entwicklungen in Europa und der „Eröffnung eines Binnenmarktes" sind Ergotherapeutinnen und Ergotherapeuten der einzelnen Länder einander näher gekommen. Eine der ersten Handlungen des 1986 gegründeten Committee of Occupational Therapists for the European Communities (COTEC) war es, einen gemeinsamen „Code of Ethics" für Ergotherapeutinnen und Ergotherapeuten in Europa zu verabschieden. Auch dadurch ist in der deutschen Ergotherapie die Auseinandersetzung mit Fragen der Moral und Ethik zu einem wichtigen Thema geworden. Der Prozess ist ins Rollen gekommen, aber es handelt sich um einen fortwährenden und nie zu einem Abschluss kommenden Entwicklungsprozess. Dieses Buch bringt ihn ein gutes Stück voran.

Ich freue mich sehr über die Veröffentlichung des Buches, weil es zeigt, wie weit der Beruf sich in Deutschland in den letzten Jahren entwickelt hat. Es enthält Beiträge von verschiedenen Ergotherapeutinnen zu unterschiedlichen Aspekten des Berufes und regt so zu Diskussion und Reflektion über das berufliche Handeln an, die sicherlich zu einer noch besseren Praxis führen. Aber vor allem zeigt es, dass sich aus dem Beruf eine Profession entwickelt hat. Mit diesem Buch haben Birgit Maria Hack und die anderen Autorinnen und Autoren der Profession Ergotherapie ein großes Geschenk gemacht. Es liegt an allen Ergotherapeuten und Ergotherapeutinnen, dieses Geschenk zu nutzen und seinen Wert zu schätzen.

Aber es ist auch Vorsicht angesagt. Hier werden keine fertigen Lösungen präsentiert. Vielmehr bietet das Buch eine Grundlage dafür, ethische Kompetenzen zu entwickeln. Ergotherapeutinnen und Ergotherapeuten sollen lernen, ihre gesellschaftliche Verantwortung in berufsspezifischen Situationen zu tragen. Die Texte bieten Impulse für die Auseinandersetzung. Von hier aus sind alle Mitglieder des Berufes aufgerufen, ihre Berufsethik und ihr professionelles Verhalten weiter zu reflektieren und weiter zu entwickeln. Dies erfordert die Bereitschaft, die Wahrheit zu sagen, die eigenen Motive zu untersuchen und die eigenen Grenzen kennen zu lernen und zu beachten.

Cicero war der Meinung, dass „Ethik die Differenz zwischen dem Istzustand der von Menschen gemachten Gesetze und dem Sollzustand der Hoffnungen und Aspirationen der Menschheit bildet"[2]. Meine Hoffnung und Erwartung ist, dass unter Ergotherapeutinnen und Ergotherapeuten ein immer größer werdendes Bewusstsein für die verschiedenen ethischen Aspekte des Handelns entsteht. Hierzu finden sie in diesem Buch eine gute Unterstützung.

Pip Higman
Schwalbach, im Juni 2003

Literatur

1   Der neue Brockhaus (1979) Band 2, 6. Auflage. Brockhaus, Wiesbaden. S 84
2   COTEC „Code of Ethics & Practice", April 1991

Vorwort

„Jedes Eingreifen in das Leben anderer Menschen behauptet bestimmte Werte angesichts bestimmter Normen, und jedes helfende Engagement ist bis in die konkreten Zielsetzungen und bis in die Wahl der Methoden hinein geleitet von Werthaltungen (...)" (Schlüter: Sozialphilosophie für helfende Berufe)

Das Interesse der hier erstmals vorgelegten Sammlung deutschsprachiger Texte zur **Ethik in der Ergotherapie** ist grundlegend motiviert durch die aufscheinende „neue Reflektiertheit" der Berufsgruppe in diversen Fragen der eigenen Professionalisierung.

Im Kontext der sich allseits verändernden Verhältnisse im Gesundheits- und Sozialwesen sieht sich die Ergotherapie in Deutschland heute, zum Teil auf neue Weise, mit Herausforderungen unterschiedlichster Art konfrontiert: Angesichts einer zunehmenden Angebotspalette im therapeutisch-beraterischen Bereich und fließenden Übergängen solcher Unterstützung in religiös-esoterisch gefärbte Hilfestellungen ist sie gefragt, ihr eigenes Tun und Treiben prägnant herauszustellen, beispielhaft zu veranschaulichen und nachvollziehbar zu gestalten. Ökonomische Diktate, die das wohlfahrtsstaatliche Wesen umfassend durchziehen, fordern Aussagen und Fakten bzgl. der durch Ergotherapie erzielten Effekte, Evidenzen und Effizienzen. Medizin- und gentechnische Entwicklungen sowie biomedizinische Enthüllungen weichen die biologischen Grenzen menschlichen Lebens an dessen Beginn und Ende auf, machen bisher als unheilbar geltende Krankheiten biomedizinisch gesehen erträglich und suggerieren erweiterte ebenso wie unwerte „Lebensqualitäten".

Inmitten solcher Rahmenbedingungen fragt und vertraut das Gesundheitswesen Ergotherapeutinnen und Ergotherapeuten mit ihrem Wissen und ihrer beruflichen Erfahrung, wonach biomedizinisch Machbares bzw. körperlich Mögliches von den betreffenden Menschen selbst psychisch-emotional und kognitiv bewältigt sowie in ihrer Umwelt sozial akzeptiert werden muss, wenn etwas wie „gesunde Lebendigkeit" im alltäglichen Handeln zu spüren sein soll.

Durch alle genannten und etliche andere Herausforderungen bewegt sich die Berufsgruppe in Deutschland mit Hilfe erkennbar erweiterten, fachlichen Wissensgrundlagen und umfassend geschulten methodisch-didaktischen Kenntnissen.

Wenig Beachtung hat sie indes bisher ihren – solchem Wissen und solchen Methoden durchaus impliziten – grundlegenden Werthaltungen gezollt. Das **berufliche Welt- und Menschenbild der Ergotherapie** wird kaum selbstreflexiv betrachtet. **Werte und Normen ergotherapeutischen Handelns** werden hierzulande innerhalb und außerhalb der Berufgruppe nicht öffentlich hinterfragt, diskutiert, konturiert oder korrigiert.

Dabei stimmen die Werthaltungen der Ergotherapeutinnen und Ergotherapeuten bei weitem nicht immer, nicht selbstverständlich und nicht von vornherein mit denjenigen der Adressaten ergotherapeutischer Leistungen, denjenigen der Kostenträger oder auch denjenigen der transdisziplinär eingebundenen Teammitglieder überein. Die Lösung ethisch-moralischer Konflikte gehört also sehr wohl zum Alltag ergotherapeutischer Arbeit. Die geleisteten Auseinandersetzungen bleiben jedoch zumeist verborgen im „Reservat individueller Widerfahrnisse und persönlicher Erfahrung".

Der Entstehungsprozess des vorliegenden Bandes konfrontierte mich als Herausgeberin denn auch weniger mit den Fragen, wer warum wie und was zu einer beginnenden öffentlichen Diskussion rund um Ethik und Ergotherapie beitragen könne. Als viel entscheidender erwies sich der **Aspekt des Mutes:** Wer war willens und bereit, eigene Fragen, Gedankenstücke, Erfahrungsausschnitte schriftlich zu fixieren und Anmerkungen zu angelesenen Positionen in der Gesamtdiskussion um ethische Problemstellungen aus ergotherapeutischer und gleichwohl auch persönlicher Perspektive zu formulieren? Wer traute sich raus aus der bekannten, schützenden Nische des eigenen Berufsalltags und stellte sich den Anforderungen vielfältiger Öffentlichkeit, um so einen wichtigen Beitrag hin zu einem unbefangenen Austausch und diskursiver Meinungsfindung zu leisten? Wer wagte zu sehen, dass andere ähnliche Fragen und Lösungsvorschläge haben würden? Wer forderte mit den eigenen Überlegungen gerne auch den Widerspruch heraus?

Zu danken habe ich darum zum einen den engagierten Ergotherapeutinnen aus der klinischen und ambulanten Praxis, aus Ausbildung und Forschung für ihren mutigen Vortritt und ihre keineswegs naheliegende Beteiligung an diesem ungewöhnlichen Buchprojekt! Danken möchte ich zudem den Autorinnen und Autoren, die im Rahmen transdisziplinärer Zusammenarbeit ihren Blick auf ethische Aspekte ergotherapeutischer Handlungen und Ansprüche gewendet haben und so aus ihrer fachlichen Perspektive relevante Informationen zugänglich gemacht und auch Fragwürdiges offengelegt haben. Mein Dank gilt weiterhin Gisela Jaeger, die einmal mehr höchst zufriedenstellende Übersetzungsarbeit geleistet hat, sowie Marga Botsch und ihrem Team, die das Projekt im Verlagshaus betreut und vorangebracht haben.

Gemeinsam haben wir einen Band zusammengestellt, dessen unterschiedliche Textsorten und thematisch differenten Ansätze Ausschnitte oder genauer **„Bruchstücke" eines aktuellen Diskurses** um ethische Fragen in der Ergotherapie spiegeln:

Lesen Sie in den einführenden **Gedanken zum Verhältnis von Ergotherapie und Ethik,** weshalb eine bewusste und öffentliche Beschäftigung mit Fragen der Ethik für die Sicherung ergotherapeutischer Leistungen und Anliegen sowie die Entwicklung des Berufes und seiner Qualitäten von Bedeutung ist (Birgit M. Hack). Entnehmen Sie dem Buch grundlegende Informationen über **Anspruch, Grundbegriffe und Systematik der Ethik** als philosophische Disziplin, die Ihnen eine klare sprachliche Verständigung und dadurch eine Basis zur konstruktiven Auseinandersetzung über ethisch-moralische Fragen, Meinungen, Wünsche und Anregungen ermöglichen sollen (Birgit M. Hack).

Ein kritisches Nachdenken über Berufsethos, Berufsethik, den ethischen Kodex der Ergotherapie und Instanzen zur Wahrung und Sicherung ethischer Grundsätze, wie Kommissionen und Referate, leitet die Untersuchung zu **Geschichte und Charakter des „Ergotherapeutischen Berufskodex"** ein (Beate Rudloff). Nachdrücklich infrage gestellt wird danach die **Herausbildung einer ethischen Grundhaltung in der Ergotherapie(ausbildung),** indem die verschiedenen Ebenen ethisch reflektierten Handelns im Rahmen der Ausbildung sowie die Bedeutungshorizonte der Ethik für Auszubildende betrachtet und Konsequenzen daraus abgeleitet werden (Karin Götsch). Eine vergleichende Konzeptanalyse zum Begriff der **Autonomie bei der Rehabilitation von Schlaganfallpatienten in Pflegeheimen,** durchgeführt am Institut für Bioethik der Universität Maastricht, Niederlande, mag als Beispiel für forscherische Auseinandersetzungen mit konzeptionellen Modellen im Hinblick auf ethische Aspekte in der Rehabilitationspraxis dienen (Ireen M. Proot, Harry F. J. M. Crebolder, Huda Huijer Abu-Saad, Ruud H. J. Ter Meulen).

Ergotherapie, Ethik und Recht stehen in der praktischen Arbeit in komplexem Zusammenhang. Gemeinsam geben eine Juristin und eine Physiotherapeutin hier erstmals Detailinformationen zu Hintergründen, erläutern relevante rechtliche Regelungen und sensibilisieren für die strukturell bedingten Machtaspekte in therapeutischen Verhältnissen (Julia Zinsmeister, Bettina Reischle). Kann **Personenzentrierte Supervision – Ein möglicher Beitrag zur ethischen Praxis der Ergotherapie** sein, ist eine Frage, die sich hier anschließt und aus psychologisch-supervisorischer Sicht Antwort findet. Dazu werden das Zusammenspiel von Fachlichkeit, Ethik und Menschenbild beschrieben, der personzentrierte Ansatz mit seinen anthropologischen und ethischen Implikationen erörtert und ein darauf aufbauendes Supervisionskonzept für die Auseinandersetzung mit und Umsetzung von ethischen Standards in der Ergotherapie geprüft (Susanne Weissman).

Angesichts multikultureller Bevölkerungsprofile unserer Städte ist die spannungsreiche Reibung mit dem Fremden auch im Rahmen ergotherapeutischer Angebote unumgänglich. **Kultursensibilität und ihre Relevanz für die praktische Ergotherapie** diskutieren und begründen zwei Kolleginnen aus Österreich, die eigens im Kontext dieser Veröffentlichung eine kleine Befragung zum Stellenwert religiös-kultureller Vorschriften im normalen Alltag bzw. im Fall von Krankheit durchgeführt haben (Barbara Märzweiler, Sophie Ulbrich-Ford). Couragiert und gleichwohl umsichtig streitet ein weiterer Beitrag aus der Praxis für **Elternarbeit in der pädiatrischen Ergotherapie – „Im besten Interesse für den Patienten"** (Laura U. Melzer). Eine ethische Position zur angemessenen medizinisch-therapeutischen Versorgung in einer spezifischen Grenzsituation ergotherapeutischer Arbeit zu entwickeln, ist der Versuch des argumentativ entfalteten Meinungsbildes unter der Überschrift: **Die Therapie absetzen? – Anmerkungen zu einem ethischen Problem bei der Begleitung von Menschen mit apallischem Syndrom** (Kathrin Kahlmann).

Betont werden muss an dieser Stelle, dass sich der oben angedeutete, fragmentarische Charakter aller hier eingebundenen Textbeiträge notwendigerweise irgend gearteten Versuchen widersetzt, ihre Inhalte orthodox auszulegen. Der Diskurs um Ethik in der Ergotherapie ist, wo er geführt wird, heterogen, darüber soll die oben bemühte Metapher des Spiegelns nicht hinwegtäuschen. Eher sollen die Wiedergabe und der Widerschein einzelner Spiegelscherben oder auch die deutlichen Verzerrungen eines zusammengeschobenen bzw. zurechtgelegten Bildes die selbstverantwortliche Auseinandersetzung mit ethischen Fragen fördern. **Beruflich integre Entscheidungen der Grenzsetzung** werden in Ausbildung, Praxis und Forschung der Ergotherapie anders kaum möglich. Verbindende Ziele des Sammelbandes sind entsprechend:

- für moralische Aspekte im Rahmen ergotherapeutischer Handlungssituationen zu sensibilisieren,
- ethische Fragestellungen zu identifizieren,
- sowie geltend gemachte moralische Vorschriften und ethische Argumentationen im Berufsfeld Ergotherapie festzuhalten,
- um sie weitergehenden Reflexionen unterziehen zu können.

In diesem Sinne sind alle Beteiligten an weitergehenden Diskussionen und offenen Antworten auf ihre „Vorlagen" interessiert.

Nürnberg im Frühjahr 2003   **Birgit Maria Hack**

Literatur

Schlüter W (1995) Sozialphilosophie für helfende Berufe. Der
Anspruch der Intervention, 3. Aufl. Ernst Reinhardt Verlag,
München, Basel

Inhalt

Inhalt

Kurzbiographien der Autorinnen und Autoren

Professor em. Dr. Harry F.J.M. Crebolder, geb. 1937, bis zu seiner Emeritierung im September 2002 verantwortlicher Professor für Allgemeinmedizin/Familienmedizin und Leiter der Abteilung für Allgemeinmedizin an der Universität Maastricht, Niederlande. Seine Interessensgebiete sind u.a.: regelmäßige Stürze älterer Menschen, Pflege älterer Menschen, palliative (schmerzlindernde) Pflege, häusliche Pflege, geistige Behinderung, Pflegekontinuität und organisationsübergreifende Kooperation in der Pflege.

Karin Götsch, Dipl. Medizinpädagogin, Ergotherapeutin, seit 1979 Schulleiterin der Schule für Ergotherapie in Frankfurt/Höchst. Ausbildung zur Ergotherapeutin (1969–1971) in Lippoldsberg. Zwischen 1971 und 1979 als Ergotherapeutin in den Bereichen Traumatologie und Pädiatrie tätig. Weiterbildung zur Lehrtherapeutin bei der Deutschen Zentrale für Volksgesundheit von 1980–1983. Studium der Medizinpädagogik an der Humboldt-Universität Berlin von 1992–1997. Seit 1997 Lehrbeauftragte an der FH Osnabrück am Institut für Gesundheitsfachberufe.

Birgit M. Hack, M.A., Soziologin, Ergotherapeutin, geb. 1963 in Bleialf, Mutter eines zweijährigen Sohnes. 1988 Abschluss der Ausbildung zur Ergotherapeutin am Annastift e.V. in Hannover. Qualifizierende Weiterbildungen in spezifischen therapeutischen Verfahren, Beratung, Management und Lehre. Seit 1983 in verschiedenen Bereichen des Gesundheits- und Sozialwesens tätig. Als selbstständige und angestellte Ergotherapeutin sammelte sie überwiegend Erfahrungen in der Arbeit mit wahrnehmungsgestörten und körperbehinderten Kindern und Jugendlichen, sexuell traumatisierten und psy-

chisch beeinträchtigten Frauen sowie forensisch betreuten Männern. Berufsbegleitend absolvierte sie ein Magisterstudium der Soziologie, Psychologie und Pädagogik an der Universität Erlangen sowie ein Auslandssemester am Karolinska-Institut in Stockholm. Birgit M. Hack forscht derzeit am Sozialwissenschaftlichen Forschungszentrum/Institut für Soziologie in Erlangen zum Thema „Frauennetzwerke". Nebenberuflich arbeitet sie als Dozentin einer Berufsfachschule für Logopädie und erfüllt Lehraufträge an verschiedenen Fachhochschulen in Studiengängen für Gesundheitsfachberufe und Sozialpädagogik.

Professor Dr. Huda Huijer Abu-Saad, geb. 1951, hat ihren BSc an der Amerikanischen Universität in Beirut, Libanon, erhalten. Ihren MSc und die Promotion schloss sie an der Universität von Florida, USA, ab. Sie war Fakultätsmitglied an der Amerikanischen Universität in Beirut und Professorin für Pflegewissenschaft an der Universität von Kalifornien in San Francisco. Derzeit ist sie verantwortliche Professorin für Pflegewissenschaft und Direktorin des Zentrums für Pflegeforschung an der Universität in Maastricht, Niederlande. Zusätzlich hat sie eine Gastprofessur an der Universität von Surrey und eine Honorarprofessur an der Universität von Manchester in Großbritannien inne.

Gisela Jaeger, Dipl. Mathematikerin, Ergotherapeutin, geb. 1946 in Esslingen am Neckar, hat wichtige Jahre ihres Lebens in Frankfurt zugebracht. Sie lebt heute mit 2 fast erwachsenen Kindern in Zürich. Dort arbeitet sie freiberuflich als Übersetzerin vorwiegend medizinischer Fachliteratur.

Kathrin Kahlmann, Ergotherapeutin, geb. 1960. Nach dem Abitur studierte sie zunächst Agrarwissenschaften in Göttingen (1981–1985). Nach Abbruch des Studiums absolvierte sie die Ausbildung zur Ergotherapeutin am Annastift in Hannover (1987–1990). Von 1990–1994 war sie als Ergotherapeutin am Universitätsklinikum Göttingen auf der Intensiv- und Akutstation der Neurologie/Neurochirurgie tätig. Weiterbildungen zur Bobath-Therapeutin sowie in der Therapie nach Affolter und der kortikalen Fazilitation nach Perfetti. Seit 1992 mobile Ergotherapeutin in Zusammenarbeit mit der paritätischen Sozialstation Göttingen. Kathrin Kahlmann studiert seit 1994 berufsbegleitend Sozialwissenschaften an der Universität Göttingen. Sie hat Zusatzqualifikationen als Moderatorin und klientenzentrierte Beraterin erworben.

Barbara Märzweiler, Mag., Religionspädagogin, Ergotherapeutin, geb. 1969. Ausbildung an der Akademie für Ergotherapie in Wien. Berufstätigkeit als Ergotherapeutin in Baden bei Wien in einer Anstalt für Rheumakranke. Studium der römisch-katholischen Theologie in Wien. Derzeit Tätigkeit als Religionslehrerin in Wien.

Laura Ute Melzer, Ergotherapeutin, geb. 1959 in Bleichenbach in Oberhessen. Seit 10 Jahren Arbeit in eigener Praxis, Lehrtherapeutentätigkeit zu unterschiedlichen Arbeitsschwerpunkten. 4-jährige Ausbildung zur systemischen Familientherapeutin (SG). Seit dieser Ausbildung gilt das besondere Interesse der Frage nach spezifischen Möglichkeiten der Elternarbeit im pädiatrischen Arbeitfeld von Medizinalfachberufen. Derzeit Studium der Philosophie und Psychologie an der Johann-Wolfgang-Goethe-Universität in Frankfurt/Main.

Professor Dr. Ruud H.J. ter Meulen, geb. 1952, Direktor des Instituts für Bioethik in Maastricht und Professor für Philosophie und Ethik an der Universität Maastricht, Niederlande. Seine Forschungsfelder sind v.a. die Bedeutung und Un-terstützung von Autonomie in der Pflege von abhängigen älteren Menschen, die Ressourcenverteilung (insbesondere in Bezug auf die Pflege älterer Menschen), medizinethische Komitees, der ethische Pluralismus und das Problem des Konsens.

Dr. Ireen M. Proot, Gesundheitswissenschaftlerin, Ergotherapeutin, geb. 1955, arbeitet seit 1994 als Forscherin am Institut für Bioethik der Universität Maastricht, Niederlande. Ihre Forschungsfelder sind insbesondere Ethik, Rehabilitation, Langzeitpflege und palliative Pflege. Ihre Promotion über Autonomie, Schlaganfall und Rehabilitation schloss sie 2001 an der Universität Maastricht (in englischer Sprache) ab. Zuvor praktizierte Ireen M. Proot als Ergotherapeutin in verschiedenen Bereichen der Rehabilitation und war als Lehrkraft im Rahmen der Ausbildung von Ergotherapeutinnen tätig.

Bettina Reischle, Physiotherapeutin, geb. 1964. Seit 1984 in der Behindertenarbeit tätig. 1989 Abschluss der Ausbildung zur staatlich anerkannten Physiotherapeutin. Seit 1990 Beschäftigung als Physiotherapeutin in einem Zentrum für Körperbehinderte bei Nürnberg in einem interdisziplinären Team mit Ergotherapeutinnen und Logopädinnen. Fortbildung zur Vojta-Therapeutin, Pörnbacher-Therapeutin, Atemtherapeutin. Als WenDo-Trainerin (seit 1995) gibt Bettina Reischle Kurse für Frauen und Mädchen mit und ohne Behinderung. Seit 2001 ist sie Psychokinesiologin nach Dr. Klinghardt. Zudem ist sie Mitinitiatorin der Arbeitsgemeinschaft „Achtung Grenze" zu sexueller Gewalt an Mädchen und Jungen mit Behinderung sowie Mitglied des Arbeitskreises zu sexualisierter Gewalt an Frauen und Mädchen mit Behinderung im Zentrum Selbstbestimmtes Leben in Erlangen.

Beate Rudloff, Ergotherapeutin, geb. 1968. Ausbildung an der ETOS-ET-Schule Osnabrück e.V. von 1990–1993. Beate Rudloff arbeitete als Ergotherapeutin in einer neurologischen Rehabilitationsklinik und baute die ergotherapeutische Abteilung an einer Klinik für Geriatrie auf. Sie absolvierte nebenberuflich den Weiterbildungsstudiengang für Ergotherapie an der Fachhochschule Osnabrück, den sie mit Zertifikat abschloss. Als Stipendiatin der Stiftung der Deutschen Wirtschaft studiert sie derzeit Betriebswirtschaft für Einrichtungen im Gesundheitswesen an der Fachhochschule Osnabrück.

Sophie Ulbrich-Ford, Ergotherapeutin, geb. 1974 in Wien. Ausbildung an der Akademie für Ergotherapie in Wien. Berufstätigkeit als Ergotherapeutin in einer Stroke-Unit im Homerton-Hospital in London, im Haus-der-Barmherzigkeit-Krankenhaus für chronisch kranke und schwerstmehrfachbehinderte Menschen in Wien sowie in der Kinderklinik Glanzing in Wien. Unternehmung einer 6-monatigen Weltreise im Jahr 1996. WFOT-Delegierte des österreichischen Berufsverbandes.

Dr. phil. Susanne Weissman, Dipl. Psychologin, geb. 1958, 2 Söhne (geboren 1981 und 1985). Psychologische Psychotherapeutin und Supervisorin (BDP). Nach Abschluss eines Lehramtstudiums Studium der Psychologie mit anschließender Promotion (Psychologie, Soziologie, Philosophie). Weiterbildungen nach Abschluss des Studiums: personzentrierte Psychotherapie (Gesellschaft für wissenschaftliche Gesprächspsychotherapie, GwG), Focusing (Deutsches Ausbildungsinstitut für Focusing, DAF), personzentrierte Beraterin für Personal-

und Organisationsentwicklung (GwG). Freiberufliche Tätigkeit seit 1988 mit folgenden Schwerpunkten: Psychotherapie, Organisationsberatung, Supervision und Coaching, Workshops und Trainings (Konfliktmanagement, ethische Fragen in Unternehmen und Organisationen, Gender mainstreaming). Veröffentlichungen zu psychotherapeutischen Fragen (Schwerpunkt: sexuelle Gewalt) und in den Bereichen Organisationsberatung, Supervision und Coaching. (www.susanneweissman.de).

Julia Zinsmeister, Juristin, geb. 1969 in Stuttgart. Studium der Rechtswissenschaften in Berlin und Erlangen. Referendariat in Nürnberg und Berkeley, USA. Von 1997 bis 2002 Rechtsanwältin in Nürnberg u.a. im Bereich Sozial- und Behindertenrecht, Arzthaftungsrecht und Opferschutz. 1999–2000 Lehrbeauftragte für Behindertenrecht an der evangelischen Fachhochschule Bochum. Seit Oktober 2000 betreut sie beim Bildungs- und Forschungsinstitut zum Selbstbestimmten Leben Behinderter e.V. in Kassel ein Forschungsprojekt zur rechtlichen Situation behinderter Frauen in der Bundesrepublik Deutschland. Nach Feierabend schreibt sie ihre Dissertation. Julia Zinsmeister ist Fachreferentin und Autorin zu den Themen Rehabilitationsrecht und Selbstbestimmung behinderter Menschen, Gewaltprävention und Opferschutz.

Adressen der Autorinnen und Autoren

Harry F.J.M. Crebolder
MD, PhD, Professor em. für Allgemeinmedizin
Institute for Bioethics, Universität Maastricht,
P.O. Box 616, 6200 MD Maastricht, Netherlands

Karin Götsch
Dipl. Medizinpädagogin, Ergotherapeutin
Ludwig-Jost-Allee 8, 65929 Frankfurt
Kagoet@gmx.de

Birgit Maria Hack
Soziologin M.A., Ergotherapeutin
Schedelstr. 37, 90480 Nürnberg
riahack@t-online.de

Huda Huijer Abu-Saad
PhD, Professorin für Pflegewissenschaft
Institute for Bioethics, Universität Maastricht,
P.O. Box 616, 6200 MD Maastricht, Netherlands

Gisela Jaeger
Dipl. Mathematikerin, Ergotherapeutin,
Übersetzerin
Staubstr. 26, 8038 Zürich/Schweiz
gisela.jaeger@bluewin.ch

Kathrin Kahlmann
Ergotherapeutin
Backhausstr. 18a, 37081 Göttingen

Barbara Märzweiler
Mag. Theol., Dipl. Ergotherapeutin
Wallgasse 28/23, 1060 Wien/Österreich

Laura Ute Melzer
Ergotherapeutin
Praxis für Ergotherapie, Mittelgasse 3
63683 Ortenberg-Bleichenbach

Ruud H.J. ter Meulen
PhD, Professor für Ethik,
Direktor des Instituts für Bioethik
Institute for Bioethics, Universität Maastricht,
P.O. Box 616, 6200 MD Maastricht, Netherlands

Ireen M. Proot
PhD, MSc, Gesundheitswissenschaftlerin,
Ergotherapeutin
Institute for Bioethics, Universität Maastricht,
P.O. Box 616, 6200 MD Maastricht, Netherlands
i.proot@ige.unimaas.nl

Bettina Reischle
Physiotherapeutin, Psychokinesiologin
Zerzabelshofstr. 99, D-90480 Nürnberg
bettina.reischle@t-online.de

Beate Rudloff
Ergotherapeutin
Im Winkel 1, 49134 Wallenhorst
beate_rudloff@hotmail.com

Sophie Ulbrich-Ford
Dipl. Ergotherapeutin
Ing. L. Fuhrmanngasse 4/2/5,
22512 Tribuswinkel/Österreich
sophieulbrichford@everyday.com

Susanne Weissman
Dr. phil., Dipl. Psychologin
Maxtorgraben 29, D-90409 Nürnberg
info@susanneweissman.de

J. Zinsmeister
Juristin
Regina Str.5, 34119 Kassel
julia-zinsmeister@gmx.de

Annäherung an das Verhältnis von Ergotherapie und Ethik

B. M. Hack

1

Der Buchtitel „Ethik in der Ergotherapie" umreißt ein komplexes Themenfeld, das innerhalb und außerhalb des ergotherapeutischen Berufsstandes bisher wenig erkundet, dokumentiert, strukturiert und gelehrt worden ist. Entsprechend weit ist die Berufsgruppe aktuell davon entfernt, auf etablierte berufsbezogene Normenkataloge bewusst zurückgreifen und diese weitergehend reflektieren zu können bzw. eine ausgereifte Spezial- oder Bereichsethik der Ergotherapie vorzulegen und diskursiv zu verhandeln.

Es lassen sich unter dem gewählten, ebenso übergreifenden wie weitläufigen, Titel allerdings besondere Verhältnisse thematisieren und moralisch relevante Problemstellungen formulieren, die einen spezifischen Handlungsbedarf im Rahmen ergotherapeutischer Arbeit herausstellen. Ausgehend von solchem moralischen Handlungsbedarf werden normativ-ethische Erörterungen und angewandt-ethische Reflexionen zukünftig vermehrt zu führen sein.

Hier soll nun in einer vorläufigen Annäherung aufgezeigt werden, was die verantwortungsbewusste und öffentliche Beschäftigung mit philosophisch-ethischen Aspekten im Kontext der Ergotherapie und ihrer gegenwärtigen Entwicklung in Deutschland zunehmend wichtig werden lässt. In diesem Sinn ist dieser Aufsatz auch als Bezugsfolie der im Band versammelten Beiträge zu lesen.

1.1 Anstiftung zur philosophischen Reflexion

Die deutsche Ergotherapie sieht sich heute als praktischer Beruf sowie in der schulischen und akademischen Ausbildung vor zahlreiche **Herausforderungen** gestellt: Kosteneffizienz, Wirksamkeitsnachweise, Budgetierung u.ä. sind Schlagworte die aktuellen Aufgabenbeschreibungen häufig zu entnehmen sind, aber auch Klientenorientierung, Klinisches Reasoning, konzeptionelle Modelle und praxisbezogene Forschung gelten als Losungen eines angezeigten Entwicklungsbedarfs oder Chiffren des bereits eingeleiteten Professionalisierungsprozesses.

Insgesamt bewegt sich die Berufsgruppe dabei durch eine **kritische** (d.h. prüfende, schwierige, entscheidende) **Situation.** Einerseits muss sie, auf sich selbst zurückgeworfen, Wandlungspotenziale erkennen und umsetzen. Andererseits ist es notwendig in Abstand zu sich selbst – ihrer Berufshistorie, ihren theoretischen Grundlagen und ihrer Praxis – zu treten bzw. treten zu lernen, um die eigenen Möglichkeiten und Grenzen in den Blick nehmen zu können. Die Berufsangehörigen sind also offensichtlich angehalten, in bester philosophischer Manier selbstreflexiv zu werden, d.h. für die Ergotherapie **selbst zu denken** und als Repräsentantinnen der Ergotherapie **über sich selbst nachzudenken.**

Erwartet wird nicht mehr und nicht weniger als das akrobatische Kunststück, „mit beiden Füßen fest auf dem eigenen Kopf zu stehen", eine Fähigkeit, die es erlaubt, den **Bedingungen** dessen, was die Ergotherapie weiß und wissen kann, auf die Spur zu kommen und sich von versteckten **Vorurteilen und Ideologien** zu befreien, die ergotherapeutisches Handeln und Wollen beeinflussen.

> „Selbstdenken und Anleitung zum Selbstdenken – darin besteht die Aufgabe derer, die philosophieren. Wer gelernt hat, ohne fremde Hilfe auf seinem eigenen Kopf zu stehen, genießt von dieser erhöhten Warte aus nicht nur eine unverstellte **Aussicht** auf alles, worauf der Blick sich richtet, sondern gewinnt auch eine **Einsicht** in diese besondere Plattform, von welcher aus die Welt sich zunächst aus meiner besonderen, einzigartigen und unverwechselbaren Perspektive als je meine erschließt, bevor ein genaueres Zusehen mir enthüllt, dass es immer auch schon die Augen der anderen sind, mit denen ich die Welt wahrnehme." (Pieper 1999, S 14, Hervorhebungen BiHa)

Wenn von **Ethik in der Ergotherapie** die Rede ist, geht es im weitesten Sinn darum,

- das eigene „Wahrnehmen mit den Augen der Anderen" zu erkunden,
- sich im ergotherapeutischen Handlungsbereich der **Sozialität des eigenen Daseins, Wissens, Wollens, Könnens und Sollens** gewahr zu sein.

> **Wichtig**
>
> Ethik in der Ergotherapie will erreichen, dass alle beteiligten Menschen sich einsichtig, freiwillig und verantwortlich an **normative Regeln der sozialen Gemeinschaften** binden können, die deren Bedürfnisbefriedigung und Freiheit ermöglichen.

Ethik als philosophische Disziplin fragt nach den **moralischen Bedingungen** menschlichen Lebens, expliziert (benennt) und erklärt **Werte und Normen** für menschliches Handeln und Wollen. Ihr Ziel ist es, die Handelnden zur **selbstkritischen Reflexion** über ihr moralisches Handeln anzuleiten [ausführlicher hierzu: Hack, Kap. 2.2, in diesem Band].

Als **angewandte Ethik** entsteht sie indes nicht einfach wie von selbst, sondern muss „durch Menschen, die an den betreffenden Problemfeldern teilhaben, in die Wissenschaften und die Lebensbereiche hineingetragen werden – durch Menschen, denen es **vor allen anderen Dingen** um ihre Verantwortung gegenüber der Natur und der Menschheit geht" (Pieper u. Thurnherr 1998, S 13; Hervorhebung im Original)

1.1.1 Der tief greifende gesellschaftliche Wandel

> **Wichtig**
>
> Seit 1947/48 die ersten Beschäftigungstherapeutinnen in Deutschland ausgebildet wurden, haben damals noch ungeahnte Entwicklungen unsere **Lebens- und Arbeitswelten** durchzogen.

Wirtschaft, Technik und Lebensformen waren – und sind es derzeit noch – offensichtlichen wie verborgenen **Veränderungen unterworfen.** Die Menschen wurden neuer Fragenhorizonte gewahr und haben dem gemäß neue, andere **Perspektiven und Einstellungen zum Leben** entwickelt.

Hier sollen zunächst überblicksartig einige Stationen dieses Wandlungsprozesses festgehalten werden (vgl. Ploetz 1999; Fuhr 1990), um Sensibilität dafür entwickeln zu können, inwiefern die Weiterentwicklung der Ergotherapie ebenso wie ihre internen Krisen und Konflikte nach außen hiervon beeinflusst wurden und werden.

Den entbehrungsreichen Nachkriegsjahren, in denen man sich dem **Motto eines engen Zusammenhalts** verpflichtet fühlte, folgte zunächst eine „goldene Zeit" des wirtschaftlichen Aufschwungs. Alles schien wieder möglich und machbar in den „**Wirtschaftswunderjahren".** Es gab Wohnraum, Essen und Arbeit. In Westdeutschland setzten sich ab Mitte der 50er Jahre mit der Möglichkeit zu eigenen Ersparnissen Auto und Fernsehen in den privaten Haushalten durch. Man wurde mobil und/oder holte sich die Welt im laufenden Bild nach Hause. Die Gewerkschaften traten für die Fünftagewoche und eine Beschränkung der Wochenarbeitszeit auf 40 Stunden ein. Zur selben Zeit erklärte die Sowjetunion die DDR für souverän und lehnte eine Wiedervereinigung der beiden deutschen Staaten in Hinblick auf die Remilitarisierung der BRD ab.

1

Die unterschiedliche Lage der Menschen in Ost- und Westdeutschland wurde Anfang der 6oer unverkennbar. In der BRD wurden das **Bundessozialhilfegesetz** (BSHG) verabschiedet und aufgrund von **Überbeschäftigung** ausländische Arbeitskräfte angeworben (erste Generation der „Gastarbeiter"). Aufseiten der DDR musste zur selben Zeit die Volkswirtschaftsplanung nach unten korrigiert werden. Der nach der Kollektivierung der Landwirtschaft eingesetzten Fluchtwelle begegnete man dort mit dem **Mauerbau** durch Berlin sowie dem stetigen Ausbau der Anlagen an der Interzonengrenze zur BRD bis zur hermetisch schließenden Absperrung. Eine Entspannung der Verhältnisse zwischen beiden Teilen Deutschlands kam erst Anfang der 7oer wieder in Gang. 1966 stagnierte in Westdeutschland erstmals das Wachstum. Manifeste politische Unreflektiertheit und bürokratisch-akademische Verkrustungen wurden in der BRD durch die Studentenbewegung der 68er energisch angeprangert. Ein umfassender **Generationenkonflikt** brach auf, der sich um Sinn und Unsinn politischer Partizipation zentrierte. 1969 verfolgte man die ersten Schritte eines Menschen auf dem Mond life (!) im heimischen Wohnzimmer.

Mit Beginn der 7oer schließlich wurde die **Philosophie grenzenlosen Wachstums** entscheidend durch **umweltpolitische Mahnrufe** gestört, die deren Trag- und Zukunftsfähigkeit bezweifelten. 1973 zog die so genannte „Ölkrise" erstmals Sonntagsfahrverbote und Geschwindigkeitsbegrenzungen nach sich. Es entstand in den Folgejahren eine in breiten Bevölkerungsschichten verankerte Bürgerinitiativenbewegung gegen Atomkraft und andere ökologisch und sozial unverträgliche Vorhaben. Die **Idee wohlfahrtsstaatlicher Regulierung** geriet angesichts des heftigen „neoliberalen" Plädoyers für eine radikale Angebotsökonomie zunehmend unter Legitimationsdruck. **Wettbewerbs- und Standortökonomie** sind seither Schlagworte der politischen Auseinandersetzungen. Mitten in diesem Klima erlebte die noch junge BRD darüber hinaus schwere innenpolitische

Erschütterungen durch **terroristische Aktionen** aus eigenen und fremden Reihen. **Bildungsreform** und zweite **Frauenbewegung** eröffneten im Verlauf der 7oer außerdem Mädchen und jungen Frauen in der BRD neue Wege in Ausbildung, Beruf und Gesellschaft.

Parallel entwickelte sich an der Wende zum achten Jahrzehnt die vielbeschriebene „Krise der Arbeitsgesellschaft": Traditionelle Industriezweige gerieten in eine Strukturkrise, der Arbeitsmarkt verlagerte sich auf Dienstleistungen und neben einem sich manifestierenden **Sockel an Arbeitslosigkeit** war auch eine enorme **Jugendarbeitslosigkeit** zu verzeichnen. Das Schema einer „Normalerwerbsbiographie" in Form einer nahezu lebenslang gesicherten Vollbeschäftigung im erlernten Beruf in einer Firma wurde zunehmend brüchiger. **Flexibilität** ist seither das um sich greifende Motto, mit dem die Akzeptanz vielfältiger Arbeitszeitmodelle, vermehrter Arbeitgeber- und Branchenwechsel sowie verantwortungsdiffuser Arbeitszusammenhänge heraufbeschworen wird. 1982 kam es zur **Einführung des Erziehungsurlaubs** für Mütter, 1986 zur Ausweitung des Anspruchs auch auf Väter. 1984 wurde die erste deutsche Frau registriert, die an Aids erkrankte. Die kontrovers geführte Debatte über den Umgang mit der **Aidsgefahr** beherrschte zunehmend die bundesrepublikanische Öffentlichkeit. Das, Radioaktivität freisetzende, Reaktorunglück in Tschernobyl führte 1986 das so genannte „Restrisiko" atomarer Nutzung drastisch vor Augen und verstärkte bundesweit die Proteste der Anti-AKW-Bewegung. Mitte der 8oer begann sich der Personal Computer (PC) einen Platz im heimischen Arbeitszimmer zu erobern und läutete **rapide Fortschritte der Informations- und Kommunikationstechnologie** ein. Große Protestaktionen im Osten und Massenflucht in den Westen führten 1989 zur Öffnung der Berliner Mauer und der Grenze seitens der DDR. In der Folge kam es zur **Wiedervereinigung Deutschlands** qua Währungs-, Wirtschafts- und Sozialunion. Das verstaatlichte Industrievermögen der DDR wurde im Auftrag der Bundesregierung wieder privatisiert (Treuhandanstalt).

Im Übergang zu den 90ern erreichten die Entwicklungen und **Folgeprobleme der Medientechnologie** die öffentliche Aufmerksamkeit: Das Satellitenfernsehen stellt eine Vielzahl von öffentlichen und privaten Sendern rund um die Uhr und aus aller Welt bereit. Virtuelle Welten erlauben es nun, sich vielfältigst selbst mit Identität auszustatten, das Internet ermöglicht weltweiten Zugriff auf Nachrichten und Informationen unterschiedlichster Entstehung oder Bedeutung und verknüpft in Sekundenschnelle verschiedenste Menschen und Organisationen untereinander. Internetcafés und Handys ermöglichen seither Erreichbarkeit nahezu jederzeit und allerorts, Emails und SMS verändern Grammatik und Wortschatz im Kommunikationsverhalten. **Rechtsextrem motivierte Gewalttaten** fanden 1992/93 ihre Höhepunkte in den ausländerfeindlichen Ausschreitungen von Rostock, Mölln und Solingen. Deutschland rutschte zu dieser Zeit in eine Phase der „tiefen Rezession". Der Bundestag stimmte 1993 einer **Einschränkung des Asylrechts** zu und beschloss 1996 massive **Einschnitte ins Sozialsystem** („Spargesetze"): Kürzungen bei der Lohnfortzahlung im Krankheitsfall, bei der Arbeitslosenversicherung und im Gesundheitswesen. Die Zahl der arbeitslosen Menschen erreichte 1998 einen Höchststand von 4,82 Mio. (durchschnittlich 12,6%), die Einkommen und Lebenshaltungskosten in Ost und West divergierten deutlich. 1999 beteiligte sich Deutschland erstmals seit Kriegsende wieder an einer militärischen Invasion (**NATO-Luftangriffe auf Serbien und den Kosovo**).

Zu Beginn des neuen Jahrtausend schließlich rücken die Erfolge und Auswüchse der seit etwa 30 Jahren vorangetriebenen **Gen- und Reproduktionstechnologie** nachhaltig ins öffentliche Bewusstsein: Die Entzifferung unseres genetischen Kodes ist gelungen, weltweit wird der Mensch als Blaupause seiner selbst (Klon) denkbar. Gen- und Reproduktionsmedizin avancieren zum florierendsten Wirtschaftszweig einer Solidargemeinschaft, in der die wenigsten derartige Eingriffe privat finanzieren können. Im Rahmen konkreter politischer Steuerung stellen sich erstmals ernsthaft Fragen auch nach der **gesellschaftlichen Gestaltung der Lebensphase des Alters,** denn eine gestiegene Lebenserwartung und das Heranwachsen geburtenschwacher Jahrgänge haben in unserer Gesellschaft zu einem enormen demographischen Wandel geführt. Das **Verhältnis zwischen individueller Freiheit und sozialer Verpflichtung** (die Frage der Moral) wird in Praxis, Forschung und Wissenschaft zusehends prekärer.

Mit all diesen streiflichtartig benannten und etlichen unbenannten sozialgeschichtlichen Entwicklungen waren und sind freilich auch **Veränderungen im privaten und familiären Zusammenleben** verbunden: Es gibt heute bspw. neben so genannten traditionellen Kleinfamilien bewusst gewählte Arrangements von Ein-Eltern- und Ein-Kind-Familien, nichtehelichen Lebensgemeinschaften, Lebensgemeinschaften gleichgeschlechtlicher Paare mit und ohne Kinder sowie verschiedene Konstellationen geschiedener oder aus anderen Gründen örtlich getrennt lebender (Ehe-)Paare und Familien. Die Orte an und Zeiten in denen sich die einzelnen Personen bzw. Familienangehörigen treffen sind entsprechend der jeweiligen privaten oder öffentlichen Anlässe vielfältig und meist lose aneinander gereiht. Kinder wachsen indes längst nicht mehr überall unvermittelt mit ihren Peers auf und schwere Krankheit oder Tod werden nur noch selten zu Hause im Kreis von Verwandten oder Freunden erlebt. Die **Einstellungen zu Geburt und Sterben** haben sich gewandelt. **Erziehung, Pflege von Angehörigen und Haushalt** obliegen nicht mehr allein und völlig unbefragt den Frauen, **Erwerbsarbeit, Politik und Freizeit** sind kein alleiniges und selbstverständliches Privileg der Männer mehr.

1

> **Wichtig**
>
> Der **Alltag der Menschen** in unserer Gesellschaft hat sich nachhaltig gewandelt und mit oder in ihm auch zahlreiche **persönliche und kollektive Einstellungen und Werte** der Menschen.

1.1.2 Umbruch, Sinnfrage und Orientierungsbedarf

> **Wichtig**
>
> Die **Dynamik der gesellschaftlichen Modernisierung** hat mit ihren Deregulierungen, Flexibilisierungen, Beschleunigungen und Individualisierungen nicht nur neue **Freiheiten** in Form von mannigfachen Möglichkeiten, sondern auch neue **Zwänge** für die Menschen geschaffen.

Ein, in unzählige verschiedene Situationen zerfallender, Alltag erfordert heute deutlich mehr und variationsreichere Praktiken für seine angemessene und zufrieden stellende Gestaltung als noch vor 50 Jahren. Junge wie alte Menschen müssen heute einen erheblichen Mehraufwand leisten, um ihre **Biographie als sinn- und identitätsstiftende** fortschreiben zu können. Bisher vertraute Handlungs- und Denkmuster werden als passende Reaktionen schnell fragwürdig, wenn sich die Situationsrahmungen pluralisieren (vermehren und vervielfältigen) und damit tendenziell untypisch werden. Das Tempo und die Anzahl der erfahrbaren **Umbrüche** im Verlauf der eigenen Lebenszeit entwerten das gewonnene Wissen und erschweren den Erwerb gesicherter praxisrelevanter Kenntnisse und Fertigkeiten. Weithin anerkannte Verbindlichkeiten und der Konsens über sozial ererbte **moralische Standards** des Zusammenlebens drohen sich im Rahmen der Multioptionsgesellschaft aufzulösen und werden zunehmend legitimierungsbedürftig.

Gefragt ist eine bewusste **Neu- und ggf. Umorientierung** bezüglich der Mittel, Verfahren und Instrumente zur Bewältigung problematischer Situationen und Lagen. Erforderlich ist darüber hinaus aber vor allem die gemeinschaftliche Verständigung über strittige und auseinander driftende **Zielperspektiven.**

> **Wichtig**
>
> Nicht nur für jeden einzelnen Menschen, sondern auch für umfassende gesellschaftliche Gruppen und in etlichen gesellschaftlichen Bereichen besteht eine aktuelle Herausforderung darin, erlernte Ansichten und tradierte Handlungsweisen aus Abstand zu betrachten und zu bedenken.

Im Mittelpunkt solcher Herausforderungen an Einzelne oder an eine Gemeinschaft steht gemeinhin die Frage nach dem **Sinn** – „Was soll das Ganze? Weshalb ist es so und nicht anders?". Mit ihrer Beantwortung verbunden ist die selbstständige, verantwortliche Erarbeitung einer reflektierten und begründeten Einstellung zum eigenen Leben, zur Mit- und zur Umwelt. Ein umfassendes Sinnverständnis beinhaltet zudem die **Bewertung** des (eigenen, kollektiven, fremden) Wissens um die Welt und von menschlichem Können und Handeln in der Welt. Das eigene Welt- und Menschenbild zu kennen und es ggf. von den Vorstellungen anderer Menschen und Gruppen unterscheiden zu können erleichtert die einsichtige Auseinandersetzung um erreichbare und erstrebenswerte Ziele in einer sozialen Handlungsgemeinschaft. Die Verständigung über **das Wollen, Können und Sollen im praktischen Lebensvollzug** wird möglich – „Was kann und was soll getan werden? Wie wollen und wie sollen wir leben?".

Die **Ergotherapie** ist in Deutschland von den genannten Modernisierungseffekten in mindestens zwei Dimensionen betroffen, die ein Überdenken ihrer **Praxis, ihrer philosophischen Grundlagen** (Ideen, Grundeinstellungen), ihrer **Wissensbestände** und ihrer **Forschungsvorhaben** sowie ihrer **Ausbildung** notwendig erscheinen lassen:

1. Die dargestellte gesellschaftliche Wandlungsdynamik mit ihren verschiedenen Folgen (u.a. Pluralisierung gesundheitsförderlicher Angebote, brüchige Finanzierung des Gesundheitssystems) katapultiert die noch junge **Berufsgruppe in eine Sinn- und Identitätskrise** von möglicherweise existenziellem Ausmaß bzgl. ihrer gesellschaftlichen Akzeptanz und Notwendigkeit. – Was ist Ergotherapie? Was rechtfertigt sie als Heilmittel? Wie ist sie als Beruf der Gesellschaft dienlich? Wie kann und wie soll sie der sozialen Gemeinschaft zukünftig dienlich sein?

2. Alle in den Kontext einer ergotherapeutischen Prävention oder Intervention **eingebundenen Akteure** (Therapeutin, Patient/Klient/Mandant, Angehörige, Arzt, Teamkolleginnen, Geldgeber etc.) stecken potenziell und tendenziell **als Personen** ebenfalls in sinnentleerten, krisenhaften Situationen unterschiedlichster Rahmung, auf der **Suche nach verlässlichen Grundeinstellungen und Werten** zur Bewältigung eines anspruchsvollen, vielgliedrigen und mehrschichtigen Alltags. – Wie will, wie soll und wie kann sich die Ergotherapeutin unter diesen Umständen ihrem „Gegenüber" nähern? Wie soll und wie kann sie als Ergotherapeutin mit ihrer Patientin (Klientin, Mandantin...) für diese Orientierung ermöglichen, autonome Bewältigungsprozesse einleiten bzw. unterstützen? Welcher Art ist ihre Verantwortung in diesem Prozess? Welche Grundhaltungen und Werte soll sie vertreten und wie kann sie diese tatsächlich umsetzen?

Das **Potenzial der Berufsgruppe** auf zukünftige Entwicklungen einzuwirken und die Welt von morgen mit Blick auf Gesundheit, Wohlbefinden und Autonomie aller Menschen in unserer Gesellschaft bedeutend mitgestalten zu können, hängt entscheidend davon ab, wie sie diese Fragen beantwortet.

1.2 Ergotherapeutische Praxis, Theorie und Philosophie

> **Wichtig**
>
> Die **Ergotherapie** in Deutschland versteht sich heute als ein anerkanntes Heilmittel zur „Wiedergewinnung von Selbstständigkeit und Lebensqualität zur eigenverantwortlichen Bewältigung des Alltags", wobei „die eigenaktive Handlung, d.h. die Wiedergewinnung komplexer Handlungskompetenzen, im Mittelpunkt des Geschehens steht" (Scheepers 1999, S 25).

Ein solches Selbstverständnis macht es angesichts der sozialen Verhältnisse und ihrer Implikationen für die Menschen in ihrem Alltag unumgänglich, sich als Berufsgruppe den genannten irritierenden, konfrontierenden und radikalen Fragen zu stellen. Gerade aufgrund ihrer **anspruchsvollen Zielsetzung** ist die Ergotherapie zu nachhaltigen Reflexionen verpflichtet, die sich auf unterschiedliche Menschen, Situationen, Themen und Aspekte in den diversen Bereichen alltäglicher Lebensgestaltung und Lebensführung beziehen. Die Ergebnisse solcher Reflexionen energetisieren, leiten und formen dabei einerseits die **Art und Weise des Vorgehens im therapeutischen Geschehen** und andererseits auch die **Legitimation und Entwicklung des Berufes.** Sie unterstützen entsprechend die Wirksamkeit (Effizienz) und die Wirkung (Profil und Einfluss) ergotherapeutischer Prävention und Intervention.

> **Wichtig**
>
> Reflektierte Praxis ersetzt unspezifische und willkürliche Einflussnahme im ergotherapeutischen Prozess durch einsichtiges, überlegtes, verantwortungsbewusstes, professionelles Handeln.

Es steht also fest, dass gesellschaftliche Entwicklungen und mit ihnen einhergehende veränderte Alltagssituationen sowie individuelle und kollektive Einstellungs- und Wertewandel die Berufsgruppe der Ergotherapeutinnen betreffen und ernsthaft beschäftigen müssen. In Frage steht hingegen, **wie intensiv und auf welchem Wege** eine Auseinandersetzung der Berufsgruppe mit diesen Themenkomplexen aktuell und zukünftig geschieht, geschehen kann und geschehen soll.

Die Antwort hierauf liegt nicht zuletzt im **selbstreflexiven Spektrum** der Ergotherapie und ihrer **Fähigkeit, öffentlich Einsicht in ihr breites Tätigkeitsprofil und ihre fachliche Kompetenz zu gewähren.** Betroffen von der notwendigen Rückbesinnung und verantwortungsbewussten Neuorientierung sind die vier essenziellen und einander integrierenden **Komponenten der Ergotherapie** (vgl. Yerxa 1998): ihre **Praxis,** ihre **Theorie,** ihre **Forschung** und ihre **Ausbildung.** Neben den spezifischen Kenntnissen und Fertigkeiten, die aus jedem dieser Bereiche beigetragen werden können, geht es vor allem darum, das Gemeinsame und Verbindende zwischen ihnen aufzudecken und zu konkretisieren.

> **Wichtig**
>
> Die Entscheidungen und Handlungsweisen in Praxis, Theorie, Forschung und Ausbildung sind rückführbar auf **philosophische Grundannahmen des Berufs.**

Diese für die Ergotherapie in Deutschland zu formulieren und ihre Besonderheit im Verhältnis zu den Annahmen anderer, im Sozial- und Gesundheitswesen engagierten, Berufsgruppen zu klären, ist eine wichtige Aufgabe in der Gegenwart.

1.2.1 Vorstellungen vom Leben: Werte, Normen und Leitlinien

Für die Menschen, die eine ergotherapeutische Dienstleistung zur Unterstützung ihrer „Selbstständigkeit und Lebensqualität" (vgl. Scheepers 1999) in Anspruch nehmen, ist es von erheblichem Belang, was Ergotherapeuten hierunter verstehen. Wie diskutieren Ergotherapeuten Kriterien der Lebensqualität in Bezug auf das Verhältnis von Gesundheit und Krankheit? Wie lösen sie die hermeneutische Aufgabe festzustellen, was „im besten Interesse" des Patienten ist? Wie integrieren sie Selbstständigkeit und Autonomie des Patienten in die Parameter ihrer Praxis? Welche Gesundheitsverantwortung belassen sie dem Patient und wie reduzieren sie diesbezügliche Risiken und Unsicherheiten? Wie verstehen und plausibilisieren sie ihre eigenen Berufsrollen? Wie beschreiben sie das Therapeut-Patient-Verhältnis?

Im komplexen Szenario ergotherapeutischer Praxis sind unterschiedliche zielperspektivische, interaktive, fachlich methodisch-praktische, räumliche und zeitliche Settings möglich. Dies führt in der konkreten Situation mit dem Patienten und im Rahmen der strukturellen Einbettung der Ergotherapie in umfassende Leistungen eines Gesundheits- und Sozialwesens wiederkehrend zu verschiedenen Bewertungs- und Entscheidungssituationen. Insofern ist es auch für die um Unterstützung angefragte Ergotherapeutin und für weitere Akteure im Kontext eines ergotherapeutischen Prozesses (Angehörige, Kolleginnen, andere Therapeuten, Ärzte, Versicherungsträger, Arbeitgeber etc.) wichtig, sich grundlegend Rechenschaft über das **Menschen- und Weltbild der Ergotherapie** abzulegen bzw. sich hierzu eindeutige Information beschaffen zu können:

- Welche Idee vom Menschen, seinen Bedürfnissen, Möglichkeiten und Grenzen vertritt die Ergotherapie?
- Auf welche Vorstellungen von der menschlichen Umwelt, ihren Komponenten, Anforderungen (Zwängen) und Herausforderungen (Möglichkeitsräumen) stützt sich die Ergotherapie?

> **Wichtig**
>
> Ausgehend von ihren berufsspezifischen philosophischen Basisannahmen entwikkelt sich das **ergotherapeutische Verständnis** von menschlichem Wirken und Wollen in der Welt, von Gesundheit bzw. Krankheit und vom Sinn und Zweck ergotherapeutischer Prävention und Intervention. Ausgehend von den genannten philosophischen Ideen entwickeln und begründen sich auch die **moralischen Werte, Normen und Leitlinien der Berufsgruppe.**

Hier Zusammenhänge zwischen konkreten ergotherapeutischen Vorgängen, praxisleitenden Theoriekonstrukten und dem **Berufsethos der Ergotherapie** offen zu legen bzw. auch nachvollziehbar herzustellen, ist eine weitere gegenwärtige Aufgabe solider und integerer Berufsentwicklung.

In Form einer **angewandten Ethik** wäre dann konsequent die Sache der Humanität (d.h. der Idee und Aufgabe des „wahren" Menschseins) im Feld der Ergotherapie zu klären und zu vertreten. Normenkataloge und Leitlinien abgestimmt auf die Tätigkeitsbereiche der Ergotherapie und ihre spezifischen Konfliktfelder wären zu erörtern und zu begründen. Wege, die faktisch wirksam und selbst moralisch akzeptabel sind, wären zur Realisierung der Moralkodizes zu suchen und zu beschreiben. Gesellschaftliche Verpflichtungen der Ergotherapie, als einer aufgrund von Arbeitsteilung und fachlicher Spezialisierung entstandenen Berufsgruppe, wären im Sinne einer **Berufsethik** zu erwägen.

1.2.2 Persönliche, soziale und professionelle Moral

Gerade im ergotherapeutischen Wirkfeld „eigenverantwortlicher Bewältigung des Alltags" (vgl. Scheepers 1999) mögen die Vorstellungen von dem, was wichtig oder richtig

bzw. was begründbar angemessen oder moralisch erlaubt ist, aus vielfältigen Gründen auseinander fallen. Es ist eine wesentliche Aufgabe der Ergotherapie hier eine **reflektierte Aufmerksamkeit** zu entwickeln für andere – fremde – Erfahrungen, Einstellungen und Werthaltungen sowie Verständigung zu ermöglichen und gemeinsame Zielperspektiven durch **Achtung der gegenseitigen Verschiedenheit** auszubalancieren.

Diese Aufgabe bzw. Leistung der Ergotherapie wurzelt in ihrer analytischen und handlungspraktischen Fokussierung:

1. auf die Formen, Funktionen und Bedeutungen von gewöhnlichen und vertrauten menschlichen Betätigungen als den Begegnungs- und Interaktionsdimensionen eines Menschen mit seiner Lebenswelt und
2. auf die jeweilige Betätigungsperformanz als dem diese Verbindung herstellenden und spiegelnden Prozess.

Anders gesagt, wenn Ergotherapie – mit den Worten von Scheepers (1999) – „eigenaktive Handlung, d.h. die Wiedergewinnung komplexer Handlungskompetenzen" in den Mittelpunkt ihres Geschehens stellt, werden die Akzeptanz, Berücksichtigung und Würdigung der Einstellungen, Werte und Zielperspektiven ihrer Klientel erstens zum Bestandteil ergotherapeutischer **Dienstleistung** und zweitens zur Grundlage des informellen **Vertrauensverhältnisses** zwischen Therapeutin und Patientin.

Mit einer derartigen Orientierung an den Bedürfnissen, Wünschen und Zielvorstellungen der Klienten (Patienten, Mandanten...) im therapeutischen Geschehen werden jedoch auseinander driftende Werthaltungen, Freiheitsverständnisse und Bereitschaften zur Selbstbeschränkung im persönlichen, sozialen und professionellen Zusammenhang konkret. Hier fordern – nicht selten unter zeitlichem Handlungsdruck – divergierende Interessen vielfältiger Art und Entstehung ein umsichtiges ethisches Analysieren, Abwägen und Ausgleichen (Bayertz 1991; Sass 1991; Sass 1998; Reiter-Theil u. Hiddemann 2000).

1

> **Wichtig**
>
> Unmittelbar gegebene oder kurzfristig orientierte **außermoralische Handlungsantriebe** können moralischen Geboten und Verboten widersprechen (vgl. Bayertz 1991). Wertkonflikte und Kollisionen können zwischen den je **persönlichen Moralvorstellungen** der Beteiligten, den normativen **Erwartungen der Sozialgemeinschaft** (symbolisiert und institutionalisiert bspw. im solidarisch organisierten Gesundheitswesen), in welche sie eingebunden sind, und den verpflichtenden Maßgaben **professioneller** Kodizes auftreten.

Für die Ergotherapie in Deutschland wäre es – nicht zuletzt mit Blick auf die Psychohygiene ihrer Berufsangehörigen und ihrer Klientel – ein lohnendes Unterfangen, konkrete moralische Konflikte aus der praktischen Arbeit als **Kasuistiken** zu sammeln und unter Rückgriff auf das Methodenrepertoire der wissenschaftlichen (allgemeinen und angewandten) Ethik **öffentlich** zu reflektieren. So manche unter fachlichen Vorzeichen geführte Auseinandersetzung könnte einem Rigiditätszirkel enthoben und als **moralischer Entscheidungskonflikt innerhalb berufsspezifischer Strukturen** neu ins Licht gesetzt werden.

1.3 Professionalität und Ethik

Professionalität und Ethik verbinden sich mit der Frage nach dem, was getan werden soll bzw. was getan werden muss. Im Rahmen der **beruflichen Sozialisation,** der Aneignung und Verfeinerung fachbezogenen Wissens und professioneller Verhaltensweisen, durchziehen moralische Wertvorstellungen und ihre Reflexion in vielfältiger Weise die eigene Erfahrung. Im **beruflichen Arbeitsalltag** fordern konkrete Szenarien unsere fachlich versierte und moralisch vertretbare Entscheidung und Handlung.

Ethisches Denken hat als **Bestandteil professioneller Orientierung** einen sinn- und identitätsstiftenden Wert, es verdeutlicht, in welcher spezifischen Weise sich z.B. ein Gesundheitsberuf wie die Ergotherapie mit anderen Menschen in der Gesellschaft befasst und für sie einsetzt.

Berufsethische Erwägungen
- konfrontieren mit eigenen (persönlichen, berufsbezogenen) und fremden Vorstellungen vom guten Leben angesichts je verschiedener Aufgaben und Erfahrungen,
- ermöglichen ein umfassenderes Verstehen von bedeutsamen Zusammenhängen und
- fördern verantwortungsbewusste Entscheidungen und Handlungen.

1.3.1 Professionelles Handeln: Ethik in Ausbildung und Berufsalltag

Professionelles Handeln kann nicht als selbstverständlich erachtet werden, sondern bedarf der fortwährenden Entwicklung und Pflege während der Ausbildung und im Berufsleben (Kasar et al. 2000). Hierfür ist es ebenso wichtig, den theoretischen Grundlagen und praktischen Fertigkeiten Zeit und Anstrengung zu widmen wie bewusst ethische Aspekte und Werte zu berücksichtigen, die das professionelle Verhalten anleiten und formen (Kasar 2000; Kanny 2000).

Kasar et al. (vgl. Kasar u. Clark 2000; Kasar 2000) haben **zehn Kategorien** identifiziert und beschrieben, die wichtige **Aspekte professionellen Verhaltens in Gesundheitsberufen** repräsentieren:
- Verlässlichkeit
- professionelles Benehmen und Auftreten
- Initiative, Motivation und Selbstständigkeit
- Klinisches Reasoning
- Bereitschaft konstruktives und produktives Feedback zu geben und Supervision in Anspruch zu nehmen
- Empathie

- Kooperationsfähigkeit, Flexibilität und Anpassungsfähigkeit
- Organisationsfähigkeit
- Redegewandtheit und Beteiligung an öffentlichen Diskussionen
- schriftliche Ausdrucksfähigkeit und Stellungnahme

Die **ethischen Wurzeln** dieser Kategorien zeigt Kanny (vgl. 2000, p 16) anhand verschiedener – wie sie es nennt – „Prinzipien" auf und betont, dass professionelles Verhalten weit mehr ist als die Wahrung der Etikette. Sie bezieht sich dabei zum einen auf **vier für den Bereich der Bioethik bzw. Medizinethik identifizierte Prinzipien:**

- Prinzip des Respekts vor der Autonomie,
- Prinzip des Nichtschadens,
- Prinzip der Benefizienz (Gutes zu tun) und
- Prinzip der Gerechtigkeit (vgl. Beauchamp u. Childress 2001, als Überblick zur Geschichte und Kritik des Werkes siehe Schröder 2002).

Zum anderen bezieht sie eher **tugendethische Pflichten im Zusammenhang mit der therapeutischen Beziehung** mit ein:

- Wahrhaftigkeit,
- Vertraulichkeit (Datenschutzpflicht),
- Verschwiegenheit (Schweigepflicht),
- Privatheit (Schutz der Privatsphäre).

> **Wichtig**
>
> Professionalität transportiert moralische Grundhaltungen, sie offenbart und implementiert ethische Reflexionen.

Im therapeutischen Alltag beziehen sich ethische Fragestellungen auf ganz **konkrete Entscheidungsszenarien,** in denen es zumeist darum geht verschiedene, z.T. einander ausschließende Positionen zu berücksichtigen (moralisches Dilemma). Es ist daher unverzichtbar, sich auch mit der Frage zu befassen, wie solche Entscheidungen ethisch reflektiert getroffen werden können: Welche Lösungswege bieten sich an? Welche Voraussetzungen müssen für den jeweiligen Lösungsansatz gegeben sein? Welche persönlichen, fachlichen und beraterischen Kompetenzen sind zur Umsetzung der Lösungsansätze unverzichtbar? Wie können diese Kompetenzen erlernt werden?

Kanny konstatiert, dass Abläufe zur Lösung moralischer Dilemmata typischerweise einem **Prozess aus fünf Schritten** folgen (vgl. Kanny 2000, p 15):

1. Untersuchung der Fakten einer spezifischen Situation, die als moralisches Dilemma wahrgenommen wird: Sind alle wichtigen Fakten bekannt? Wie zuverlässig sind die bekannten Fakten?
2. Klärung der Frage, was dieses Problem zu einem moralischen Problem macht: Welches sind die eingebundenen moralischen Aspekte oder Prinzipien? Welche voraussehbaren Konsequenzen könnte die Situation haben?
3. Sich einlassen auf die Abwägung moralischer Aspekte und ethischer Prinzipien in Beziehung zu den möglichen Konsequenzen: Was ist am wichtigsten?
4. Identifizierung der zur Wahl stehenden ethischen Handlungsmöglichkeiten, gemäß des eigenen Urteils, was richtig oder falsch ist.
5. Auswahl einer dieser Handlungsoptionen auf der Basis ethisch reflektierter Richtlinien und relevanter gesetzlicher Regelungen sowie die konkrete Umsetzung derselben.

Für die Medizinethik ist bspw. ein differentialethisches Modell der Güterabwägung vorgeschlagen worden, das sich von ethischen Prinzipien und Maximen ebenso wie von Regeln der Technikbewertung oder der medizinischen Differentialdiagnose ableiten lässt (Sass 1998; Sass 1991). Für **ethisch reflektierte Entscheidungen speziell in (ergo-)therapeutischen Situationen** schlagen u.a. Kornblau & Starling (2000) sowie Bailey & Schwartzberg (1995) analytische Methoden und strukturierende Fragestellungen vor. Sie rekurrieren in ihren theoretischen Grundlegungen ebenfalls überwiegend auf die genannten vier biomedizinischen Basisprinzipien, entwickeln aber sehr unterschiedlich ausgearbeitete Zugänge zur konkreten Fallbesprechung.

Die beobachtbare Vielfalt der Ansätze ethische Entscheidungsfindung zu strukturieren und anzuleiten, spiegelt nicht zuletzt die **Schwierigkeiten** klar, präzise und sicher angeben zu können, welche empirischen Fakten für die moralische Bewertung eines Falls oder einer Situation relevant sind (Bayertz 1991). Abgesehen davon können zentrale Fakten für die Bewertung zudem in der Zukunft liegen.

Deutlich wird an diesem Punkt, dass es zur fallorientierten ethischen Analyse, Entscheidung und Handlung neben profunden Fachkenntnissen des Bereiches, in dem der betreffende Fall verortet ist (z.B. der Ergotherapie), grundlegender Kenntnisse der Ethik – ihrer Grundbegriffe, ihrer Systematik, ihres Anspruchs und ihrer allgemeinen wie spezifischen Aufgaben – in diesem Bereich bedarf (Reiter-Theil u. Hiddemann 2000).

Neben die aktuell offenen Fragen rund um eine **Integration der Ethik in die Aus-, Fort- und Weiterbildung von Ergotherapeutinnen** tritt hier die Diskussion um eine institutionalisierte Form der **Ethikberatung** (Ethikkonsil) (Reiter-Theil 1999) im beruflichen Alltag. Hiervon könnten Ergotherapeutinnen, ihre Patienten (Klienten, Mandanten...) und deren Angehörige im Sinne eines Qualitätsmanagement ebenso profitieren wie der professionsübergreifende Dialog im Gesundheits- und Sozialwesen.

1.3.2 Moralische Leitlinien in Wissenschaft und Forschung

Mit der neuerdings eingesetzten Akademisierung der Berufsgruppe, umfassenderen theoretischen Bemühungen und praxisbezogenen Forschungsbestrebungen der Ergotherapeuten wird es wichtig, auch eine Auseinandersetzung mit diesbezüglichen ethisch-moralischen Fragen anzustoßen.

Hingewiesen sei in diesem Zusammenhang auf die **16 Empfehlungen zur „Sicherung guter**

wissenschaftlicher Praxis" seitens der Deutschen Forschungsgemeinschaft (DFG). Mit ihnen wird Institutionen des Wissenschaftssystems ein Rahmen geboten für eigene Überlegungen, die der jeweiligen äußeren und inneren Verfassung sowie den eigenen Aufgaben entsprechend entwickelt werden müssen (vgl. DFG 1998). **Ehrlichkeit** wird hierin ausdrücklich als „ethische Norm und Grundlage wissenschaftlicher Professionalität" (DFG 1998, S 1) herausgestellt.

> **Wichtig**
>
> Ehrlichkeit führt zu tatsächlichen Erkenntnisfortschritten, insofern sie voraussetzt, eigene Unzulänglichkeiten ertragen zu können und bereitwillig von anderen zu lernen.

Weiter wird von der DFG empfohlen, insbesondere folgende Themen grundsätzlich zu regeln:

- **die allgemeinen Prinzipien wissenschaftlicher Arbeit** (bspw. Orientierung am fachlichen Standard, Dokumentation der Resultate, konsequente Anzweiflung aller Ergebnisse und Markierung fremder Beiträge),
- die **Zusammenarbeit und Leitungsverantwortung** in Arbeitsgruppen,
- die **Betreuung** wissenschaftlichen Nachwuchses,
- die **Sicherung und Aufbewahrung von Primärdaten,**
- die wissenschaftliche **Veröffentlichung.**

Mit solcherlei Handlungsregeln wird u.a. den **moralischen Herausforderungen durch strukturelle Gefährdungen im Wissenschaftssystem** Rechnung getragen, die den Alltag der Forschenden beeinflussen. Als bedeutsame Einflüsse sind hier neben dem wachsenden Wettbewerb um Forschungsgelder die Konkurrenzen und Profilierungskämpfe um Wissenschaftsstellen zu nennen sowie die Tatsache, dass zumindest klinische Forschung i.d.R. neben umfassenden anderen Aufgaben und eingebunden in institutionelle Hierarchien stationärer, teilstationärer oder ambulanter Versorgungssysteme geleistet werden muss (vgl. Vogel u. Wagner 2000). Die Inhalte und Qualitäten der Ergebnisse wissenschaftlicher Arbeit variieren nicht selten hiervon beeinträchtigt, was auch auf verdeckte bzw. unreflektierte Wertorientierungen zurückgeführt werden kann. Damit ist allerdings nur ein Bereich ethisch-moralischer Fragen innerhalb des wissenschaftlichen Handelns angesprochen.

Ein weiterer wesentlicher Aspekt betrifft bspw. die Frage nach der **differenzierten moralischen Bewertung von forschungspragmatischem (forschungsmethodischem) Vorgehen und Forschungsfragen.** Gerade im Bereich klinischer Forschung, also solcher Forschungsvorhaben, die sich wenigstens in Teilbereichen auf Diagnostik, Vorsorge und Therapie von Individuen beziehen, darf nicht außer Acht bleiben, dass die „Forschungsobjekte" in der Regel Menschen sind, die einem gewissen Leidensdruck unterliegen. Therapie- und Rehabilitationsmaßnahmen zielen auf die Reduktion des Leidens und greifen hierbei in das Leben der kranken, chronisch-kranken oder behinderten Menschen und deren Angehörigen ein. Hier und ebenso im nicht-klinischen **Bereich der Forschung am Menschen** gebietet sich entsprechend ein an ethischen Richtlinien ausgerichtetes, sorgfältig geplantes und begründetes Vorgehen, dass **Informiertheit und Freiwilligkeit** der Versuchspersonen garantiert und mögliche **Risiken in Folge der Teilnahme** reflektiert und weitgehend ausschließt (vgl. Bell 2002; Binne 2000; Vogel u. Wagner 2000).

Auch für die möglichen Fragestellungen und Vorgehensweisen **anwendungsnaher Forschung der Ergotherapie** finden sich zur Beurteilung ihrer moralischen Güte zahlreiche Anhaltspunkte in der **Medizinethik.** Zu berücksichtigen und sorgfältig zu erwägen sind die bereits genannten ethischen Prinzipien und Tugendpflichten sowie die in Zusammenarbeit mit der Weltgesundheitsorganisation (WHO) entstandenen und 2002 aktualisierten **For-**schungsleitlinien des **Council for International Organizations of Medical Science (CIOMS)** (CIOMS 2002). Konkret anknüpfen kann die Auseinandersetzung der deutschen Ergotherapeutinnen zudem wiederum an **Überlegungen und Erfahrungen der Berufsangehörigen in anderen Ländern** (bspw. Pinnington 1992; Seale u. Barnard 1999) in denen ergotherapeutische Forschung und Lehrforschung bereits zum klinischen und akademischen Tagesgeschäft zählen.

Forschung und Folgenabschätzung haben in weiten Bereichen der Wissenschaft zur Einrichtung von prüfenden und beratenden **Ethikkommissionen** (Pieper 2000) geführt, deren Nutzen und Notwendigkeit gerade in der Medizin- und Therapieforschung (insbesondere in der Bundesrepublik) vor problemgeschichtlichem Hintergrund (Toellner 1997) einleuchtet. Inwiefern mit wachsender Forschungstätigkeit zukünftig auch ergotherapeutische Forschungsvorhaben in Deutschland solchen interdisziplinären „Review-Boards" vorzulegen sind oder zumindest ein „Peer-Reviewing" institutionalisiert in Form eines berufsständischen **Ethikkomitees** durchlaufen sollen, wäre mittelfristig zwingend zu überlegen.

1.4 Plädoyer für einen offenen Dialog

„Ethik in der Ergotherapie" umfasst ein komplexes Themenfeld. Einige Koordinaten zur Bestimmung der diesbezüglichen Verhältnisse, Fragen und Handlungsbedarfe sind – ohne Anspruch auf Vollständigkeit oder auf die zur konkreten Betrachtung gebotene Detailtreue – angesprochen worden:

- die **historisch-kulturellen Rahmenbedingungen der aktuellen moralischen Situation** der Berufsgruppe in der bundesdeutschen Gesellschaft,
- das **humanitäre Grundverständnis** (Menschen- und Weltbild) der Ergotherapie,

1

- verschiedene Aspekte der **therapeutischen Beziehung,**
- die diversen **Rollen und Verantwortlichkeiten** der Berufsangehörigen im Kontext gesellschaftlicher Wirklichkeit und therapeutischer Interaktion,
- die **ethisch-moralischen Herausforderungen** in Ausbildung, Berufspraxis und Forschung.

Die Beiträge des vorliegenden Bandes nehmen diese Eckdaten teilweise auf, explorieren und differenzieren sie oder ergänzen weitere Koordinaten. Insgesamt verdeutlichen gerade auch diese Texte die **Ernsthaftigkeit der Thematik für die Ergotherapie, ihre Berufsangehörigen und ihre Klientel.**

> „Als moralische Fragen sind solche anzusehen, mit denen es ernst ist. Ernst ist eine Frage dann, wenn sich mit ihr entscheidet, was oder wie ich als Mensch bin oder was das für eine Gesellschaft ist, in der wir leben, bzw. wie wir unsere Gesellschaft verstehen." (Böhme 1997, S 236)

Wichtig

Der Diskurs über Ethik in der Ergotherapie lebt von ernst gemeinten Fragen und ehrlichen Kommentaren, von engagierten Reden und betroffenen Gegenreden, von überlegten Argumenten und bewusster Öffentlichkeit.

Mischen auch Sie als Lesende sich in die Auseinandersetzung um dieses komplexe und wichtige Themengebiet der Berufsgruppe mit ein: Benennen Sie Ihre Fragen, beschreiben Sie Ihre Position, üben Sie öffentlich konstruktive Kritik an vorgelegten Argumenten.

Platz für eigene Fragen

Nehmen Sie als Leserinnen und Leser der folgenden Beiträge des Bandes ihre eigenen, persönlichen Fragen zum Thema Ethik in der Ergotherapie mit auf die Denkreise. Fragen, die Sie schon eine Weile mit sich herumtragen. Fragen, denen im Berufs- oder Ausbildungsalltag nachzugehen Ihnen kaum möglich scheint. Fragen, die ganz aktuell dazu geführt haben, dass Sie dieses Buch zur Hand genommen haben. Fragen, die Sie sich jetzt, nach der Lektüre dieses Überblickstextes stellen. Fragen, an deren ernsthafter Beantwortung Sie selbst arbeiten möchten...

Gönnen und notieren Sie sich mindestens drei solcher Fragen. Prüfen Sie dann die hier angebotenen Erwägungen zum Thema Ethik als einzelne Diskursbeiträge. Schreiben Sie nach der Lektüre und dem vorläufigen Abschluss Ihrer Denkarbeit auf, welche Antworten Sie gefunden haben, was ungeklärt blieb oder welche neuen, weiteren Fragen sich für Sie ergeben haben. Suchen Sie dann die Aussprache und reflektierte Diskussion hierüber.

Literatur

Bailey DM, Schwartzberg SL (Ed) (1995) Ethical and legal dilemmas in occupational therapy, Philadelphia: F.A. Davis

Bayertz K (1991) Praktische Philosophie als angewandte Ethik, in ders. (Hg) Praktische Philosophie: Grundorientierungen angewandter Ethik, Reinbek: Rowohlt, S 7–47

Beauchamp TL, Childress JF (2001) Prinziples of Biomedical Ethics, Oxford: Oxford University Press, 5th Ed. [zuerst 1979]

Bell J (2002) Doing Your Research Project: A guide for first-time researchers in education and social science, Buckingham, Philadelphia: Open University Press, 3rd ed

Binne W (2000) Datenschutz in der Rehabilitationsforschung, in: Bengel J, Koch U (Hg) Grundlagen der Rehabilitationswissenschaften: Themen, Strategien und Methoden der Rehabilitationsforschung, Berlin u.a.: Springer, S 537–560

Böhme G (1997) Ethik im Kontext: Über den Umgang mit ernsten Fragen, Frankfurt aM: Suhrkamp

Council for International Organizations of Medical Science (CIOMS) (2002) International Ethical Guidelines for Biomedical Research Involving Human Subjects, Geneva [htpp://www.cioms.ch/guidelines_nov_2002_blurb.htm]

Deutsche Forschungsgemeinschaft (DFG) (1998) Empfehlungen der Kommission „Selbstkontrolle in der Wissenschaft". Vorschläge zur Sicherung guter wissenschaftlicher Praxis, Januar 1998 [http://www.dfg.de/aktuell/Download/empf_selbstkontr.htm]

Fuhr E et al.(1990) Geschichte der Deutschen. 1949–1990. Eine Chronik zu Politik, Wirtschaft und Kultur, Frankfurt a.M.

Kanny E (2000) Guiding Ethics, in: Kasar J, Clark EN (Ed) (2000) Developing Professional Behaviors, Thorofare: Slack, p 11–17

Kasar J (2000) The Meaning of Professionalism, in: Kasar J, Clark EN (Ed) (2000) Developing Professional Behaviors, Thorofare: Slack, p 3–8

Kasar J, Clark EN (Ed) (2000) Developing Professional Behaviors, Thorofare: Slack

Kornblau BL, Starling SP (2000) Ethics in rehabilitation: a clinical perspective, Thorofare, USA: Slack Incorporated

Pieper A (2000) Einführung in die Ethik, Tübingen/Basel: Francke, 4. überarb. und akt. Aufl.

Pieper A (1999) Selber denken: Anstiftung zum Philosophieren, Leipzig: Reclam, 4. Aufl.

Pinnington L (1992) The Requirement for Ethical Reasoning in OT Education, BJOT 55: 419–422

Ploetz (1999) Der kleine Ploetz: Hauptdaten der Weltgeschichte, Freiburg i.Br.: Herder, 37. überarb. Aufl

Reiter-Theil S (1999) Ethik in der Klinik – Theorie für die Praxis: Ziele, Aufgaben und Möglichkeiten des Ethik-Konsils, Ethik Med 11: 222–232

Reiter-Theil S, Hiddemann W (2000) Ethik in der Medizin: Bedarf und Formen, Ophthalmologe (97) 1: 66–77 [Der Beitrag ist zwischen 1999 und 2001 auch in anderen Facharztzeitschriften unter der Rubrik Weiterbildung erschienen.]

Sass HM (1998) Medizinethik, in: Pieper A/Thurnherr U (Hg) Angewandte Ethik, Eine Einführung, München: Beck, S 80–109

Sass HM (1991) Medizin, Krankheit und Gesundheit, in: Bayertz K (Hg) Praktische Philosophie: Grundorientierungen angewandter Ethik, Reinbek: Rowohlt, S 210–242

Scheepers C (1999) Ergotherapie heute, in: Scheepers C et al. (Hg) Ergotherapie – Vom Behandeln zum Handeln: Lehrbuch für die theoretische und praktische Ausbildung, Stuttgart, New York: Thieme, S 25–39

Schröder P (2002) Rezension zu Beauchamp/Childress (2001) Prinziples of Biomedical Ethics, Ethik Med 14: 49–52

Seale JK, Barnard S (1999) Ethical Considerations in Therapy Research, BJOT 62: 371–375

Toellner R (1997) Forschung und Folgenabschätzung – Von Nutzen und Nutzlosigkeit von Ethik-Kommissionen, in: Frewer A, Winau R (Hg) Geschichte und Theorie der Ethik in der Medizin, Erlangen/Jena: Palm & Enke, S 105–122

Vogel H, Wagner RF (2000) Ethische Fragen in der Rehabilitationsforschung, in: Bengel J, Koch U (Hg) Grundlagen der Rehabilitationswissenschaften: Themen, Strategien und Methoden der Rehabilitationsforschung, Berlin u.a.: Springer, S 561–574

Yerxa EJ (1998) Dreams, Decisions, and Directions for Occupational Therapy, in: Neistadt, Crepeau (Ed) Willard & Spackman's Occupational Therapy, Philadelphia u.a.: Lippincott Willams &Wilkins, 9th Ed., pp 861–865

Anspruch, Grundbegriffe und Systematik der Ethik

B. M. Hack

2

Über moralische Positionen und ethische Argumentationen nachzudenken, sich konstruktiv über selbstverständliche oder begründungspflichtige moralische Regeln auszutauschen und in Situationen mit widerstreitenden Wertvorstellungen sensibel zu entscheiden, ist stets an Prozesse der **Verständigung** gebunden. Verschiedene und durchaus widersprüchliche, öffentliche und fachliche **Diskurse** sowie individuelle und kollektive **Erfahrungen** tragen dazu bei, moralisches und moralphilosophisches Wissen hervorzubringen. Wahrnehmungen, Sachverhalte, Strukturen und Begriffe rund um Moral, Moralität und Ethik treten je nach den zugrunde liegenden Formen des Denkens und Sprechens in spezifischer Weise in Erscheinung. Es ist deshalb sinnvoll, Begriffe und ordnende Systematiken zur sprachlichen Verständigung über das Themengebiet „Ethik in der Ergotherapie" zu klären, wenn in der Auseinandersetzung gedankliche Ebenenwechsel nachvollzogen und Missverständnisse oder Fehlinterpretationen unterbunden werden sollen.

Dieser Aufsatz versteht sich entsprechend als „Arbeitshilfe", um die einzelnen Beiträge in diesem Band verstehen und einordnen zu können sowie sie einer kritisch reflektierenden Würdigung zu unterziehen.

2.1 Philosophie und Ethik

Die Ethik ist eine eigenständige philosophische Disziplin mit einer langen Tradition. Erstmals hat der griechische Philosoph Aristoteles (384–322 v. Chr.) seine Untersuchungen über das menschliche Handeln und Kriterien seiner moralischen Beurteilung unter dem Begriff „Ethik" entwickelt und vorgelegt.

Aristoteles greift in seinen Überlegungen freilich noch ältere, sophistische und sokratisch-platonische Thesen über menschliche Praxis und das Gute auf. Die **Begründung der Ethik als eigenständiger Disziplin** dokumentiert sich jedoch in drei aristotelischen Schriften, in der „Eudemischen Ethik", der sog. „Großen Ethik" und der „Nikomachischen Ethik".

Letztere enthält eine umfassende Theorie guten Handelns, die schwerpunktmäßig eine Tugend- und Glückslehre ist und den Anspruch verfolgt, nicht zu philosophieren, um zu erfahren, was Tugend ist, sondern um tugendhafte Menschen zu werden (vgl. Pieper 2000; Frewer 1997). Zusammen mit den Disziplinen Politik und Ökonomik ordnete Aristoteles die Ethik dem Bereich der **praktischen Philosophie** zu, während er zur **theoretischen Philosophie** die Fächer Mathematik, Logik, Physik und Metaphysik vereinte (Hoffmann 1925; Pieper 2000).

> **Wichtig**
>
> In thematischer **Abgrenzung** zur theoretischen Philosophie, die sich mit Fragen der Erkenntnis und des Seins befasst, untersucht die praktische Philosophie menschliche Handlungen und ihre Produkte.

Die Zusammenfassung der Disziplinen Ethik, Wirtschaftsphilosophie und Politik (Sozial-, Rechts- und Staatsphilosophie) zur praktischen Philosophie gründet auf der Einsicht in ihren sachlichen Zusammenhang. Dieser besteht darin, dass normative Setzungen für die Politik ebenso grundlegend sind, wie politische Dimensionen für das Moralische. Entsprechend ist auch die lebensnahe Intention praktischer Philosophie hervorzuheben: die sittliche Verbesserung der Praxis. Persönliche oder politische Sittlichkeit oder Moralität kann von der praktischen Philosophie nie ursprünglich hervorgebracht, sondern lediglich erhellt und reflexiv verbessert werden (Höffe 1997).

Ethik versteht sich in dieser Tradition als „**Theorie der Praxis** im Sinne einer methodisch-reflexiven Analyse von Handlungen, sofern sie hinsichtlich ihrer allgemeinen Verbindlichkeit und damit unter moralischem Gesichtspunkt beurteilt werden" (Pieper u. Thurnherr 1998, S 7, Hervorhebung BiHa).

2.2 Ethik und Moral – Ist das nicht dasselbe?

Die Wörter Ethik, Moral und Sitte sowie die zugehörigen Adjektive ethisch, moralisch und sittlich, werden umgangssprachlich, aber durchaus auch in traditionellen Schriften und Texten aktueller Lehrbücher, häufig synonym gebraucht. Dabei ist der **Sprachgebrauch** keineswegs unberechtigt, befasst man sich mit der Herkunft des Wortes „Ethik". Zugleich erschwert die unscharfe Trennung solcher Begriffe jedoch die Abgrenzung verschiedener **Reflexionsniveaus** über das „gute" Handeln von Menschen, wie wir im folgenden sehen werden.

2.2.1 Die sprachlichen Wurzeln

Der aristotelische Begriff der Ethik („τα εθικα") hat seine Wurzeln im griechischen Wort „ethos", das in zwei Varianten zu finden ist (vgl. Frewer 1997; Pieper 2000) Einmal erscheint „εθος" als **Sitte, Gewohnheit oder Brauch** und bezieht sich auf den gewohnten Ort des Lebens, das unmittelbare Gestaltungsumfeld. Entsprechend handelt „ethisch", wer durch Erziehung gewöhnt, sein Handeln an dem ausrichtet, was in der antiken Polis (Stadtstaat) Geltung hat und sich ziemt. Zum anderen erscheint „ηθος" als **verfestigte tugendhafte Grundhaltung im Sinne von Persönlichkeitscharakter.** In diesem engeren und eigentlichen Sinne handelt „ethisch", wer tradierte Regeln und Wertmaßstäbe des Handelns nicht unhinterfragt übernimmt, sondern es sich zur Gewohnheit macht, nach Überlegung und Einsicht das in der Situation erforderliche Gute zu tun.

Im lateinischen Wort „mos" (Plural: „mores") sind beide Wendungen des griechischen „ethos"-Begriffs aufgegriffen und übersetzt, es bedeutet Sitte genauso wie Charakter. Von hier leitet sich wiederum das deutsche Wort **Moral** her, das ein Synonym für **Sitte** ist.

> **Wichtig**
>
> Als Moral oder Sitte werden Handlungsmuster zusammenfassend geordnet, die wechselseitigen sozialen Anerkennungsprozessen entstammen und als allgemein verbindlich gelten. Moral und Sitte stellen den **normativen Grundrahmen** für das menschliche Verhalten zu Mitmenschen, zur Natur und zu sich selbst dar und begründen die kollektiven und kulturellen Unterscheidungen in „fremd" und „dazugehörig" mit.

"Die Ausdrücke Moral und Sitte bezeichnen... **Ordnungsgebilde, die gewachsene Lebensformen repräsentieren,** Lebensformen, die die Wert- und Sinnvorstellungen einer Handlungsgemeinschaft widerspiegeln." (Pieper 2000, S 26, Hervorhebung BiHa)

Moral und Sitte entsprechen in ihrem Bedeutungsgehalt folglich eher dem, was der griechische Begriff „εθος" meint. Die abstrakteren Ausdrücke **Moralität** und **Sittlichkeit** hingegen korrespondieren in ihrer Bedeutung eher mit „ηθος" und lassen sich als die Qualität eines Handelns interpretieren, das sich einem prinzipiellen Anspruch (guten Handelns) verpflichtet sieht: Dieser prinzipielle Anspruch ist für sich genommen an keine empirisch vorfindlichen Bedingungen (Erlaubnisse, Verbote etc.) gebunden, da er der Vernunft des handelnden Menschen entstammt. Gleichzeitig fordert er als geistiges (Ideal-)Konstrukt, als unveränderliche grundlegende Haltung, jedoch seine angemessene Verwirklichung als „gute Handlung" unter den jeweils gegebenen empirischen Bedingungen (Pieper 2000).

In den Adjektiven **moralisch** und **sittlich** fließen so wiederum beide Bedeutungen zusammen: Eine moralische/sittliche Handlung kann sowohl eine solche sein, die den Regeln geltender Moral/Sitte folgt („εθος"), als auch eine, die in der Moralität/Sittlichkeit des Handelnden, in seinem Charakter verankert ist („ηθος"). Wobei letztere nicht notwendigerweise regel- und normkonform sein muss. Wird eine Tat als moralisch bedenklich oder **unmoralisch** bezeichnet, dann verweist dies einerseits auf einen (drohenden) Normbruch oder andererseits auf einen (ansatzweise) verdorbenen Charakter des handelnden Menschen.

Nun stellt sich im Anschluss an solcherlei etymologische Überlegungen die berechtigte Frage, weshalb es denn – wie oben angedeutet – sinnvoll ist, bei aller herausgestellten Nähe der Ausdrücke Moral (bzw. Sitte) und Ethik, dennoch zwischen moralischen (bzw. sittlichen) und ethischen Überlegungen, Aussagen und Argumenten möglichst trennscharf zu unterscheiden.

Dies führt uns in die vertieftere Auseinandersetzung mit dem Aufgaben der Ethik als philosophischer Disziplin und ihrem Gegenstand: der Moral und der Moralität.

2.2.2 Moral und Moralität als Gegenstand der Ethik

> **Wichtig**
>
> Moralisches Verhalten entsteht auf der grundlegenden **Einsicht**, dass der menschlichen Freiheit **natürliche und normative Grenzen** gesetzt sind.

Von Geburt an lernen wir zunehmend, dass wir nach eigenem Willen und Wollen gestaltend in die menschliche Umwelt eingreifen können und diese keineswegs umfassend so hinnehmen müssen, wie sie sich uns präsentiert. Wir lernen jedoch ebenso, dass unserem Wollen und Handeln – unserer **Freiheit** – Grenzen gesteckt sind im **Können** und **Sollen**.

Wir erfahren Beschränkungen durch **natürliche Gegebenheiten,** die sich unserem Einfluss entziehen. Wir können bspw. einen Sturz oder auch nur die dabei zugezogene Knieverletzung nicht rückgängig machen, ganz gleich wie sehr wie dies wollen. Wir erfahren aber auch

Beschränkungen unserer Willkür und Handlungsmöglichkeiten an den **berechtigten Ansprüchen unserer Mitmenschen,** wenn wir Ziele zwar aus natürlicher Kraft verfolgen und erreichen könnten, dies aber nicht sollen. Es wäre so z.B. denkbar, dass wir alle blinden Menschen kasernierten und einfach ihrem Schicksal überließen, wir würden damit jedoch deren Willens- und Handlungsfreiheit über die Maßen beschneiden. (Eine solche Vision zeichnet sehr eindrücklich der portugiesische Literaturnobelpreisträger José Saramago in seinem Roman „Die Stadt der Blinden", Rowohlt.) Solche Grenzen an der Freiheit der Anderen zu beachten und zu achten, lernen wir in Form von Geboten, Verboten, **Normen,** Vorschriften u.ä., an **Regeln** also, die in einer Gemeinschaft von Menschen ausgehandelt, aktualisiert und anerkannt werden. Dabei lernen wir – wie Piaget (1983/1932) gezeigt hat – im Lauf unserer Entwicklung nicht allein die **Praxis der Regeln,** d.h. den gegebenen Regeln zu folgen und nach ihnen zu handeln, sondern wir erweitern auch unser **Bewusstsein der Regeln,** indem wir eigene Handlungen und Handlungen anderer Menschen nach diesen Regeln zu beurteilen und die Regeln selbst kritisch zu überprüfen lernen.

Menschliche Freiheit besteht also nicht als regellose Willkürfreiheit, sondern als **moralische Freiheit** (Pieper 2000). Durch die wachsende **Einsicht** in Sinn und Zweck der Regeln und die darauf aufbauende gemeinsame Gestaltung solcher Regeln zur Erhaltung der Freiheit sowie die freiwillige **Bindung** an diese entsteht erst deren normative Verbindlichkeit und damit Moral.

> **Wichtig**
>
> Jede Moral ist ein **geschichtlich gewachsener Regelkanon** einer Gemeinschaft, dessen Geltung nicht ohne weiteres über die Mitglieder dieser Gemeinschaft hinaus ausgedehnt werden kann.

Der Katalog materialer Normen und Wertvorstellungen regelt die **Bedürfnisbefriedigung** der betreffenden Handlungsgemeinschaft. In der anerkannten Verbindlichkeit der Inhalte des Regelkanons drückt sich darüber hinaus das **Freiheitsverständnis** der betreffenden Gemeinschaft aus.

Verständlicherweise sind Moralen als derartige Ordnungs- und Sinngebilde (Regelsysteme) inhaltlich oder in der Anwendung von Geltungsansprüchen veränderbar und zahlreichen Wandlungsprozessen unterworfen.

Moralen regeln unterschiedliche Bereiche des praktischen Lebens. Sie ordnen und spiegeln Werte und Gegebenheiten,

- die unser Leben als Menschen bestimmen und Grundlage unserer konkreten persönlichen Handlungen sein sollen (**persönlicher Bereich moralischen Handelns),**
- die unseren Lebens- und Arbeitsraum, sowie die institutionalisierten sozialen Gegebenheiten unseres Lebens (Berufswahl, Ausbildung, Berufsausübung, Krankenhausaufenthalt, Sexualpraktiken, Hilfssituationen, religiöse Verhaltensweisen etc.) ebenso betreffen (**institutioneller Bereich moralischen Handelns)** wie
- die weltpolitische Lage und Gegebenheiten unserer nationalen Politik (Kriegsführung, soziale Sicherung, Gesetzgebung etc.) (**politischer Bereich moralischen Handelns).**

Moralen unterscheiden sich in Bezug auf den Inhalt ihrer Normen von Gruppe zu Gruppe, von Land zu Land, von Ethnie zu Ethnie usw. Sie variieren zudem abhängig vom menschlichen Selbstverständnis (Freiheitsverständnis) je nach kulturellen, sozioökonomischen, politischen, wissenschaftlichen oder anderen Entwicklungen.

> **Wichtig**
>
> Jede Moral ist in der Praxis inhaltlich hinterfragbar, kritisierbar und modifizierbar, ihrem Anspruch nach aber bleibt jede Moral unveränderlich, sie gilt und ist sinnvoll, solange sie als Produkt gemeinsamer freier Willensentscheidung anerkannt und bestätigt wird.

Moral wird als endlich-geschichtliche Gestalt also letztlich legitimiert durch Moralität (vgl. Pieper 2000). Diese fasst die phänomenale Vielfalt menschlichen Handelns als sinnvolle Einheit. In ihr wird Freiheit als das Unbedingte gedacht, als der unbedingte Anspruch, Freiheit um der Freiheit willen als das höchste Gut zu realisieren. **Moralität stellt damit das Unwandelbare, das Unveränderliche im Wandelbaren, im Veränderlichen (in der Moral) dar.** Sie macht die **freie Entscheidung** möglich: sich an eine Regel zu binden, die den größtmöglichen Freiraum für alle ermöglicht, oder eine moralische Norm zugunsten einer höher geschätzten Norm nicht zu erfüllen.

> "Moralität ist das zur festen Grundhaltung gewordene Gutseinwollen, das sich den unbedingten Anspruch der Freiheit zu eigen und zum Sinnhorizont jedweder Praxis gemacht hat. Wer aus dieser Grundhaltung heraus handelt, besitzt moralische Kompetenz." (Pieper 2000, S 45)

> **Wichtig**
>
> Eine geltende moralische Regel bzw. eine geltende Moral kann aus Moralität in Frage gestellt, ja sogar negiert werden, wenn die Umsetzung des unbedingten moralischen Anspruchs der faktisch geltenden Moral zuwider läuft.

Die Freiheit, die sich als Moralität versteht, ist dabei jedoch keine Willkürfreiheit mit der Beliebigkeit des „Alles ist erlaubt" oder „Ich tu was mir gefällt". Diese Freiheit im Sinne von Moralität vereint vielmehr **moralische Kompetenz und moralische Verantwortung.**

> "Wer sich jedoch Moralität zum Prinzip seines Handelns gemacht hat, bekundet damit auch die Absicht, seine Handlungsstrukturen so durchsichtig wie möglich zu machen, um Irrtümern und Schuld möglichst wenig Raum zu geben." (Pieper 2000, S 46)

2

Ein moralisch kompetenter und sozial verantwortungsvoller Mensch ist, wer sich Moralität zum Prinzip seiner Willensbildung und Praxis gemacht hat sowie Rechenschaft ablegen kann über die Gründe seines Tuns.

> **Wichtig**
>
> Ein moralisch kompetent handelnder Mensch trifft einerseits seine Entscheidungen freiwillig – einsichtig, besonnen und entschlossen – und kann sie andererseits gegenüber sich selbst und gegenüber anderen Menschen erklärend verantworten.

"Die Begriffe Moralität und Moral weisen daher wechselseitig aufeinander zurück: Wie eine Moral sich nur im Rückgriff auf das Prinzip der Moralität rechtfertigen kann, indem sie ihre materialen Normen als Ausdrucksformen des Unbedingtheitsanspruchs der Freiheit erweist, so ist das Prinzip der Moralität zur Erfüllung seines Anspruchs auf eine Moral angewiesen, in der es sich konkretisiert und als handlungsbegründendes Prinzip wirksam wird." (Pieper 2000, S 46)

Ethik als wissenschaftliche Disziplin reflektiert genau dieses angesprochene wechselseitige Verhältnis von Moral und Moralität, das die menschliche Praxis als eine **humane Praxis** begründet. Ihre Fragen beziehen sich im Unterschied zu den Fragen der Moral nicht auf unmittelbare Handlungen im hier und jetzt, sondern thematisieren auf einer abstrakteren Ebene moralisches Handeln grundsätzlich. **Als Moraltheorie bzw. Moralphilosophie** legt die Ethik bspw. Moralprinzipien oder Kriterien zur Beurteilung von Handlungen offen, die Anspruch auf Moralität erheben, oder sie untersucht die Bedingungen, unter denen moralische Normen und Werte allgemein verbindlich sind.

> **Wichtig**
>
> Anliegen der Ethik ist es, die Handelnden zur selbstkritischen Reflexion über ihr Handeln anzuleiten (Pieper 2000; Pieper u. Thurnherr 1998).

> **Exkurs**
>
> **Zur Verdeutlichung des Unterschieds und des Zusammenhangs zwischen Ethik und Moral** trägt auch die Analogie zwischen Musik und Musikwissenschaft bei, die Andreas Frewer im „Grundkurs Ethik in der Medizin" ausführt:
>
> "Die Ethik wäre dabei parallel zur Musikwissenschaft zu sehen, Musik im Gedankenmodell analog der Moral. Die Musikwissenschaft beschreibt und analysiert musikalische Phänomene, versucht sie zu strukturieren und besser zu verstehen. Dabei wird sie dem Komponisten keine Vorschriften machen, auch wenn sie herauszuarbeiten versucht, warum beispielsweise eine bestimmte Pianistin als besonders gut einzuschätzen ist. So geht es auch der Ethik in erster Linie um die Analyse moralischer Probleme, die Herausarbeitung von systematischen Problemstrukturen und dann erst um die eigene Meinung aufgrund einer bestimmten Gewichtung der dargestellten Argumente. Moral als gelebte Sittlichkeit besitzt in bestimmter Weise ähnlich viele Facetten wie das faszinierende Phänomen Musik; beide müssen dabei in ihrer historischen Entwicklung wie auch kulturellen Verankerung gesehen werden. Das Verständnis der Legitimität moralischer Handlungen, wie z.B. der Möglichkeit der Leichenöffnung zum wissenschaftlichen Erkenntnisgewinn, ist dabei deutlichen geschichtlichen Wandlungen und sozialen Wertungen unterworfen. Noch eine weitere Parallelität sei für das bessere Verständnis kurz angeführt: Ein guter [d.i. fachlich kompetenter; Anmerkung BiHa] Moraltheoretiker muss ebenso wenig ein moralischer Mensch sein wie der gute [d.i. fachlich kompetente; Anmerkung BiHa] Musikwissenschaftler ein hervorragender Virtuose. Gleichwohl fördert eigene Kenntnis und Differenzierungsvermögen selbstverständlich die Fähigkeit zur kritischen Analyse und kompetenten Darstellung." (Frewer 1997, S 64f)

Ethik ist also nicht Moral, sondern spricht über Moral. **Ethische Überlegungen** sind nicht aus sich selbst heraus moralisch, obwohl sie aus einem Interesse an einer bestimmten Problematik der Moral hervorgehen können. **Moralische Überlegungen** sind ebenso nicht zwangsläufig ethisch, wenngleich sie zu ethischen Fragestellungen radikalisiert werden können (Pieper 2000).

> **Wichtig**
>
> Mit der **Sprache der Moral** wird das umgangssprachliche Reden über Handlungen bezeichnet, sofern sie einer kritischen Beurteilung unterzogen werden.

Auf dieser Ebene äußern wir Werturteile über einzelne Handlungen vor dem Hintergrund des Regelkanons (Moralkodex) den wir als verbindlich erachten. Wir reden hier über das, **was wir als gut erkannt haben** (moralische Urteile).

> **Wichtig**
>
> Mit der **Sprache der Ethik** formulieren wir Reflexionen über die Sprache der Moral.

Auf dieser Ebene machen wir Aussagen über moralische Urteile, wir problematisieren die Gültigkeit von Normen unabhängig von der Dauer ihres Bestehens oder der Anzahl der sie tatsächlich befolgenden Menschen. Hier reden wir darüber, **wie wir etwas als gut erkennen.**

Wie bereits angedeutet ist es im **alltagssprachlichen Diskurs** sehr wohl möglich, moralische Problemstellungen derart zuzuspitzen, dass die Beteiligten unvermittelt auf die Ebene des ethischen Diskurses geraten – dies geschieht jedoch zumeist unbemerkt.

Im fachlichen Diskurs ist es vor diesem Hintergrund hilfreich, sinnvoll und ratsam, die Begriffe Ethik und ethisch ausschließlich für die wissenschaftlich philosophische Reflexion moralischer Fragen zu reservieren und die Analyse- und Argumentationsebenen so erkennbar zu trennen.

2.2.3 Ethisches Denken – Aufgaben, Ziel und Grenzen der Ethik

Ethik ist eine **Philosophie der Praxis,** die sich mit dem **Verhältnis von Moral und Moralität** befasst und diese Wechselbeziehung im Zusammenhang mit **moralischen Handlungen** und **Urteilen über moralische Handlungen** thematisiert. Der Ethik geht es um die moralische Verbesserung der Praxis, um die **Anleitung der Handelnden zur selbstkritischen Reflexion** über ihr Handeln.

> **Wichtig**
>
> Ethik nimmt als praktische Wissenschaft ihren Ausgang von der Alltagspraxis und will mit ihrem Wissen auf diese wieder zurückwirken. Sie ist als Theorie moralischen Handelns demnach in zweierlei Weise, als ihrer **Voraussetzung** und ihrem **Ziel,** auf die menschliche Praxis moralischer Handlungen bezogen.

Dabei fungiert sie als „Platzhalterin der Freiheit" (Pieper u. Thurnherr 1998) ohne Regeln darüber aufzustellen, was in einer konkreten Handlungssituation als moralisch Gutes zu tun ist. Sie gibt vielmehr Aufschluss über Merkmale, wie man dazu gelangt, Regeln aufzustellen, die moralische Verbindlichkeit beanspruchen können, und ordnet diese Merkmale regelhaft.

Während das moralische Gebot etwa sagt: „Hilf in der Not!" oder als Charakterisierung gekleidet: „Hilfsbereitschaft ist eine menschliche Tugend der Nächstenliebe.", fragt die Ethik danach: „Weshalb muss ich anderen in der Not helfen? Weshalb soll ich mich um die Wertschätzung meiner Nächsten kümmern? Soll man nicht jeden sich selbst überlassen und das Prinzip der Evolution entscheiden lassen?"

Dabei sind die Fülle und Aussagen der an empirischen Bedingungen festgemachten Teilantworten, die auf dem Weg der Klärung ethischer Fragen gegeben werden können, für die Praxis menschlichen Handelns durchaus informativ und werden bis zu einem gewissen Grad in ihr auch als ausreichend anerkannt. Ethisch jedoch befriedigt erst die grundsätzliche Antwort.

> **Wichtig**
>
> Ethisches Denken und Fragen ruht nicht bis eine **unhintergehbare, letztgültige Antwort** gefunden wird. Eine Antwort, die nicht mehr auf Bedingtes rückführbar ist.

Eine solche **zureichende Begründung der Moral,** ihres normativen Anspruchs, begreift die Ethik im Prinzip der Moralität als Freiheit.

> "Wo immer menschliches Handeln mit dem Anspruch auf Moralität auftritt, wird behauptet, unbedingt gut gehandelt zu haben oder handeln zu wollen. Unbedingt gut kann aber nur eine Handlung heißen, die **sowohl** aus Freiheit geschieht **als auch** Freiheit (des Handelnden und der durch die Handlung Betroffenen) zum Ziel hat." (Pieper 2000, S 49, Hervorhebungen im Original)

> **Wichtig**
>
> Ethik bestimmt sich als **philosophische Freiheitslehre,** indem sie das Prinzip der Freiheit als den letzten Sinngrund menschlichen Wollens und Handelns überhaupt rekonstruiert. Ihr **Gesamtziel** ist es, jeden einzelnen Menschen zum Selbstdenken, Selbstwollen und Selbsthandeln anzuleiten, denn nur hierin ist Freiheit real (Pieper 2000).

Entsprechend erachtet Ethik es als ihre **Aufgabe, die menschliche Praxis reflexiv aufzuklären,** indem sie

- Geltungsansprüche hinsichtlich ihrer moralischen Berechtigung problematisiert,
- Bedingungen untersucht, unter denen menschliches Handeln als moralisch gut begriffen wird, und Handlungsstrukturen über Ziel-Mittel-Relationen aufdeckt,

- das Sprachspiel der Moral am Beispiel der Norm- und Wertwörter analysiert,
- zur argumentativen Begründung und Rechtfertigung von Handlungen und Verhaltensweisen anleitet,
- in die kritische Beurteilung von Praxis und Geltungsansprüchen hinsichtlich ihrer moralischen Berechtigung einübt und hierzu anhält,
- auf die fundamentale Bedeutsamkeit moralischer Kompetenz und sozialer Verantwortung aufmerksam macht (vgl. Pieper 2000; Pieper u. Thurnherr 1998).

All diese Aufgaben gehen über die Ethik als Wissenschaft folgerichtig und nachdrücklich hinaus, da sie letztlich nur in einem praktischen Lebensvollzug als Ausdruck der Theorie erfüllt werden können.

Aus dem Freiheitsbegriff der Ethik sind zugleich auch die **Grenzen der Ethik** bestimmbar (Pieper 2000; Pieper u. Thurnherr 1998):

- Ethik ist weder weltanschauliche Ideologie noch Dogmatik.
- Ethik ist kein Religionsersatz.
- Ethik macht Menschen nicht moralischer oder erzeugt mittels Argumentation guten Willen.
- Ethik bietet keine Super- oder Menschheitsmoral.
- Ethik gibt weder als Fallsammlung (Kasuistik) direkte Handlungsanweisungen für konkrete Situationen noch trifft sie stellvertretend für die handelnden Individuen Entscheidungen.

2.3 Ethik als „Platzhalterin der Freiheit" – Das Spektrum

> **Wichtig**
>
> Ethik bewährt sich als eigenständige Wissenschaft in der begrifflichen und kategorialen Reflexion des Verhältnisses von Moral und Moralität. Sie steht jedoch gleichzeitig in einem engen Zusammenhang mit anderen Wissenschaftsbereichen.

Es ist im Rahmen dieses einführenden Aufsatzes nicht möglich und vermutlich auch wenig sinnvoll, die Beziehungen der Ethik zu den **praktischen und theoretischen Disziplinen der Philosophie** sowie zu den **nichtphilosophischen Human- und Handlungswissenschaften** genauer zu klären. Gleichwohl wollen wir zumindest kurz skizzieren, wie sich die Ethik in Zusammenarbeit mit und Abgrenzung zu diesen als eigenständige wissenschaftliche Disziplin zeigt und entsprechend ein mannigfaches eigenes Fragenspektrum entwirft (vgl. Pieper 2000).

Gegenüber **Politik und Rechtsphilosophie**, mit denen sie den philosophischen Gegenstand menschlicher Praxis teilt, erweist sich die Ethik als **Basiswissenschaft**. Sie misst deren Ansprüche hinsichtlich ihrer Verbindlichkeit für das menschliche Handeln am Unbedingtheitsanspruch des Moralitätsprinzips. Ebenso hinterfragt sie kritisch und grundlegend die Werte und Normen der **Ökonomik** in einer komplex strukturierten Weltgemeinschaft, in der sich ebenso lokale Handlungen global auswirken wie globale Handlungen regionale und lokale Folgen zeitigen können.

Die **Ökonomik** hat sich circa zweieinhalbtausend Jahre nach der aristotelischen Systematisierung der philosophischen Disziplinen, in der sie sich als Lehre von der **Haus**wirtschaft nicht von Ethik und Politik einer Polis trennen ließ, eindeutig verselbständigt und eine **weit umfassendere Bedeutung** gewonnen. In modernen Gesellschaften sind die Verhältnisse weit weniger durchschaubar geworden als sie es im griechischen Stadtstaat, dem Polisverband, noch waren. Der angesprochene Aspekt der Globalisierung und sein Komplement Individualisierung sind jedoch nicht allein im Rahmen der Ökonomie relevant, sondern durchziehen alle Bereiche moderner Gesellschaften (vgl. Giddens 2001, 1997; Beck u. Giddens u. Lash 1996).

Die Ethik reflektiert darüber hinaus die theoretischen Informationen derjenigen Disziplinen der Philosophie, deren Schwerpunkt primär auf dem Wissen und weniger auf dem Handeln liegt. Wenngleich die Ethik mit der theoretischen Philosophie das Interesse am Wesen des Menschen (**Anthropologie**), an der Problematik der Stellung des Menschen in der Welt, seines Weltbildes (**Metaphysik**), und der Frage nach den formalen Strukturen menschlichen (insbesondere moralischen) Wissens und wissenschaftlicher Argumentation (**Logik**) teilt, so prüft dennoch allein sie deren wissenschaftliche Aussagen hinsichtlich ihrer Bedeutung für das menschliche Handeln vermittels des Moralitätsprinzips. Hierin zeigt sich ihre Autonomie innerhalb der Philosophie.

Über die philosophischen Nachbardisziplinen hinaus bezieht Ethik auch die Ergebnisse der **Psychologie und Soziologie** mit ein. Als (ursprünglich aus der Philosophie hervorgegangene) empirische Einzelwissenschaften befassen sie sich ihrerseits mit der Beschreibung und Erklärung menschlichen Verhaltens. Soziologie und Psychologie geht es um die konkret erfahrbare Beschaffenheit menschlicher (und also auch moralischer) Handlungen, der Ethik hingegen um die normative Gültigkeit. Psycho-soziale Einflussfaktoren menschlichen Handelns gehen in die ethische Reflexion als „durch die Moralität formbares bzw. veränderbares Material ein, d.h. als jenes Sein auf das sich das Sollen bezieht" (Pieper 2000, S 128).

Ethik hat zudem einen Bezug zu den normativen Wissenschaften **Theologie und Jurisprudenz**, die ebenfalls die menschliche Praxis zum Gegenstand haben. Hier nun werden nicht

2

– wie in den empirischen Wissenschaften – Fakten beschrieben und durch Fakten erklärt, sondern bestimmte Handlungsweisen werden als gesollte oder nichtgesollte vorgeschrieben und Prinzipien entwickelt, die derlei Gebote rechtfertigen. Gemeinsam mit der Ethik ist diesen Wissenschaften also das Interesse an der Normenbegründung. Die Ethik verzichtet in ihrem Begründungsverfahren jedoch im Gegensatz zur Theologie auf den Gottesbegriff als oberstes bzw. letztes Prinzip und bezieht sich statt dessen auf den Begriff der Freiheit. Hierin liegt ebenfalls der Zusammenhang zwischen moralischen Normen und Rechtsnormen begründet.

Dem Verhältnis von Ethik und **Pädagogik** kommt besondere Bedeutung zu, geht man von der These aus, dass der Mensch bei Geburt moralisch weder gut noch böse ist, für beide Verhaltensweisen aber gewissermaßen eine „Disposition" mitbringt und deshalb zur Moralität erzogen werden kann. In einer Art **doppeltem Vermittlungsverhältnis** werden einmal die moralische Qualität des Lehrens (ethische Vermitteltheit der Pädagogik) und zum anderen der konkrete Lerninhalt (pädagogische Vermittlung der Ethik) ethisch reflexionsrelevant.

Es wird bereits entlang dieser knappen Abhandlung deutlich geworden sein, welch breites Spektrum an Erkenntnisinteressen die Ethik als selbständige Disziplin abdeckt. Ihre Untersuchungsfragen lassen sich nun zwei komplexen Bereichen systematisch zuordnen: der allgemeinen und der angewandten Ethik.

2.3.1 Allgemeine Ethik

Wichtig	

Die **allgemeine Ethik** stellt als praktische Grundlagenwissenschaft ein Begriffs- und Methodenrepertoire zur Verfügung, mit dessen Hilfe sie fundamentale Probleme der Moral in grundsätzlicher Weise thematisiert und abhandelt.

In Form einer **deskriptiven Ethik** beschreibt oder rekonstruiert sie unvoreingenommen, aus neutraler und wertfreier Beobachtungsdistanz moralische Phänomene

- als empirisch vorfindliche (bzw. geschichtlich dokumentierte) Normen- und Wertsysteme bzw. Moralen bestimmter historisch-faktischer Handlungsgemeinschaften
- unter dem Einfluss klimatischer, geographischer, kultureller, religiöser, ökonomischer und anderer Faktoren
- hinsichtlich ihrer Geltungsansprüche.

In deskriptiven Analysen und Modellen der Ethik werden insbesondere **theorieorientierte Erkenntnisinteressen** verfolgt (Pieper 2000), es werden Gewissens- und Sprachphänomene analysiert, die zum Bereich des Moralischen gehören. Schwerpunktmäßig **deskriptive Theorieansätze** sind:

- der phänomenologische Ansatz sowie seine Weiterentwicklung zur materialen Wertethik (E. Husserl, M. Scheler, N. Hartmann),
- der sprachanalytische Ansatz mit seinen kognitivistischen, nonkognitivistischen und logistischen Wendungen (R.B. Perry, W.D. Ross, Ch.L. Stevenson, R.M. Hare) und
- der evolutionäre Ansatz (H. Spencer, H. Mohr).

In Form einer **normativen Ethik** sucht die Ethik nach den grundlegenden Normen menschlichen Verhaltens und versucht diese rational zu begründen. Entweder greift sie hierzu auf ein höchstes, unbedingtes (Moral-)Prinzip zurück oder sie macht ein höchstes Gutes sichtbar, dessen Verwirklichung als für jeden Menschen verbindlich behauptet wird. Ethisch-normative Analysen und Aussagen rechtfertigen ausgehend von einer kritischen Prüfung des Bestehenden ein bestimmtes Handeln als moralisch qualifiziert. Dies kann als Handlungsaufforderung interpretiert werden und drückt insofern dann vermehrt **das praktische Erkenntnisinteresse** der Ethik aus (Pieper 2000).

Schwerpunktmäßig **normative Theoriean-sätze** sind:

- der transzendentalphilosophische Ansatz mit seinen konstruktiven, sprachpragmatischen und generativen Transformationen (I. Kant, J.G. Fichte, O. Schwemmer, K.O. Apel, H. Krings),
- der existentialistische Ansatz (S. Kierkegaard, M. Heidegger, K. Jaspers, J.P. Sartre, A. Camus),
- der eudämonistische (griech. eudaimonia: Glück) Ansatz mitsamt seinen hedonistischen (griech. hedone: Lust) und utilitaristischen (lat. utilis: nützlich) Ausgestaltungen. (Aristoteles, Epikur, M. Stirner, H. Markuse, J. Bentham, J.S. Mill, P. Singer),
- der vertragstheoretische Ansatz und seine Weiterentwicklung zur Gerechtigkeitsethik (T. Hobbes, J.J. Rousseau, J. Rawls) sowie
- der materialistische Ansatz als physiologische oder marxistische Variante (J.O. de la Mettrie, P.H.T. de Holbach, F. Engels).

Erinnern wir uns an dieser Stelle an den Freiheitsbegriff der Ethik. Als ein handlungsbegründendes Prinzip lässt er sich zwar theoretisch erörtern, muss sich aber letztlich in der Praxis verwirklichen und bewähren. Praktisch folgenlos bleibendes ethisches Theoretisieren verfehlt entsprechend seinen Zweck. Gleichzeitig betont die Ethik anhand ihres Freiheitsverständnisses ihre nur mittelbare, reflexive Aufklärungskraft für die moralische Praxis.

> **Wichtig**
>
> Deskriptive und normative Ethik unterscheiden sich in Ansatz und Methode, aber sie teilen den Begriff der Freiheit und sind beide der Provokation moralischen Bewusstseins und der Unterlassung moralisierender Wertungen verpflichtet.

Jede deskriptive Theorie der Ethik impliziert mithin normative Aspekte und jede normative ethische Theorie bedarf deskriptiver Elemente.

In kritischer Absicht reflektiert sich die Ethik ausgeprägt als **Metaethik** auch selbst, d.h. ihre Auseinandersetzungen beziehen sich dann nicht unmittelbar auf ihren Gegenstand, sondern auf die Struktur der ethischen Reflexion, auf die Art und Weise wie Ethik über ihren Gegenstand spricht. Sie ist in diesem Sinn eine **Wissenschaftstheorie der Ethik**, die normativethische Systeme beschreibt und vergleicht sowie deren Voraussetzungen analysiert.

> **❗ Cave**
>
> Hier ist insbesondere Vorsicht geboten bei der **Sichtung anglo-amerikanischer Literatur zur Ethik**, da mit „metaethics" in diesen Diskursen zumeist sprachanalytische Ansätze verbunden werden, die im strengen Sinn jedoch nicht „meta-ethisch" sondern „meta-moralisch" reflektieren (vgl. hierzu Pieper 2000, S 86 ff., Höffe 1997, S 196 ff.). Aber auch innerhalb der deutschsprachigen Moralphilosophie und Ethik-Diskussionen werden sprach-logische Voraussetzungen moralischer Sätze unterschiedlich gewichtet (vgl. Pieper u. Thurnherr 1998, S 10; Seiffert 1992, S 72 f.).

In der Auseinandersetzung mit Fragen der Ethik haben wir es entsprechend der beschriebenen Systematik folglich mit **vier verschiedenen Aussagenhorizonten und logischen Reflexionsniveaus** zu tun (vgl. Pieper 2000).

- **Moralische Aussagen:** normative (wertende) Sätze erster Ordnung. Sie sind in der Alltagspraxis allgemein verbindliche Gebote und Werturteile, die zum Handeln auffordern. Beispiel: Du sollst ehrlich sein.
- **Metamoralische Aussagen:** deskriptive Sätze erster Ordnung. Sie beschreiben, analysieren, rekonstruieren und plausibilisieren reale moralische oder moralisch relevante Verhaltensweisen ohne persönlich zu urteilen. Beispiel: Der Patient glaubt, der Arzt verschweige ihm Entscheidendes.
- **Ethische Aussagen:** normative Sätze zweiter Ordnung. Sie verweisen auf einen Maßstab zur Beurteilung von Handlungen hinsicht-

lich ihrer Moralität und fordern so generell zu einem kritischen und einsichtigen Handeln auf. Beispiel: Freiheit soll stets und überall um der Freiheit willen verwirklicht werden.

- **Metaethische Aussagen:** deskriptive Sätze zweiter Ordnung. Sie beschreiben, analysieren, rekonstruieren und erklären ethische Theorien und Bezüge und beurteilen diese kritisch entlang wissenschaftlicher Kriterien. Das von den Utilitaristen behauptete Nützlichkeitsprinzip als Kriterium der Moral stößt an argumentative Grenzen, wenn es um die Durchführung des Nutzensummenkalküls geht.

2.3.2 Angewandte Ethik

> **Wichtig**
>
> Als **angewandte Ethik** legt die Ethik den Unbedingtheitsanspruch der Moralität in Verbindung mit der Moral einer bestimmten Einzelwissenschaft aus bzw. bringt ihr begriffliches und methodisches Werkzeug zur Klärung besonderer Probleme in Anwendung, deren Lösung von gesamtgesellschaftlichem Interesse ist. Sie erscheint so als spezielle, „konkrete" Ethik bestimmter Lebens- und Handlungsbereiche.

Nicht alle moralischen Fragen und Belange der vielfältigen und zunehmend komplexer strukturierten menschlichen Praxis können in der (z.B. beruflichen) Situation ihres Aufscheinens konsequent von der allgemeinen Ethik her durchdacht, restrukturiert und begründet werden. Vielmehr zeigt sich inmitten der alltäglichen Lebenswirklichkeit unter zunehmendem Handlungsdruck ein entlastender Bedarf, auf spezialisierte Normenkataloge zugreifen zu können. Diese sollen abgestimmt auf konkrete (Berufs-)Bereiche in den dort auftretenden Konfliktfeldern die Sache der Humanität vertreten. Die angewandten Ethiken wollen genau

hierzu beitragen, also für besondere Kontexte die gültigen ethischen Prinzipien erörtern (Pieper u. Thurnherr 1998).

Inwiefern die moderne Pluralisierung der Lebensverhältnisse eine **Komplexitätssteigerung** auch des ethischen Argumentationsdesigns notwendig nach sich zieht und was dies auf geltungstheoretischer Ebene für Konsequenzen hat, wird insbesondere in Hans Krämers Konzept einer „Integrativen Ethik" thematisiert (vgl. Krämer 1995; Endreß 1995).

Mittlerweile hat sich eine **Vielzahl von angewandten Ethiken (Spezialethiken)** entwickelt und etabliert (vgl. Pieper 2000; Pieper u. Thurnherr 1998; Thurnherr 1998). Einige, im Kontext der Ergotherapie relevante Spezialethiken, werden im folgenden kurz und exemplarisch vorgestellt.

Sozialethik

In der Sozialethik werden Fragen zwischenmenschlicher Beziehungen und Interaktionen aus der **Perspektive sozialer Gerechtigkeit** betrachtet. Basis des sinnvollen Zusammenlebens soll die wechselseitige Anerkennung der **Menschen als Personen gleicher Würde** sein. Akzentuiert werden die Rechte und Pflichten, die der Einzelne gegenüber der menschlichen Gemeinschaft hat, in der er lebt. Konflikte sollen nicht nach den jeweiligen Machtverhältnissen geregelt werden, sondern aufgrund allgemeiner Gesetze, die „einer gleichen und wechselseitigen Einschränkung und Sicherung des individuellen und gruppenmäßigen Lebensraumes dienen" (Höffe 1997, S 276). Ein wesentlicher Teilbereich der Sozialethik ist bspw. die Sexualethik.

Der Sozialethik lassen sich als weitere angewandte Ethiken die Rechtsethik, die politische Ethik und die Wirtschaftsethik inhaltlich zuordnen.

Bioethik

Die Bioethik hat das **Leben aller in der Natur vorkommenden Organismen** zum Gegenstand. Sie reflektiert die „Pflichten gegenüber dem

menschlichen Leben und seinen Existenz-
bedingungen, gegenüber den schmerzempfin-
denden Tieren und den anderen Lebensformen" (Siep 1998, S 19). Unabschätzbare
Gefahren und Bedrohungen aufgrund wissenschaftlicher Entwicklungen (z.B. Genom-
analyse), durch Forschung (z.B. gentechnische
Manipulation von Nutzpflanzen) und moderne
Technologie (z.B. biologische Waffen) rufen
bioethische Überlegungen auf den Plan.

Der Bioethik sachlich zugeordnet sind die
angewandten Ethiken Tierethik, Ökologieethik,
Gen-Ethik und Medizinethik.

Medizinethik

Die Medizinethik bemüht sich um die **philosophische Begründung moralischen Verhaltens in
der Humanmedizin.** Reflektiert werden besondere Situationen im medizinischen Bereich, die
Grundsatzfragen berühren und Konfliktfelder
eröffnen (vgl. Beauchamp u. Childress 2001;
Engelhardt v 1997a, 1997b; Frewer 1997; Sass
1998; Scharrer 1995; Neuhäuser 1990). Dabei
werden Fragen rund um folgende Themen aufgeworfen: Beginn und Ende menschlichen Lebens (künstliche Befruchtung, Schwanger-
schaftsabbruch, Euthanasie,...), Organver-
pflanzung, Gehirnchirurgie, Genkartierung,
Erbgutmanipulation, Humanexperimente,
Apparatemedizin, Informationspflicht, paternalistische Einschränkung der Patientenautonomie, Ressourcenverteilung, Technikfolgenab-
schätzung etc.

Die traditionsreiche Medizinethik ist heute
mithin ein inhaltlich und methodisch **heterogen strukturiertes Feld:** Bioethische Aspekte
werden hier ebenso berücksichtigt wie soziale-
thische Aspekte (Frage nach dem Lebensrecht,
Diskriminierungsfragen, Fragen zur personalen
Würde...) Relevanz erhalten. Einmal werden z.B.
Forschungsanträge systematisch geprüft oder
Sprachanwendungen in der Medizin analysiert
(Feiereis 1997), ein andermal wird der hippokratische Arztethos hinterfragt (Hartmann
1997; Winau 1997) oder es werden die Pflichten
und Weigerungsrechte von Patienten und ihren

Angehörigen fokussiert (vgl. Reiter-Theil u.
Hiddemann 2000).

Der Medizinethik lassen sich die Psychologische Ethik und die neuerdings ausgebildete
Pflegeethik (vgl. Arndt 1996) als weitere angewandte Ethiken zuordnen.

Feministische Ethik

Die feministische Ethik reflektiert grundlagen-
theoretisch und anwendungsbezogen **typisch
männliche Konstrukte ethischen Denkens und
moralischen Handelns** in den einzelnen Wissenschaften und den durch sie mitgestalteten Welt-
und Menschenbildern. Feministische Ethik liegt
entsprechend quer zu allen ethischen Positionen, Richtungen und Theorien.

> **Wichtig** █
>
> Feministische Ethik ist eine „Ethik der Frau-
> en", insofern ihr Diskurs bisher überwie-
> gend von Frauen geführt wurde. Keines-
> wegs ist sie jedoch eine „Ethik für Frauen",
> weil sie sich nicht allein auf solche Anliegen
> konzentriert, die nur Frauen etwas ange-
> hen, sondern Frauen und Männer adres-
> siert.

Es ging und geht darum, herkömmlichen
Fehleinschätzungen bezüglich der Frau als
moralischem Subjekt argumentativ entgegen zu
wirken und Rangordnungen ethischer Prinzipien zu korrigieren, soweit sie aus Verzerrungen aufgrund androzentrischer Verab-
solutierungen entstanden sind und zur fakti-
schen Benachteiligung von Frauen – bzw.
Abwertung ihrer (moralischen) Leistungen –
geführt haben und führen.

Simone de Beauvoire war die Wegbereiterin
feministischer Ethik, insofern sie die Bestimmung des Mannes als autonomes Subjekt, als
verallgemeinerbares Ganzes und „Absolutes",
die der Frau hingegen als das „Andere", Unselb-
ständige und Abhängige sichtbar machte. So
entlarvte sie die Hierarchie der Zweigeschlecht-
lichkeit. **Menschenrechte,** so griff sie 1949 in
ihren Überlegungen unbewusst den Faden ihrer

2

Vorstreiterinnen (Olymp de Gouges, Hedwig Dohm u.a.) auf, sind Männerrechte, die Gleichberechtigung der Frauen als Menschen stehe noch aus.

> "Er ist das Subjekt, er ist das Absolute: sie ist das Andere.... Um klar zu sehen muss man diese eingefahrenen Gleise verlassen; man muss den verschwommenen Begriffen Überlegenheit, Unterlegenheit und Gleichheit, die alle Diskussionen entstellt haben, eine Absage erteilen und ganz von vorn beginnen." (de Beauvoire 2002, S 12,23)

Die Psychologinnen Carol Gilligan und Luce Irigaray entfachten mit ihren Arbeiten (hierbei handelte es sich um kritische Auseinandersetzungen mit den Werken von L. Kohlberg und S. Freud) die Kontroverse um geschlechtlich differente Moralprinzipien – männliches „Gerechtigkeitsprinzip" versus weibliches „Fürsorgeprinzip" (Gilligan 1993, 1995; Nunner-Winkler 1995) – und eine „Ethik des Paares" im Verständnis sich wechselseitig vervollständigender männlicher und weiblicher Moral (Irigaray 1989, 1991).

Hieran schloss sich ein Perspektivenwechsel an, der es aufgrund der kategorialen Trennung von „sex" (körperlichem, natürlichem Geschlecht) und „gender" (symbolischem, kulturellem Geschlecht; Geschlechtsidentität) möglich machte, die soziale Konstruktion von Geschlecht mitsamt ihren historischen, erkenntnistheoretischen und politischen Implikationen offen zu legen (zur Konstruktion, Repräsentation und Praxis der Geschlechterdifferenz und Geschlechterbeziehungen sowie zu den Facetten der Sex-Gender-Debatte vgl. Becker-Schmidt u. Knapp 2001). Die vielfältigen Positionen aus der Genderperspektive werden in Deutschland im Rahmen der feministischen Philosophie und Ethik von Barbara Duden, Ute Frevert, Claudia Honneger, Cornelia Klinger, Ursula Konnertz, Elisabeth List, Herta Nagl-Docekal, Herlinde Pauer-Studer, Gertraud Nunner-Winkler, Annemarie Pieper, Brigitte

Weisshaupt u.a. herausgearbeitet und vertreten (weiterführend siehe: Klinger 1998; Pieper 1998a, 1998b).

Die feministische Ethik versteht sich wie schon erwähnt als **Kritikinstrument und Korrektiv** althergebrachter moralphilosophischer Diskurse. Ihr Anliegen ist weniger die letztgültige Legitimation „allgemeinmenschlicher" (d.h. geschlechtsübergreifender) Moralvorstellungen und Handlungsprinzipien, sondern sie zielt auf die Entlarvung des ideologisch überformten körperlichen Geschlechtsunterschieds („sex") und eine weder androzentrisch noch gynozentrisch verstellte Perspektive auf moralisches Handeln.

Sie rückt entsprechend das moderne **moralische Subjekt** als weder geschlechtsloses noch neutrales, jedoch ebenso wenig strikt durch soziale Konstruktion in seiner Geschlechtsrolle festgelegtes, erkennendes, fühlendes, wollendes und handelndes menschliches Wesen in den Gegenstandsbereich ethischer Betrachtung (Pieper 2000, 1998a, 1998b).

> "Vor allem jedoch wird der Blick für das Ausgegrenzte, Ausgeschlossene, Diffamierte, Diskriminierte geschärft, das dem blinden Fleck in der herkömmlichen Weise zum Opfer fiel." (Pieper 1998b, S 341)

Ethikkommissionen

Ethik als **Anwaltschaft des Ganzen** hat insbesondere in heutigen Zeiten pluralisierter Bedürfnisse und individualisierter Zwänge sowie einem damit einhergehenden fragmentierten Ethos (Moralbewusstsein) darauf zu achten, dass die Interessen Einzelner oder bestimmter Gruppen nicht gesamtgesellschaftliche Anliegen verdrängen.

> "Was immer unter politischem, wirtschaftlichem, wissenschaftlichem, technischem oder medizinischem Aspekt wünschenswert sein mag, bedarf selbst dann, wenn es durch das jeweilige Berufsethos legitimiert ist, einer ethischen Problematisierung, in deren Verlauf ein

Projekt an der Norm eines guten Lebens für alle überprüft und nur dann gut geheißen wird, wenn es nicht gegen die Menschenwürde als jenen unverrechenbaren, unverlierbaren Wert verstößt, der jedem menschlichen Individuum als Mitglied der Gattung Mensch diskussionslos zuzuerkennen ist." (Pieper 2000, S 114)

> **Wichtig**
>
> In **Ethikkommissionen** (Ethikräte, Ethik-komitees) treten die verschiedenen Spezial- und Berufsethiken zueinander in Beziehung, um komplexe Sachverhalte aus unterschiedlichen Perspektiven zu untersuchen und nach ethischen Gesichtspunkten zu beurteilen.

Ethikkommissionen sind heute nötiger denn je (Pieper 2000). Allerdings darf die **interdisziplinäre Lösungssuche** solcher Kommissionen nicht missverstanden werden als willkommener Zusammenhang, dem die Verantwortung für Moral delegiert werden kann.

> "Moralität kann überhaupt nicht delegiert, das Gewissen kann nicht ausgelagert werden, sondern seinem Anspruch, sich **menschlich** zu verhalten, muss jede Person selbstverantwortlich Folge leisten." (Pieper 2000, S 114, Hervorhebung wie im Original)

Im Bereich der Medizinethik finden sich bspw. Ethikkommissionen bzw. Ethikkomitees an Kliniken, an Universitätsfakultäten, in Ärztekammern, in Institutionen der Forschungsförderung, in der Pharmazeutischen Industrie und auf nationaler Politikebene. Sie alle besitzen entsprechend der drei wesentlichen diskursiven Orientierungen der Medizinethik – Theorieorientierung, Problemorientierung, Zielgruppenorientierung – je spezifische Aufgaben, Maßstäbe und Methoden (vgl. Engelhardt von 1997a, 1997b; Reiter-Theil u. Hiddemann 2000). Die **Entscheidung und Verantwortung** medizinmoralischen Handelns obliegt indes unter Kenntnisnahme der Untersuchungsergebnisse und optionalen Vorschläge solcher Kommissionen bzw. Komitees grundsätzlich dem autonom handelnden Individuum bzw. den politischen Institutionen der Gesetzgebung (Düwell 2002).

2.4 Moralische Konflikte und ethisch begründete Entscheidungsfindung

Nachdem wir uns bisher mit dem theoretischen und praktischen Anspruch der Ethik, einigen ihrer wesentlichen Begriffe und ihren systematischen Ordnungen befasst haben, wollen wir uns abschließend noch einmal dem **Alltag moralischer Handlungspraxis** zuwenden.

Zumeist sind wir uns während unserer zwischenmenschlichen Begegnungen im Alltag wenig der Tatsache bewusst, wie weit moralische Vorstellungen und Regeln unser Verhalten bestimmen. Die **Selbstverständlichkeit,** mit der wir gewöhnlich den von uns verinnerlichten Werten und Normen fraglos folgen, bemerken wir oft erst, wenn im privaten oder beruflichen Bereich (Gewissens-)Konflikte auftreten, die sich aus der Kollision unterschiedlicher Werte bzw. Normen ergeben. Dann wird uns auch auf drängende Weise klar, in welch **persönlicher Verantwortung** wir für unser Handeln stehen, selbst wenn wir den Geboten und Verboten geltender Moral folgen oder zu folgen versuchen.

Wir finden uns in gewisser Weise unverhofft und plötzlich in solchen moralischen Konfliktsituationen wieder. In ihnen werden uns nicht mehr nach Gutdünken und ausschließlich persönlichem Interesse oder nach fachspezifischer Kenntnis gewichtige Entscheidungen abverlangt, sondern es wird die Berücksichtigung dessen gefordert, was in der Gemeinschaft gilt, zu der wir gehören. Wir werden aufgefordert, im Bewusstsein unserer moralischen Verantwortung zu entscheiden was zu tun ist und danach zu handeln. Anschließend sollen wir unsere Entscheidung und Handlung dann rechtfertigen. Wir erleben in all diesen Momen-

2

ten gewöhnlich ein Unbehagen, dass uns als **Zeichen einer moralischen Schuld** dient, der wir nicht entgehen konnten und können.

> **Wichtig**
>
> **Moralische Dilemmata** sind dadurch gekennzeichnet, dass in gewisser Weise stets ein Normverstoß zu ihrer Lösung in Kauf genommen werden muss, soweit der Anspruch einer bestimmten moralischen Norm zugunsten einer höher geschätzten Norm nicht erfüllt wird.

Dies wird deutlich, wenn wir uns die **Hauptklassen von Normen- oder Wertekollisionen** (Pieper 2000) vergegenwärtigen, die solcherlei Gewissenskonflikte erzeugen:

1. Zum einen können Normen kollidieren, die zu ein und demselben Moralsystem gehören.
2. Zum zweiten können Normen aufeinanderstoßen, die verschiedenen Moralsystemen angehören.
3. Zum dritten kann eine allgemein anerkannte Norm auf eine Individualnorm treffen, also eine in bestimmter Weise ausgelegte Allgemeinnorm.

> ⊙ **Beispiel**
>
> In manchen Situationen therapeutischer Praxis lässt sich die Regel „Füge keinen Schaden zu" nicht mit dem Gebot „Sage die Wahrheit" vereinbaren, weil die Wahrheit die betreffende Person in großes emotionales Leid stürzen würde. Das katholische Gebot „Gib kein falsches Zeugnis" kann mit einer beruflichen Norm kollidieren, nach der mutmaßliche Verstöße gegen den Berufskodex zur Anzeige gebracht werden sollen.
> In einer Trauersituation kann respektvolles Schweigen gegen die Norm der Mitleidsbezeugung verstoßen.

Erinnert sei in diesem Zusammenhang daran, dass die grundsätzliche Bereitschaft, die Entscheidung bzgl. der eigenen moralischen Handlung gegenüber anderen zu verantworten, jedoch als Indiz dafür gilt, dass der betreffende Mensch nicht unmoralisch ist, sondern im Gegenteil eine moralische Regel aus Moralität hinterfragt (Stichwort: moralische Kompetenz).

Unsere **moralische Beweisführung** präsentiert dann gewöhnlich „gute" Gründe, um die eigene Handlung moralisch zu rechtfertigen. Diese Gründe lassen sich in **sechs Klassen von Begründungsstrategien** zusammenfassen, die sich auf Fakten, Gefühle, mögliche Folgen, einen bestimmten Moralkodex, unsere eigene bzw. die moralische Kompetenz einer Autoritätsperson oder das Gewissen beziehen (Pieper 2000). In **moralischen Auseinandersetzungen** kommen diese sechs Strategiekategorien allerdings selten getrennt voneinander vor, sondern wir verknüpfen sie gewöhnlich im Verlauf der Diskussion in vielfältiger Weise miteinander.

Dabei lassen sich einerseits durchaus aus jeder dieser Strategieklassen zulässige und geeignete Argumente gewinnen, die Moralität einer Handlung einsichtig zu machen. Sie sind jedoch andererseits auch rhetorisch einsetzbar, um die Zuhörenden und Mitdiskutierenden zu manipulieren und zu verwirren, so dass diese den suggestiven Vorgaben folgen oder in der eigenen Beurteilung mangels Überblick eingeschränkt sind.

Deshalb ist es in einer moralischen Kontroverse ratsam, die vorgetragenen Argumente voneinander zu unterscheiden, zu klassifizieren und auf ihre Stichhaltigkeit zu prüfen sowie darüber hinaus die **Aufrichtigkeit der miteinander Redenden** zu hinterfragen.

> **Wichtig**
>
> **Entscheidend** ist die Bereitschaft, die zur Diskussion stehende Handlung persönlich zu verantworten und gegenüber kritischen Einwänden so lange zu verteidigen, bis zumindest Konsens darüber erzeugt wurde, dass der fraglichen Handlung überhaupt eine moralische Absicht zugrunde lag bzw. liegt.

Ethische Begründungen gehen über derlei alltägliche moralische Rechtfertigungen hinaus, indem sie moralisches Handeln und Urteilen ganz allgemein auf Moralität prüfen und so deren Sinn einsichtig machen.

Hierzu bedient sich die Ethik unterschiedlicher Methoden, die jeweils einen bestimmten Aspekt des Verhältnisses von Moral und Moralität beleuchten (vgl. Pieper 2000):

- **Die logische Methode** begründet die formale Richtigkeit moralischer Aussagen und ethischer Urteile. Sie klärt, wie man verfahren muss, um zu einem konsistenten und widerspruchsfreien normativen Urteil zu kommen.
- **Die diskursive Methode** begründet den Konsens über praktische Angelegenheiten. Das heißt sie stellt ein Gesprächsverfahren, um in der Alltagspraxis Konflikte praktikablen und verbindlichen Lösungen zuzuführen.
- **Die dialektische Methode** begründet tugendhaftes Handeln. In Form von Rede und Gegenrede werden im Dialog normative (denkbare) und faktische (wahrnehmbare) Ansprüche vermittelt.
- **Die analogische Methode** begründet was jeweils zu tun ist. Allgemein anerkannte Normen und Werte werden in Beziehung zu bestehenden Einzelsituationen gesetzt, um Vergleiche zu ermöglichen und die jeweils angemessene Verhältnismäßigkeit („die richtige Mitte") zu berücksichtigen.
- **Die transzendentale Methode** begründet die moralische Gültigkeit von Handlungen und Urteilen. Sie ist ein theoretisches Verfahren zur Letztbegründung (des Freiheitsprinzips), d.h. in Bezug auf die Praxis, das reale Handeln von Menschen, bedarf sie der vermittelnden Ergänzung durch diskursive und analogische Methoden.
- **Die (sprach)analytische Methode** beschreibt Sprachspiele. Mit Hilfe dieser Methode wird die Faktizität von Geltungsansprüchen beschrieben und systematisch zusammengefasst, indem das umgangssprachliche Reden über Moral in seiner praxisbezogenen Verwendung gedeutet und klassifiziert wird sowie anschließend auf logische Konsistenz geprüft und anhand empirisch vorfindbarer Verhaltensweisen verifiziert wird.
- **Die hermeneutische Methode** beschreibt den Prozess des Verstehens. Ihr geht es um die Aufklärung der geschichtlichen Vermitteltheit des moralischen Selbstverständnisses. Das heißt dem handelnden Menschen soll sein Handeln einsichtig werden als eines, in welchem er sich als moralischer Mensch innerhalb eines historischen Kontextes hervortut. In diesem geschichtlichen Zusammenhang werden ihm teilweise auch Sinnhorizonte (Vorverständnisse) vorgegeben, die mitbestimmen, was ist und was sein soll. Solche ins eigene moralische Selbstverständnis eingegangene Vorurteile gilt es dann kritisch zu überdenken („hermeneutischer Zirkel").

Ergänzend zu dieser differenzierenden Perspektivenübersicht der Methoden in der Ethik ist festzuhalten, **dass jedes Verfahren der Ethik ganz allgemein ein logisches ebenso wie ein analytisches ist** und sein muss. Als wissenschaftlich methodisches Vorgehen hat es den Ansprüchen formaler Logik zu genügen. Und komplexe Gegenstandsbereiche bedürfen auch stets der Auseinanderlegung in ihre (impliziten) Teilmomente, um tiefergehend untersucht und übersichtlich (informativ) dargestellt werden zu können. Auch **hermeneutischer Prozesse** kann die Ethik sich nicht entziehen, wo ethisch relevante Aussagen gedeutet, ihrem Sinn entsprechend angeeignet und also verstehend interpretiert werden müssen.

> **Wichtig**
>
> Entscheidungen in moralischen Konfliktsituationen und daraus resultierende moralische Handlungen können auf unterschiedliche Weise ethisch beschrieben, moralisch gerechtfertigt und ethisch begründet werden.

Deutlich wird, dass wir in einer **konkreten Situation** den historischen und sozialen **Kontext** dessen was ist und was im Allgemeinen zu tun verlangt wird berücksichtigen können und müssen, wenn wir zu Entscheidungen und Handlungen finden wollen, die uns als wahrhaft moralische Menschen auszeichnen. Deutlich wird auch, dass wir im Nachdenken über Moral, Moralität und Ethik die deskriptiven und normativen Aussagen von uns selbst und von anderen stets als ernstlich zu prüfende **Vorverständnisse** aufzufassen haben.

> **Wichtig**
>
> Ethik bietet nicht Neugier befriedigendes Wissen sondern **Orientierung** im Fall beunruhigten moralischen Empfindens. Ethik setzt hierfür **Betroffensein** und **Fragebereitschaft** genauso wie den **Willen** zur Veränderung voraus (Böhme 1997).

2.5   Zusammenfassung

 Fazit

- „Die **Grundfragen der Ethik** betreffen das Gute, das Haltung und Handlung des Menschen bestimmen soll.
- Ihr **Ziel** ist, methodisch gesichert die Grundlagen für gerechtes, vernünftiges und sinnvolles Handeln und (Zusammen-)Leben aufzuzeigen.
- Die **Prinzipien und Begründungen der Ethik** sollen ohne Berufung auf äußere Autoritäten und Konventionen allgemein gültig und vernünftig einsehbar sein, weshalb sie gegenüber der geltenden Moral einen übergeordneten, kritischen Standpunkt einnimmt.
- **Aufgabe der Methaethik** ist es,... die Funktion der ethischen Aussagen selbst nochmals zu hinterfragen." (Kunzmann et al. 2001, S 13; Hervorhebungen BiHa)

Literatur

Arndt M (1996) Ethik denken – Maßstäbe zum Handeln in der Pflege, Stuttgart/New York: Thieme

Beauchamp TL, Childress JF (2001) Prinziples of Biomedical Ethics, Oxford: Oxford University Press, 5th Ed. [veränderte Auflage , Original 1989]

Beauvoire de S (2002) Das andere Geschlecht: Sitte und Sexus der Frau, Reinbek: Rowohlt [Original 1949]

Beck U, Giddens A, Lash S (1996) Reflexive Modernisierung: Eine Kontroverse, Frankfurt a M: Suhrkamp

Becker-Schmidt R, Knapp GA (2001) Feministische Theorien zur Einführung, Hamburg: Junius, 2. Aufl.

Böhme G (1997) Ethik im Kontext: Über den Umgang mit ernsten Fragen, Frankfurt a M: Suhrkamp

Düwell M (2002) Medizinethik in gesellschaftlicher und politischer Diskussion, Ethik Med (14) 1: S 1–2

Endreß M (Hg) (1995) Zur Grundlegung einer integrativen Ethik: Für Hans Krämer, Frankfurt a M: Suhrkamp

Engelhardt von D (1997a) Zur Systematik und Geschichte der Medizinischen Ethik, in: ders. (Hg) Ethik im Alltag der Medizin, Spektrum der Disziplinen zwischen Forschung und Therapie, Basel u.a.: Birkhäuser, 2. erw. Aufl., S 1–16

Engelhardt von D (1997b) Zur historischen Entwicklung der Ethik in der Medizin – Prinzipien, Theorien, Methoden, in: Frewer/Winau (Hg) Geschichte und Theorie der Ethik in der Medizin, Erlangen/Jena: Palm & Enke, S 37–62

Feiereis H (1997) Sprechen und Schreiben im ärztlichen Alltag: Ein Beitrag zum Umgang mit der Wahrheit in der Inneren Medizin und Psychotherapie, in: Engelhardt von D (Hg) Ethik im Alltag der Medizin, Spektrum der Disziplinen zwischen Forschung und Therapie, Basel u.a.: Birkhäuser, 2. erw. Aufl., S 101–132

Frewer A (1997) Ethik und Moral in der Medizin – Grundlagen und Grundmodelle ärztlichen Handelns, in: ders./Winau R (Hg) Geschichte und Theorie der Ethik in der Medizin, Erlangen/Jena: Palm & Enke, S 63–86

Giddens A (2001) Entfesselte Welt: Wie die Globalisierung unser Leben verändert, Frankfurt a M: Suhrkamp

Giddens A (1997) Die Konstitution der Gesellschaft: Grundzüge einer Theorie der Strukturierung, Frankfurt a M /New York: Campus, Studienausgabe, 3. Aufl

Gilligan C (1993) Die andere Stimme: Lebenskonflikte und Moral der Frau, München: Piper, 6. Aufl. [Original 1982]

Gilligan C (1995) Moralische Orientierung und moralische Entwicklung, in: Nunner-Winkler G (Hg) Weibliche Moral: Die Kontroverse um eine geschlechtsspezifische Ethik, München, S 79–100

Hartmann F (1997) Sittliche Spannungslagen ärztlichen Handelns, in: Engelhardt von D (Hg) Ethik im Alltag der Medizin, Spektrum der Disziplinen zwischen Forschung und Therapie, Basel u.a.: Birkhäuser, 2. erw. Aufl., S 17–29

Hoffmann E (1925) Die antike Philosophie von Aristoteles bis zum Ausgang des Altertums, in: Dessoir M (Hg) Die Geschichte der Philosophie, Wiesbaden: Fourier, S 141–197

Höffe O (1997) Lexikon der Ethik, München: Beck, 5. neubearb. und erw. Aufl.

Irigaray L (1989) Genealogie der Geschlechter, Freiburg: Kore

Literatur

Irigaray L (1991) Ethik der sexuellen Differenz, Frankfurt a M: Suhrkamp

Klinger C (1998) Feministische Philosophie, in: Pieper M (Hg) Philosophische Disziplinen: Ein Handbuch, Leipzig: Reclam, 1. Aufl, S 115–138

Krämer H (1995) Integrative Ethik, Frankfurt a M: Suhrkamp, 1. Aufl [Original 1992]

Kunzmann et al. (2001) dtv-Atlas Philosophie, München: DTV, 9. aktual. Aufl

Neuhäuser G (1990) Aspekte der medizinischen Ethik: Von der Haltung des Arztes gegenüber Menschen mit geistiger Behinderung, Geistige Behinderung (29) 4: S 342–352 [Schwerpunktausgabe zu ethischen Fragen]

Nunner-Winkler G (Hg) (1995) Weibliche Moral: Die Kontroverse um eine geschlechtsspezifische Ethik, München

Piaget J (1983) Das moralische Urteil beim Kinde, Stuttgart: Klett [Original 1932]

Pieper A (2000) Einführung in die Ethik, Tübingen/Basel: Francke, 4. überarb. und akt. Aufl.

Pieper A (1998 a) Gibt es eine feministische Ethik? München: Fink

Pieper A (1998 b) Feministische Ethik, in: dies., Thurnherr U (Hg) (1998) Angewandte Ethik, Eine Einführung, München: Beck, S 338–359

Pieper A, Thurnherr U (Hg) (1998) Angewandte Ethik, Eine Einführung, München: Beck

Reiter-Theil S, Hiddemann W (2000) Ethik in der Medizin: Bedarf und Formen, Ophthalmologe (97) 1: S 66–77 [Der Beitrag ist zwischen 1999 und 2001 auch in anderen Facharztzeitschriften unter der Rubrik Weiterbildung erschienen.]

Sass HM (1998) Medizinethik, in: Pieper A, Thurnherr U (Hg) Angewandte Ethik, Eine Einführung, München: Beck, S 80–109

Scharrer S (1995) Was kann Ethik in der Medizin leisten?, Hamburger Ärzteblatt (49) 1: S 9–13

Siep L (1998) Bioethik, in: Pieper A, Thurnherr U (Hg) Angewandte Ethik, Eine Einführung, München: Beck, S 16–36

Seiffert H (1992) Ethik, in: ders.: Einführung in die Wissenschaftstheorie, Bd. 3, München: C. H. Beck, 2. überarb. Aufl., S 55–94 + Anmerk. S 155–157

Thurnherr U (1998) Angewandte Ethik, in: Pieper A (Hg) Philosophische Disziplinen: Ein Handbuch, Leipzig: Reclam, 1. Aufl, S 92–114

Winau R (1997) Der hippokratische Eid und die Probleme der Ethik in der modernen Medizin, in: Frewer A, Winau R (Hg) Geschichte und Theorie der Ethik in der Medizin, Erlangen/Jena: Palm & Enke, S 15–35

Geschichte und Charakter des „Ergotherapeutischen Berufskodex"

B. Rudloff

3

3.1 Einleitung

Ein wichtiger Beitrag für die **Professionalisierung** eines Berufes ist die Ausbildung eines **Berufskodex**. Ein spezifischer Berufskodex kann eine Reihe von Aufgaben für den Beruf und die Angehörigen des Berufes erfüllen. Ein einmal festgeschriebener Berufskodex kann nicht als absoluter und für immer geltender Maßstab verstanden werden. Vielmehr muss er immer wieder Inhalt berufsinterner berufspolitischer, ethischer und moralischer Auseinandersetzung sein sowie an gesellschaftliche und berufliche Veränderungen angepasst werden. Für die Weiterentwicklung eines Berufes ist auch die Weiterentwicklung seines Berufskodex notwendig.

Am ersten Mai 1994 hat die Mitgliederversammlung des Deutschen Verbandes der Ergotherapeuten e.V. (DVE) die „Berufsethik und Praxis der Ergotherapie" als ihren Berufskodex verabschiedet. Im Rahmen der Veröffentlichung des Berufskodex in der Zeitschrift des Berufsverbandes hat die damalige Vorsitzende des DVE, Clara Scheepers, die Ergotherapeuten in Deutschland dazu aufgerufen, sich mit den Richtlinien des Berufskodex auseinander zu setzen (DVE 1995). Der vorliegende Aufsatz soll zu dieser Auseinandersetzung beitragen.

Er beschäftigt sich mit der Frage, inwieweit dieser Berufskodex die verschiedenen **Aufgaben eines Berufskodex** für eine Profession erfüllt. Es werden verschiedene Aspekte zum **Inhalt des Berufskodex** untersucht und überlegt, welche **gegenwärtige Bedeutung der Berufskodex** hat. Aus den Ergebnissen werden Ideen und Vorschläge für einen **lebendigen Umgang mit dem Berufskodex** entwickelt, damit seine Bedeutung wachsen kann.

Dazu wird im zweiten Kapitel kurz die Entstehung des ethischen Kodex des Commitee of Occupational Therapists for European Communities (COTEC) dargestellt. Die Ethik des DVE entspricht diesem weitgehend. Im dritten Kapitel werden Begriffe erklärt, die im Zusammenhang von Ethik und Beruf wichtig sind.

Verschiedene inhaltliche Gesichtspunkte werden im vierten Kapitel analysiert und die gegenwärtigen Bedeutung des Berufskodex für die Ergotherapie in Deutschland diskutiert. Im letzten Abschnitt werden notwendige Handlungsfelder für eine zukünftige Auseinandersetzung mit dem Berufskodex aufgezeigt.

3.2 Entstehungsgeschichte von COTEC und des ergotherapeutischen Berufskodex

Die „Berufsethik und Praxis der Ergotherapie" des DVE (1999) entspricht in weiten Teilen der ersten Fassung des ins Deutsche übertragenen ethischen Kodex der Organisation der nationalen Ergotherapieverbände in Europa (COTEC 1991). Im Folgenden wird kurz die Entstehung von COTEC und deren ethischen Kodex dargestellt.

Die COTEC wurde 1986 gegründet, um die verschiedenen Anliegen und Interessen der nationalen Ergotherapie-Verbände der damaligen Mitgliedsstaaten der Europäischen Gemeinschaft zu koordinieren. Ein erstes Anliegen war es, sich auf Bedingungen für die gegenseitige Anerkennung der Ausbildungen zu einigen. Dabei war es den einzelnen Verbänden wichtig, das Ausbildungsniveau im eigenen Land zu erhalten. Man verständigte sich auf die „Minimum Standards of Education" der World Federation of Occupational Therapists (WFOT) als Richtlinie für die Ausbildung.

Im Januar 1988 äußerten die COTEC-Mitglieder erstmals den Wunsch, sich auch über die vorhandenen ethischen Kodizes auszutauschen und darauf aufbauend einen europaweiten Kodex zu formulieren. Im April 1989 legten sie den groben Rahmen eines ersten gemeinsamen ethischen Kodex fest.

> **Wichtig**
>
> Der „Code of Ethics & Practice" wurde im Sommer 1991, übersetzt in zehn europäische Sprachen, herausgegeben.

Zwei Jahre später wurde anhand eines Frage-bogens untersucht, wieweit der Kodex in den einzelnen Ländern umgesetzt wurde. 1996 wurde eine revidierte Fassung der Standards of Practice (Praxis der Ergotherapie) herausgege-ben. Der Titel des Kodex lautet seitdem „Code of Ethics and Standards of Practice" in der engli-schen Fassung.

Das COTEC-Papier umfasste nun insgesamt die folgenden drei inhaltlichen Teile: (1) „Vorbe-merkungen", (2) „Code of Ethics" („Ethische Grundsätze") und (3) die überarbeiteten „Stan-dards of Practice" („Richtlinien zur Berufs-ausübung"). Der COTEC-Kodex ist somit eine Erweiterung des WFOT-Kodex, der nur dem 2. Teil des COTEC-Papiers, dem „Code of Ethics" entspricht.

> **Wichtig**
>
> Die einzelnen Berufsverbände wurden auf-gefordert auch die revidierte Fassung von 1996 in die jeweilige Landessprache zu übersetzen (McGinn 1996).

Der DVE hat die deutsche COTEC-Fassung des „Code of Ethics & Practice" von 1991 überarbei-tet. Dabei veränderte er die Formulierungen, je-doch nicht die Inhalte. Die so entstandene „Berufsethik und Praxis der Ergotherapie" legte der DVE am 1. Mai 1994 der Mitglieder-versammlung vor. Die Mitgliederversammlung hat diese Ethik als „Ethik der Ergotherapie in Deutschland" am selben Tag verabschiedet (DVE 1999, S 14).

Im März 1995 veröffentlichte der DVE die „Berufsethik und Praxis der Ergotherapie" in seiner Fachzeitschrift (DVE 1995). Seit 1997 kann die Ethik zusammen mit der Satzung des DVE in der Broschüre „Satzung und Ethik" beim Berufsverband kostenlos bezogen werden. Die Auflage der Broschüre, auf die hier Bezug genommen wird, ist vom Juni 1999, wobei der Text seit 1995 nicht verändert wurde (laut Auskunft des Geschäftsführers des DVE, Herrn Schränkler).

> **Wichtig**
>
> Die „Ethik der deutschen Ergotherapie" wur-de nicht anhand der revidierten Fassung der COTEC-Ethik von 1996 überarbeitet.

Da in diesem Beitrag immer wieder Bezug ge-nommen wird auf diesen ursprünglichen und von der Mitgliederversammlung des DVE 1994 anerkannten Ethiktext, ist er mit freundlicher Genehmigung des DVE in diesem Buch abge-druckt [vgl. Anhang].

Bevor inhaltlich auf den Berufskodex der Ergotherapie eingegangen wird, werden zunächst in diesem Zusammenhang wichtige Begriffe geklärt. Es wird erläutert, welche Aufgaben und Funktionen ein Berufskodex all-gemein für einen Beruf hat. [Zur weitergehen-den Information zur Systematik und Begriff-lichkeit der Ethik und zum Zusammenhang von Ethik und Ergotherapie siehe die Beiträge von Hack]

3.3 Begrifflichkeiten

3.3.1 Die Begriffe Moral, Ethos, Kodex und Ethik

Moral und Ethos

> **Wichtig**
>
> Unter „Moral" werden die Normen und Werte einer Gemeinschaft zusammenge-fasst, denen durch gemeinsame Aner-kennung normative Geltung zugesprochen wird (Pieper 1994, S 31–32).

Die als verbindlich gesetzte Moral drückt sich in einem Regelkanon für Verhaltensweisen aus. Dies geschieht in Verboten, z.B. „Du sollst die Schweigepflicht nicht brechen" und in Geboten, z.B. „Du sollst jeden Menschen gleich behan-deln, egal welche Hautfarbe oder Religionszuge-hörigkeit er hat".

Die jeweils gültige Moral regelt das Zusammenleben in einer Gemeinschaft zu einer bestimmten Zeit. Die Moral einer Handlungsgemeinschaft ist entsprechend dem **Inhalt** nach **veränderbar**. Mit anderen Worten: Bestimmte Normen einer Moral können – bspw. dadurch, dass sich das Freiheitsverständnis der Mitglieder der Gemeinschaft verändert – veralten und durch „zeitgemäßere" Normen ersetzt werden. Diese müssen dann allgemein in der Gemeinschaft anerkannt sein.

Unveränderlich ist nämlich der **Geltungsanspruch** der Moral. Dieser besagt, dass die in der Moral zusammengefassten Normen für alle Menschen der Handlungsgemeinschaft verbindlich sein sollen. Die Werte und Normen einer Moral gelten nur solange, wie sie von der Mehrheit einer Handlungsgemeinschaft anerkannt und befolgt werden (vgl. Pieper 1994, S 43).

Der **Begriff „Ethos"** lässt sich nicht eindeutig von dem Begriff der Moral abgrenzen.

> **Wichtig**
>
> Der Duden (1994) definiert Ethos als moralische Gesamthaltung, die aus den Lebensgrundsätzen einer Gesellschaft oder eines Menschen bestehe, welche die Grundlage des Wollen und des Handeln bildeten.

Höffe (1997, S 204) und Kluxen (1998, S 693–694) differenzieren ein objektives und subjektives Ethos. Das **subjektive Ethos** beschreibt eine Einstellung des Einzelnen, d.h. den sittlichen Charakter des einzelnen Menschen. Das **objektive Ethos** wird als Sammlung sittlicher Normen verstanden, die in einer Gesellschaft anerkannt sind. Ein Ethos kann auch nur für eine bestimmte Gruppe einer Gesellschaft gelten, z.B. als Standesethos für einen bestimmten gesellschaftlichen Stand oder als Berufsethos für Angehörige eines bestimmten Berufes. Kluxen (1998) ist der Meinung, dass sich das gesellschaftliche Ethos weitgehend mit dem Moralbegriff deckt.

In der von mir berücksichtigten Literatur wird der Begriff Ethos eher für die Moral bestimmter Gruppen benutzt (z.B. als Berufsethos), denn als Ausdruck für die Moral einer umfassenden Handlungsgemeinschaft oder Gesellschaft. Im vorliegenden Text sollen die Begriffe „Moral" und „Ethos" in eben dieser Weise verwendet werden.

Kodex

Eine griffige Definition für den **Begriff „Kodex"** ließ sich in der gesichteten Literatur nicht finden. Der Duden (1994) definiert Kodex als „Sammlung von Gesetzen oder Handschriften", bzw. als „eine mit Wachs überzogene hölzerne Schreibtafel der Antike".

Arend und Gastmans (1996, S 195) definieren Kodex lediglich in Verbindung mit Beruf als **„Berufskodex"**. Dieser ist ein Ganzes von moralischen Prinzipien, Werten und Normen bezogen auf die Ausübung eines Berufes.

In der verwendeten Literatur wird der Begriff „Kodex" nicht definiert, aber stets benutzt als Berufskodex, Standes- oder Ehrenkodex einer bestimmten gesellschaftlichen Gruppe, in der Regel in Zusammenhang mit Beruf oder Berufsstand (Pieper 1994, S 35; Arend u. Gastmans 1996, S 56–65; Münk 1998, S 333–334).

Inhaltlich lassen sich Berufsethos und Berufskodex nicht unterscheiden.

> **Wichtig**
>
> Der Berufskodex kann verstanden werden als niedergeschriebenes und veröffentlichtes Berufsethos.

Beide Begriffe bedeuten inhaltlich dasselbe: Das „Berufsethos" drückt die berufsmoralische Haltung einer Person oder Personengruppe aus. Diese Haltung macht ein öffentlich zugänglicher und schriftlich formulierter „Berufskodex" für den Berufsstand und die gesamte Gesellschaft sichtbar und nachvollziehbar.

Ethik

Ethik ist die **Wissenschaft von der Moral** und vom moralischen Handeln und Urteilen.

> **Wichtig**
>
> Die **Ethik** beschäftigt sich damit, wie menschliches Handeln als moralisch bzw. unmoralisch beurteilt werden kann.

Mit wissenschaftlichen Methoden versuchen Ethiker **inhaltliche Kriterien** zu finden, mit deren Hilfe eine solche Beurteilung einer menschlichen Handlung stattfinden kann. Diese Kriterien begründen sie durch die Berufung auf eine ethische Theorie, d.h. auf ein zusammenhängendes Ganzes von ethischen Prinzipien. Die Ethik selbst nimmt keine moralischen Beurteilungen nach gut und böse vor.

3.3.2 Begriffe im Zusammenhang mit Ethik und Beruf

In diesem Beitrag soll eine Auseinandersetzung mit der „Berufsethik und Praxis der Ergotherapie" des DVE stattfinden. Es stehen ethische und moralische Aspekte der Ergotherapie als Beruf im Mittelpunkt der Betrachtungen. Deshalb werden im nächsten Abschnitt die Begriffe erläutert, die im Zusammenhang mit Ethik und Beruf wichtig sind.

Berufsethik

Berufsethik ist ein Teilbereich der **normativen Ethik.** In diesem Sinn beschäftigt sie sich mit grundlegenden Normen beruflichen Handelns und versucht diese rational zu begründen.

Als **angewandte Ethik** stellt die Berufsethik die wissenschaftliche Reflexion der moralischen Verbindlichkeiten dar, die sich aus den spezifischen Aufgaben der verschiedenen Berufe in einer arbeitsteiligen Gesellschaft ergeben (vgl. Höffe 1994, S 24; Münk 1998).

Zum einen beschäftigt sich die Berufsethik allgemein, d.h. berufsübergreifend, mit den ethischen Grundlagen und Zusammenhängen von Beruf und Berufswahl. Zum anderen reflektiert die Berufsethik die ethischen und moralischen Gehalte einzelner Berufe oder auch ganzer Berufsgruppen in ihrem gesellschaftlichen Kontext.

> **Wichtig**
>
> Eine Berufsethik entwickelt eine Theorie von normativen und tugendethischen Leitvorstellungen, die als Rechte und Pflichten eines Berufes bzw. seiner Angehörigen dargestellt werden.

Als Basis dienen dabei allgemeine ethische Prinzipien und Kriterien. Die Berufsethik stützt sich nicht auf spezielle Sonderprinzipien und bildet daher auch keine Sonderethik (Münk 1998). Nach Arend und Gastmans (1996, S 20) ist es für eine Berufsgruppe und ihre Berufsethik wichtig, sich über das **Menschenbild als Grundlage für das berufliche Handeln** und damit als Grundlage ihrer ethischen Prinzipien klar zu werden.

Die oben genannten Leitvorstellungen der Berufsethik umschreiben als Rechte den Handlungsraum, der von der spezifischen Berufsgruppe verantwortlich zu gestalten ist. Gleichzeitig stellen sie die Pflichten bzw. Werthaltungen dar, denen die Angehörigen des Berufes bei ihrer beruflichen Tätigkeit gerecht werden sollen.

Die Berufsethik reflektiert damit zum einen berufsspezifische ethische und moralische Probleme innerhalb des Berufes und zum anderen auch die Verantwortlichkeiten des Berufes gegenüber der Gesellschaft und der Natur und die daraus entstehenden Konflikte der Berufstätigen mit dem gesellschaftlichen Umfeld (Münk 1998).

Die **zentrale Aufgabe der Berufsethik** liegt m.E. darin, die Bedeutung und die Rangordnung der involvierten Werte und Güter zu reflektieren und Regeln für den Umgang mit möglichen Kollisionsfällen zu erarbeiten. Zum Teil sind solche Werte und die daraus folgenden Normen in Berufskodizes veröffentlicht. Ergeben sich nun aus dem Berufskodex Konflikte, z.B. wenn in einer konkreten Situation die Umsetzung eines im Kodex festgeschriebenen Wertes zur Verletzung eines anderen führt, wären mit Hilfe der Berufsethik Lösungsmöglichkeiten zu entwickeln. Dafür ist es zum einen notwendig, durch die Berufsethik die **Sensibilität für berufsethische Probleme** zu schärfen, damit berufstypische Handlungskonflikte differenziert wahrgenommen und beurteilt werden können und zum anderen die **ethische Lösungskompetenz** für diese Konflikte weiterzuentwickeln (Münk 1998).

Es gibt nur wenige Berufe, die in größerem Umfang über tatsächlich formulierte und veröffentlichte berufsethische Dokumente verfügen, in denen eine wissenschaftliche, ethische Auseinandersetzung über die moralische Dimension des eigenen Berufes geführt wird. Zum Beispiel haben Ärzte solche Dokumente (Münk 1998). Viele Berufe haben lediglich die spezifischen Normen des Berufes, d.h. das Berufsethos, als Berufskodex veröffentlicht.

Berufskodex

Ein Berufsethos ist die spezifische Moral einer gesellschaftlichen Gruppe und zwar der Angehörigen eines bestimmten Berufes.

> **Wichtig**
>
> In einem **Berufsethos** sind die Werte und Normen zusammengefasst, die für eine verantwortungsbewusste Berufsausübung wichtig und für denjenigen, der diesen Beruf ausübt, verbindlich sind.

Als Basis für ein Berufsethos dient der allgemeine moralische Grundsatz, im Beruf das Seine so gut wie möglich zu tun (Pieper 1994, S 34–36).

Ein **Berufskodex** ist die zusammengefasste, schriftliche Darlegung eines Berufsethos.

Der Anlass einen Berufskodex zu formulieren ist häufig die Diskussion über:
— die Ziele, die ein Beruf erreichen will,

— die Werte, die innerhalb eines Berufes verwirklicht werden sollen,
— und über das richtige Verhalten von Berufstätigen (Arend und Gastmans 1996, S 65).

> **Wichtig**
>
> Ein Berufskodex stellt das Ergebnis einer berufsinternen ethischen Diskussion über Werte und Ziele eines Berufes dar und wird in der Regel von Berufsverbänden herausgegeben (Arend 1998 S 49; Arend und Gastmans 1996 S 49, 56).

Aufgabe und Funktion eines Berufskodex. Als zusammenhängendes Ganzes von Normen verdeutlicht ein Berufskodex, auf welche Weise eine Berufsgruppe ihre Aufgabe in der Gesellschaft verwirklichen will. Dabei erfüllt ein Berufskodex für eine Berufsgruppe eine Reihe von internen und externen Aufgaben:

— **Eine interne Aufgabe** eines Berufskodex ist es, das Verhalten der Berufsangehörigen und ihr Verhältnis untereinander zu regeln. Das heißt ein Berufskodex steuert die moralische/ethische Berufsausübung einer Person. Dabei ist es unter anderem die Aufgabe eines im Berufskodex niedergeschriebenen Berufsethos, das berufliche Handeln einer Person in seiner moralischen Bedeutung normativ zu erfassen und dadurch die subjektive Gewissenhaftigkeit objektiv zu binden (Kluxen 1998, S 694). Ein Berufskodex bietet einer Berufsgruppe die Möglichkeit der Selbstregulation. Der Berufskodex stellt einen Maßstab dar, mit dessen Hilfe die Verwirklichung moralischen Verhaltens von einzelnen Berufstätigen evaluiert werden kann.

— **Eine externe Aufgabe** eines Berufskodex ist die Regelung der Beziehungen zwischen der Berufsgruppe und der Umwelt. Ein Berufskodex gibt der Bevölkerung darüber Klarheit, welche Werte und Prioritäten von einer Berufsgruppe verfolgt werden und wie das geschieht. Es gehört damit auch zu den Aufgaben eines Berufskodex einen Beruf nach außen hin darzustellen (Arend und Gastmans 1996, S 56, 62 f.). Dafür ist es sinnvoll, wenn in einem Berufskodex die spezifische Aufgabe des Berufes zumindest kurz umrissen wird. Dadurch wird die Verbindung der im Kodex festgeschriebenen Werte und Normen mit der beruflichen Tätigkeit und der Aufgabe des Berufes deutlicher. Zum Teil wird ein Berufskodex auch aus berufspolitischen und strategischen Überlegungen heraus formuliert (Arend und Gastmans 1996, S 62). Ein solcher Berufskodex beschreibt nicht wie sich die Berufsangehörigen zum gegenwärtigen Zeitpunkt verhalten. Vielmehr zeigen die Verfasser auf, welches professionelle Verhalten der Berufsangehörigen sie für erstrebenswert halten. Ein mit dieser Absicht formulierter Berufskodex dient dem Prozess der Professionalisierung eines Berufes.

Professionen und ihr Berufskodex. Als ein Merkmal von Professionen wird in vielen Quellen angeführt, dass ein für alle Berufsangehörigen verpflichtender Berufskodex existiert (vgl. Arend und Gastmans 1996; Arend 1998; Marotzki und Hack 1999; Müller 1998; Schwendenwein 1990). Im Folgenden soll kurz auf die Frage eingegangen werden, inwiefern ein Berufskodex für einen Beruf bzw. für eine Profession wichtig ist. Für die Beantwortung dieser Frage können **zwei Merkmale von Professionen** angeführt werden:

- **Hohes Fachwissen:** Ein Professioneller besitzt einen spezifischen Wissensvorsprung gegenüber seinen Klienten (vgl. Reinhardt 1972).
- **Konkurrenzlose Ausübung einer spezifischen Tätigkeit,** die für die Gesellschaft wertvoll ist. Die Profession hat aufgrund ihres Fachwissens ein Monopol für diese Tätigkeit in der Gesellschaft (Schwendenwein 1990). In anderen Quellen wird in diesem Zusammenhang auch von einem Auftrag der Gesellschaft an eine Profession

gesprochen, eine bestimmte wichtige Aufgabe zu übernehmen (Arndt 1996, S 10).

Diese beiden Merkmale einer Profession haben zur Folge, dass es zu einer **Abhängigkeit der Gesellschaft von der Profession** kommt. Die Gesellschaft bringt der Profession einen **Vertrauensvorschuss** entgegen.

> **Wichtig**
>
> Durch die **Verpflichtung der Profession auf einen Berufskodex** wird das Verhältnis zwischen Profession und dem Klient, bzw. der Gesellschaft harmonisiert (Reinhardt 1972).

Ein Berufskodex bindet die Verpflichtung zu reflektiertem und professionellem, d.h. qualitativ hochwertigem, Handeln moralisch ein. Damit wird die Gefahr des willkürlichen Handelns der Berufsangehörigen eingeschränkt. Zwar wird für den Klienten nicht das faktische Handeln eines Professionellen vorhersehbar, aber zumindest wird der (moralische) Beurteilungsmaßstab für die Qualität seines Handelns nachvollziehbar. Durch den Berufskodex verpflichtet sich die Profession also, dem ihr entgegengebrachten Vertrauen gerecht zu werden. Diese Aufgabe kann der Berufskodex für die Profession und die Gesellschaft nur erfüllen, wenn er für die Berufstätigen **verbindlich** ist.

Abgrenzung von Berufsethik und Berufskodex. Genauso wie das Vorhandensein einer Moral die ethische Auseinandersetzung mit moralischen Problemen nicht erübrigt, sind auch nicht alle alltäglichen moralischen Probleme von Berufstätigen mit der Anerkennung eines Berufskodex gelöst. Ein Berufskodex ist kein Rezeptbuch für alle denkbaren moralischen Probleme eines Berufes. Die ethische, also theoretische Diskussion von moralischen Problemen bleibt auch beim Vorhandensein eines Berufskodex notwendig (Arend 1998, S 49; Arend und Gastmans 1996, S 63). An dieser Stelle sei darauf hingewiesen, dass die Begriffe Berufskodex und spezifische Berufsethik nicht

3

miteinander gleichgesetzt werden dürfen. In einer Berufsethik werden die moralischen Probleme eines Berufes und die Probleme, die im Umgang mit dem Berufskodex auftreten, diskutiert. Kommt man an die Grenze des Berufskodex, werden ethische Überlegungen darüber notwendig, welches Handeln richtig ist. In diesem Abschnitt wurden wichtige Begriffe der Ethik geklärt. Dabei lag das Augenmerk besonders auf der Darstellung der Begriffe, die im Zusammenhang von Ethik und Beruf bedeutsam sind. Die Auseinandersetzung mit den Inhalten der „Berufsethik und Praxis der Ergotherapie" ist der Gegenstand des nächsten Abschnitts.

> ▶ Exkurs

Differenzierter Gebrauch der Begrifflichkeiten

Vor der Diskussion der deutschen „Berufsethik und Praxis der Ergotherapie" (DVE 1999) ist eine Bemerkung zur deutschsprachigen Übersetzung des Titels „Code of Ethics and Practice" bzw. „Code of Ethics and Standard of Practice" sinnvoll.

Der Begriff „Berufsethik" im deutschen Titel erweckt den Eindruck, dass es sich um eine Ethik, genauer gesagt um eine „Berufsethik" für die Ergotherapie handelt. Nach den oben angeführten Definitionen und Argumenten stellt der Text aber einen „Berufskodex" für die Ergotherapie dar (siehe auch Punkt 3.4.2).

Der Titel der englischen Originalfassung (1991), die vorgeschlagene COTEC-Übersetzung (in der revidierten Fassung vom September 1996) und die WFOT-Formulierung (WFOT 1990) weisen ebenfalls darauf hin. Alle genannten Schriftstücke sprechen von einem „Code of Ethics" bzw. von „Ethischen Grundlagen und Richtlinien". Sie legen damit bereits in der Ankündigung die Formulierung eines „Kodex" nahe und nicht die wissenschaftliche Diskussion berufsethischer Problemstellungen, wie es einer „Berufsethik" entspräche.

Um die notwendige Genauigkeit der Begrifflichkeiten zu gewähren und (weitere) Missver-

ständnisse auszuschließen, plädiere ich für eine geänderte Betitelung des besagten Schriftstückes in allen relevanten Veröffentlichungen des DVE zum nächstmöglichen Zeitpunkt. Entsprechend werde ich die nun inhaltlich näher zu untersuchende „Berufsethik und Praxis der Ergotherapie" (DVE 1999) im folgenden sachlich richtiger als „Ergotherapeutischen Berufskodex" bzw. „Berufskodex der Ergotherapie" (DVE 1999) benennen. Die Ergebnisse dieser Untersuchung werden zeigen, dass gerade auch inhaltliche Aspekte die vorgeschlagene Umbenennung argumentativ untermauern und fordern.

3.4 „Berufsethik und Praxis der Ergotherapie" des DVE

Im folgenden Abschnitt wird untersucht, inwieweit der „Ergotherapeutische Berufskodex" (DVE 1999; vgl. Anhang, S. 181) die Aufgaben eines Berufskodex für die Ergotherapie erfüllt. Nach einer kurzen **Darstellung des Aufbaus** des Kodex wird der Berufskodex im Hinblick auf drei **Fragen zum Inhalt** näher untersucht:

- Werden Aussagen über die spezifische Aufgabe und das Anliegen der Ergotherapie gemacht, und wenn ja welche?
- Welche Werte oder ethische Prinzipien werden als Basis für die Ergotherapie angeführt? Auf welche Werte lassen sich die Aussagen zurückführen? Welches Menschenbild stellt die Basis des Kodex dar?
- Gelten die Aussagen spezifisch für die Ergotherapie oder handelt es sich um allgemeine Normen, die auch für andere Berufe gelten?

Zum Schluss dieses Abschnitts wird die **Bedeutung des Berufskodex** anhand zweier Fragestellungen untersucht.

3.4.1 Aufbau des Berufskodex

Der „Berufskodex der Ergotherapie" des DVE (1999) [vgl. Anhang] setzt sich aus **drei konzep-**

tionellen Teilen zusammen. Der erste Teil, den man als **einleitende Bemerkungen** auffassen kann, gliedert sich in einen Abschnitt, der mit „Geschichte der Ethik" überschrieben ist und in einen zweiten, der den Titel „Festschreibung einer Berufsethik" trägt. Der ins Deutsche übertragene „Code of Ethics for Occupational Therapists" des WFOT (als Ausschnitt des o.g. COTEC-Dokumentes von 1991) bildet den zweiten konzeptionellen Teil des Kodex. Er ist mit „Berufsethik und Praxis der Ergotherapie" überschrieben und beschreibt „das **geeignete Verhalten von Ergotherapeutinnen in allen Fachbereichen der Ergotherapie**" (DVE 1999, S 14; Hervorhebungen Hrsg.) unter den Stichpunkten:

- Persönliche Eigenschaften
- Verantwortung gegenüber dem Patienten
- Verhalten innerhalb des Ergotherapeuten-Teams sowie des interdisziplinären Teams
- Fort- und Weiterbildung
- Öffentlichkeitsarbeit.

Der dritte konzeptionelle Teil ist unter der Überschrift „Umsetzung der Berufsethik" eingeführt. Dieser Teil ist der ausführlichste und umfangreichste. Die im zweiten Teil eher global gehaltenen **Verhaltensregeln werden für die folgenden neun Verantwortungsbereiche der Ergotherapie konkretisiert:**

- Verantwortung gegenüber dem Patienten,
- Arbeitgeber,
- Förderung des Berufes,
- berufliche Zusammenarbeit,
- veröffentlichtes Material,
- Forschung,
- Bekannt machen des Berufes,
- Kommerzielles,
- Ergotherapie-Ausbildung.

3.4.2 Inhaltliche Analyse des Berufskodex

Erster „einleitender" Teil des Berufskodex

Unter der Überschrift „Geschichte der Ethik" wird kurz das **Verständnis von Ethik und ihrer Aufgabe** mit wenigen Sätzen umrissen. Der gesamte Abschnitt ist dabei ausschließlich allgemein gehalten, die Ergotherapie wird nicht erwähnt. Es wird die unspezifische Feststellung getroffen, dass ethische Grundsätze oft „auf einer Kombination von Feingefühl, Höflichkeit und gesundem Menschenverstand" (DVE 1999, S 14) beruhen.

Der zweite Abschnitt, „Festschreibung einer Berufsethik", benennt **Anforderungen, die ein Berufskodex erfüllen sollte.** Auch diese Aussagen sind allgemein gehalten, sie gelten für den Kodex eines jeden Berufes. Die Ergotherapie wird in diesem Abschnitt nicht erwähnt. Die Formulierung der Anforderungen ist vorsichtig gehalten. Es wird nicht gesagt, dass ein Kodex diesen Anforderungen genügen „soll oder muss", sondern dass er sie erfüllen „sollte". Werte oder ethische Prinzipien werden nicht genannt.

Wichtig	

Auffallend ist die undifferenzierte Verwendung des Begriffes „Ethik".

Er steht scheinbar synonym für die Begriffe „Moral" und „Berufskodex". Wie weiter oben (Punkt 3.3.1) aufgezeigt, ist Ethik jedoch die wissenschaftliche Auseinandersetzung mit der Moral. Ethik reflektiert unter anderem die Werte und Normen einer Handlungsgemeinschaft. Hält eine Gruppe, ein Berufsstand oder eine Einzelperson ein bestimmtes Verhalten für moralisch richtig und schreibt es in einem Berufskodex öffentlich nieder, so besagt dies zunächst wenig über die ethische Reflexion dieser Werte und Normen, d.h. die Kriterien zur Beurteilung derselben. Man kann lediglich davon ausgehen, dass diese so benannten Werte und Normen in der entsprechenden Handlungsgemeinschaft existieren und als signifikant erachtet werden.

Es ist problematisch, die Begriffe „Ethik" und „Moral" uneindeutig zu benutzen. Ignoriert man den oben beschriebenen Unterschied und benutzt Ethik und Moral synonym, wird die ethische Diskussion über moralische Inhalte und moralische Probleme erschwert. Die **wichtigen unterschiedlichen Reflexionsniveaus** einer solchen Diskussion werden entweder aufgehoben oder nur mehr mit Mühe dargestellt werden können, da die hierzu notwendigen Begriffe nicht ausreichend differenziert wurden. Auch in der Literatur wird darauf hingewiesen, dass eine Differenzierung von Ethik und Moral wesentlich ist, um eine Abgrenzung der Reflexionsniveaus zu ermöglichen (vgl. Pieper 1994, S 27f.; Höffe 1997, S 67).

„Berufsethik und Praxis der Ergotherapie"

Dieser Teil umfasst die ins Deutsche übersetzte und bearbeitete Fassung des WFOT – „Code of Ethics" (WFOT 1990) als zweitem Teilabschnitt des erwähnten COTEC-Papiers (COTEC 1991). In fünf Stichpunkten wird das „geeignete Verhalten von Ergotherapeutinnen in allen Fachbereichen der Ergotherapie" (DVE 1999, S 14) [vgl. Anhang] beschrieben.

Dieser Teil enthält ausschließlich eindeutige **Feststellungen**. Es werden Aussagen dazu gemacht, **wie Ergotherapeutinnen sind.** Dabei wird nichts über die konkrete Aufgabe und das Anliegen der Ergotherapie gesagt. Das beschriebene Verhalten gilt jedoch nicht spezifisch für Ergotherapeutinnen. Die Anforderungen lassen sich auf eine Reihe von anderen Gesundheitsberufen, so z.B. Altenpflegerinnen, Logopädinnen, Physiotherapeutinnen, Pflegekräfte, Ärztinnen und Heilpädagoginnen übertragen.

Werte oder ethische Prinzipien, auf die sich das Handeln der Ergotherapeutinnen gründet, werden hier nicht explizit als solche formuliert. Andererseits enthalten diese Richtlinien eine Reihe von Werten, wie z.B. Gerechtigkeit, Verantwortlichkeit, Zuverlässigkeit und Bildung. Diese Werte können für mitteleuropäische Moralvorstellungen als allgemeingültig angesehen werden.

> **Wichtig**
>
> Die im ergotherapeutischen Berufskodex enthaltenen Werte können als Bestandteil einer allgemeingültigen „Mitteleuropäischen Berufsmoral" gelten.

„Umsetzung der Berufsethik"

Für neun **Verantwortungsbereiche** im Rahmen der Ergotherapie werden eine Vielzahl von **Verhaltensregeln** aufgelistet. Diese sind fast ausschließlich im Konjunktiv formuliert. Es wird ausgeführt, **wie sich Ergotherapeutinnen verhalten sollten.** Keine Aussagen werden darüber gemacht, wie sich Ergotherapeutinnen verhalten und auch keine eindeutigen Aufforderungen, wie sie sich verhalten **sollen** oder **müssen,** damit ihr Handeln als moralisch richtig angesehen und gewertet wird. Die gewählte Formulierung ist vorsichtiger und damit auch unverbindlicher.

> **Wichtig**
>
> Der ergotherapeutische Kodex trägt aktuell eher den Charakter einer Anregung für richtiges Verhalten als den einer verpflichtenden Norm.

In diesem Teil des Kodex werden ebenfalls keine Aussagen über die spezifische Aufgabe und das Anliegen der Ergotherapie gemacht. Auch die in diesem Teil enthaltenen Verhaltensregeln sind allgemein gehalten und gelten nicht nur für die Ergotherapie, sondern gleichfalls für andere Berufe im Gesundheitswesen. Es kann darüber hinaus festgestellt werden, dass in diesem dritten Teil des Berufskodex erneut keine Werte oder ethischen Prinzipien als Basis für das ergotherapeutische Handeln explizit erwähnt werden. Die in den einzelnen Verhaltensregeln des

Berufskodex implizit enthaltenen Werte spiegeln wiederum ein allgemeines, mitteleuropäisches Moralverständnis.

Zusammenfassung

Zusammenfassend kann festgestellt werden, dass der derzeitige deutsche Kodex der Ergotherapie (DVE 1999) **sehr allgemein** gehalten ist. Er enthält keinerlei Hinweise auf die spezifische Aufgabe und den Auftrag der Ergotherapie. Wie Ergotherapeuten an eine Fragestellung eines Patienten herangehen, die möglicherweise auch von anderen Berufsgruppen im interdisziplinären Gesundheitswesen beantwortet wird, drückt der Berufskodex nicht aus. So wird beispielsweise eine Bewegungseinschränkung nach einem Apoplex von mehreren Berufsgruppen (Physiotherapeutinnen, Logopädinnen, Pflegekräften) kompetent berücksichtigt und in ihrem Ausmaß zu stabilisieren bzw. zu reduzieren versucht. Dennoch geht jede der Berufsgruppen je anders an das vorhandene Problem des Patienten heran.

> **Wichtig**
>
> Der vorliegende Berufskodex enthält keine Aussage zu der spezifischen Arbeitsweise der Ergotherapeutinnen und den damit verbundenen ethischen Konflikten und anzustrebenden Lösungsstrategien.

Ebenso fehlen Hinweise auf ein der Ergotherapie **eigenes Menschenbild.**

Der vorliegende Berufskodex könnte genauso für andere Berufe des Gesundheitswesens gelten, wie z.B. die Physiotherapie oder die Logopädie.

Bei der inhaltlichen Betrachtung dieses Berufskodex kann man zudem feststellen, dass es sich dabei tatsächlich um einen „Berufskodex" und nicht um eine „Berufsethik" handelt (vgl. Punkt 3.3.2). Der Berufskodex der Ergotherapie enthält vor allem **moralische Aussagen.** Moralische Aussagen sind normative, wertende Sätze, d.h. die Ergotherapeutinnen werden zu einem bestimmten Verhalten aufgefordert. Eine solche Ansammlung von moralischen Aussagen stellt einen Berufskodex und **keine Berufsethik** dar (vgl. Punkt 3.3.2). Im Gegensatz dazu enthält eine Berufsethik ethische Aussagen. Ethische Aussagen fordern nicht direkt zum Handeln auf, sondern zur kritischen Beurteilung einer Handlung. Dazu wird von der Ethik ein Maßstab für diese Beurteilung zur Verfügung gestellt [vgl. die Erläuterungen der verschiedenen Aussagenniveaus im Beitrag von Hack].

> **Wichtig**
>
> Der Berufskodex der Ergotherapie (DVE 1999) enthält keinerlei ethische Aussagen, er enthält keinen Maßstab zur moralischen Beurteilung von Handlungen.

3.4.3 Bedeutung des Berufskodex

Nachdem der Inhalt des ergotherapeutischen Berufskodex [vgl. Anhang] untersucht wurde, soll nun diskutiert werden, welche Bedeutung der Berufskodex bis jetzt für die Ergotherapie in Deutschland hat bzw. welche Auswirkungen seine Anerkennung vom Berufsstand (vertreten durch die Mitgliederversammlung des DVE) und die Veröffentlichung hatten.

Dazu sollen zwei Fragenkomplexe untersucht werden:
- **Wo kommt der Berufskodex vor?**
- **Welche Verbindlichkeit hat der Berufskodex?**

Im zweiten Abschnitt des Kodex der Ergotherapie wird gefordert, dass die ethischen Prinzipien in den Anerkennungsregelungen eines Berufes enthalten sein sollten (DVE 1999, S 14). Dabei wird jedoch keine Aussage dazu gemacht, ob die im Kodex formulierten Prinzipien als bloße Empfehlung oder als rechtlich verbindlich in den Anerkennungsregelungen berücksichtigt sein sollten. Das Gesetz über den Beruf der Ergotherapeutin und des Ergotherapeuten (Ergotherapeutengesetz-ErgThG) und die dazugehörige Ausbildungs- und Prüfungsverordnung für Ergotherapeutinnen und Ergotherapeuten (Ergotherapeuten-Ausbildungs- und Prüfungsverordnung – ErgThAPrV) stellen solche Anerkennungsregelungen für die Ergotherapie in Deutschland dar.

Im folgenden Abschnitt wird deshalb untersucht,
- ob die Verhaltensregeln des Kodex in diesen Rechtsvorschriften **erwähnt** werden;
- falls ja, ob sie **als Empfehlung oder als berufsrechtliche Verbindlichkeit** dienen.

Als weiteres wichtiges Schriftstück für den Beruf wird die Satzung des DVE auf diese Fragen hin untersucht.

Darüber hinaus sind die Fragen interessant:
- Welche Aussagen werden in allen drei Schriftstücken zur **Verbreitung des Berufskodex** gemacht?
- Welcher Stellenwert wird dem **Berufskodex in der Ausbildung** eingeräumt?

Welche Verbindlichkeit hat der Berufskodex?
Hier geht es um die Fragen:
- Welche **Konsequenzen** zieht eine Missachtung des Berufskodex nach sich?
- Gibt der Kodex eine Anleitung dafür, wie man sich zu verhalten hat, wenn man einen **Verstoß gegen den Kodex bemerkt?**

Diese Fragen werden anhand des Berufskodex beantwortet.

Berufskodex in den Anerkennungsregelungen der deutschen Ergotherapie

Berufskodex und das Ergotherapeutengesetz (ErgThG). Durch das **Ergotherapeutengesetz** wird die Erteilung der Erlaubnis der Führung der Berufsbezeichnung „Ergotherapeutin" oder „Ergotherapeut" geregelt. Im §2 werden die Vorraussetzungen festgelegt, die von einem Antragsteller erfüllt werden müssen, damit ihm dies erlaubt wird. In §2 Abs. 1 Nr. 2 heißt es: Der Antragsteller erhält die Erlaubnis, wenn er „sich nicht eines Verhaltens schuldig gemacht hat, aus dem sich die **Unzuverlässigkeit zur Ausübung des Berufes** ergibt". In §3 Abs. 2 wird festgelegt, dass die Erlaubnis zu widerrufen ist, wenn die

genannte Vorraussetzung nach §2 Abs. 1 Nr. 2 nachträglich wegfällt. Macht sich eine Ergotherapeutin eines Verhaltens schuldig aus dem sich die Unzuverlässigkeit zur Ausübung des Berufes ergibt, darf sie die Berufsbezeichnung nicht mehr verwenden. Es gibt keine mündliche oder schriftliche Konkretisierung darüber, aus welchem Verhalten die Unzuverlässigkeit zur Ausübung des Berufes abgeleitet werden kann.

> **Wichtig**
>
> Der Berufskodex als mögliche Orientierung für die Beurteilung richtigen Verhaltens wird im Ergotherapeutengesetz (ErgThG) nicht erwähnt.

Zur Prüfung der Voraussetzung des vorgenannten §2 Abs. 1 Nr. 2 muss man in der Regel bei der zuständigen Behörde, welche die Urkunde zur Führung der Berufsbezeichnung „Ergotherapeutin" oder „Ergotherapeut" ausstellt, ein polizeiliches Führungszeugnis einreichen. Nach dem Kenntnisstand des Geschäftführers des DVE, Wolfgang Schränkler, gibt es derzeit keine Regelung darüber, welche Eintragung im Führungszeugnis die Nichterteilung der Erlaubnis, die Berufsbezeichnung zu führen, nach sich zieht. Er vermutet, dass es sich dabei um Einzelfallentscheidungen handelt, wobei ihm kein entsprechender Fall bekannt ist (Telefonat am 08.05.2000).

Ergotherapeuten-Ausbildungs- und Prüfungsverordung (ErgThAPrV). Die **Ergotherapeuten-Ausbildungs- und Prüfungsverordnung** regelt die Ausbildung und die Prüfung zur Ergotherapeutin bzw. zum Ergotherapeuten. Die Ausbildung ist in §1 dieser Verordnung geregelt. In der Anlage 1 zum §1 Abs. 1 ist aufgelistet, welchen Umfang der theoretische und praktische Unterricht mindestens umfassen muss. Insgesamt 2700 Stunden sind auf 22 Fächer verteilt. Für das erste Fach, „Berufs-, Gesetzes- und Staatskunde", sind 40 Stunden vorgesehen. Diesem Fach sind zehn Themen zugeordnet. Einer dieser Themenbereiche umschreibt den **Schwerpunkt „Berufskunde und Ethik, Geschichte des Berufes"**. An keiner anderen Stelle wird das Thema Ethik oder Berufskodex in dieser Anlage zur ErgThAPrV erwähnt.

> **Wichtig** ▌
>
> Die Inhalte des Berufskodex, ethische Fragestellungen und moralische Richtlinien, sind weder vom Stundenumfang noch inhaltlich differenziert in den Ausbildungsinhalten genannt.

Die ErgThAPrV enthält außerdem in § 16 **Sonderregelungen** für Inhaber von Diplomen oder Prüfungszeugnissen aus einem anderen Mitgliedstaat der EU oder einem anderen Vertragstaat des Abkommens über den Europäischen Wirtschaftsraum. Die Prüfung der notwendigen Voraussetzungen nach §2 Abs. 1 Nr. 2 ErgThG geschieht anhand einer entsprechenden Bescheinigung. Diese wird von der zuständigen Behörde des Heimatlandes ausgestellt oder anhand eines Strafregisterauszuges von einer solchen Behörde. Auch an dieser Stelle der ErgThAPrV gibt es keine detaillierten inhaltlichen Regelungen, nach denen die Prüfung vorgenommen werden soll. Der Berufskodex wird wie im ErgThG als Orientierung für eine solche Prüfung nicht erwähnt.

Der Berufskodex in der Satzung des DVE. Der Berufskodex wird seit 1997 als „Berufsethik und Praxis der Ergotherapie" zusammen mit der Satzung des DVE in einer Broschüre mit dem Titel „Satzung und Ethik" veröffentlicht. Dabei ist es wichtig zu wissen, dass der Berufskodex nicht Teil der Satzung ist. Es handelt sich um zwei eigenständige Texte. Im Punkt 4d) der Satzung wird darauf hingewiesen, dass ein Mitglied, „wenn es gegen die Vereinsinteressen gröblich verstoßen hat oder sonstiges **vereinsschädigendes Verhalten** gezeigt hat, durch den Beschluss des Vorstandes ausgeschlossen werden" kann (DVE 1999, S 5). Es wird aber kein Hinweis darauf gegeben, was als vereinsschädi-

gendes Verhalten oder ein gröblicher Verstoß gegen die Vereinsinteressen definiert wird bzw. was als richtiges Verhalten angesehen wird.

> **Wichtig** ▌
>
> In der Satzung des Berufsverbandes wird kein Bezug auf den Kodex als Norm für richtiges berufliches Verhalten genommen.

Auch der Begriff „Berufskodex" wird in der Satzung nicht erwähnt. Nach Aussage des Geschäftsführers des DVE, Herrn Schränkler, gibt es auch außerhalb der Satzung keine mündliche oder schriftliche Vereinbarung darüber, welches Verhalten einer Ergotherapeutin zum Ausschluss aus dem Berufsverband führen kann. Es ist seines Wissens, unter anderem wegen des Fehlens solcher Vereinbarungen, bisher weder ein Mitglied aus dem Verband ausgeschlossen, noch ein Versuch in diese Richtung unternommen worden (Telefonat am 08.05. 2000). Es kann also festgestellt werden, dass es keine konkreten inhaltlichen Verweise von der Satzung des DVE zum Berufskodex gibt.

Zusammenfassung. Der Berufskodex ist **kein Bestandteil der Anerkennungsregelungen** der Ergotherapie in Deutschland. Der Berufskodex der Ergotherapie wird im Ergotherapeutengesetz und in der dazugehörigen Verordnung sowie in der Satzung des DVE nicht erwähnt. Anhand der hier vorgenommenen Analyse lässt sich erkennen, dass in Deutschland die **Auseinandersetzung mit dem seit 1994 verabschiedeten Berufskodex nur einen relativ unbedeutenden Stellenwert** in Ausbildung und berufsrechtlicher Anerkennung zur Ergotherapeutin einnimmt. Bei einer Untersuchung über den Umgang der Ergotherapie mit dem Thema Ethik aus einer anderen Perspektive konnte festgestellt werden, dass bis jetzt **generell nur wenig öffentliche Diskussion zum Thema Ergotherapie und Ethik** stattfindet und also dem Thema wenig Bedeutung beigemessen wird (vgl. Rudloff 1999).

3

Verbindlichkeit des Berufskodex der Ergotherapie

Nachdem im letzten Abschnitt die Frage untersucht wurde, wo und wie der Berufskodex vorkommt, soll jetzt die Frage nach der Verbindlichkeit des Kodex der Ergotherapie betrachtet werden.

Verbindlichkeit und Identifizierung von Verstössen. Für die **Verbindlichkeit eines Kodex** ist es entscheidend ob und wenn ja welche Konsequenzen ein Zuwiderhandeln gegen die Regelungen des Kodex nach sich zieht.

> **Wichtig**
>
> Je eindeutiger und unmissverständlicher die Konsequenzen bei einem Verstoß gegen einen Kodex sind, desto verbindlicher ist der Kodex.

Wenn eine Missachtung der Regeln eines Kodex Konsequenzen haben soll, ist ein Verfahren notwendig, das die Anzeige und die Bewertung solcher Verstöße und die Festlegung der Konsequenzen regelt. Hierzu ist die **Institutionalisierung einer Kontakt- und Prüfstelle** hilfreich, an die man sich bei Fragen, die sich aus dem Umgang mit dem Berufskodex ergeben, wenden kann. Wie im Punkt 4.2 dieses Beitrages schon festgestellt wurde, ist der Tenor des derzeitigen Berufskodex eher vorsichtig. Viele seiner **Regeln sind im Konjunktiv formuliert** und beschreiben, wie Ergotherapeutinnen sich verhalten sollten. Durch diese Formulierungen stellt sich der Berufskodex nicht als für alle Ergotherapeutinnen verpflichtende Verhaltensnorm dar, sondern mehr als Empfehlung für angemessenes Verhalten. Nach Scheepers ist das Ziel des Kodex eine „freiwillige Optimierung des eigenen beruflichen Verhaltens" (DVE 1995, S 185). Durch den eher unverbindlichen Charakter des Berufskodex ist es schwer, Verstöße zu identifizieren. Ein konkretes Verhalten erscheint kaum als abweichendes und damit unmoralisches Verhalten im Sinne des Berufskodex begründbar. Unabhängig davon stellt sich die Frage, ob der Kodex der Ergotherapie Aussagen enthält, wie mit Zuwiderhandlungen gegen den Kodex umgegangen werden soll und welche Konsequenzen diese nach sich ziehen sollen.

Konsequenzen bei Zuwiderhandlung. Der aktuelle Kodex gibt dazu in **drei Punkten** Hinweise:

— Im Punkt 4.2.2 weist der Berufskodex darauf hin, dass es zu **Konflikten** kommen kann, wenn ein Arbeitgeber andere Verhaltensvorschriften als die im Berufskodex festlegt. In einem solchen Fall steht die Ergotherapeutin vor einem Entscheidungsproblem. Sie sollte die Regeln des Berufskodex einhalten, würde damit aber die Vorschriften des Arbeitgebers missachten. Oder sie verstößt gegen die Regeln des Berufskodex, wenn sie sich an die Vorgaben des Arbeitgebers hält. Der Berufskodex legt nicht fest, ob den Vorschriften des Arbeitgebers oder denen des Kodex Priorität einzuräumen ist.

— Der Berufskodex enthält im Punkt 4.2.2 lediglich die Aussage, dass die Ergotherapeutin in einem solchen Fall **mit dem Berufsverband Rücksprache nehmen kann.** Diese Formulierung ist nicht verbindlich, es steht der Ergotherapeutin frei, sich an den Berufsverband zu wenden oder nicht. Es wird kein Hinweis darauf gegeben, wie der Verband in einem solchen Fall reagiert oder reagieren soll.

— Im Punkt 4.4.2 wird die Ergotherapeutin dazu aufgefordert, sich gegenüber ihren Mittherapeutinnen loyal zu verhalten und **bei Missachtung der Berufsethik durch andere Therapeuten entsprechend zu intervenieren.** Es wird keine Empfehlung für hilfreiche oder ratsame Interventionsmöglichkeiten abgegeben. Eine Intervention in derartigen Situationen kann jedoch zu diversen Fragen und Problemen für die Ergotherapeutin führen, die eine vermeintliche Nichteinhaltung des Berufskodex bei ihrer Kollegin beobachtet.

> **Fallsituation**

Eine Therapeutin hat den Eindruck, dass eine Kollegin stets die Privatpatienten besonders engagiert behandelt, da von ihnen eher Trinkgeld zu erwarten ist. Bei anderen Patienten lässt sie gerne die Therapien ausfallen oder verkürzt sie, um so noch mehr Zeit für die Privatpatienten zu haben.

Im Folgenden werden exemplarisch vier Problemkreise genannt:

1. Kann solches Verhalten überhaupt als Verstoß gegen den Berufskodex gewertet werden?
2. Welche Art der Intervention ist angemessen?

   Ist die Ergotherapeutin, die dieses Verhalten beobachtet hat, nicht möglicherweise, z.B. wegen früherer Streitigkeiten mit eben dieser Kollegin, voreingenommen und somit wenig geeignet hier zu entscheiden?
3. Womit lässt sich eine berufsethische Intervention einer Ergotherapeutin gegen eine Kollegin vor anderen Ergotherapeutinnen rechtfertigen? Wodurch wird eine Ergotherapeutin zu einer solchen Intervention autorisiert?
4. Müssen gewollte und nicht intendierte Folgen einer Intervention für die Kollegin ebenso berücksichtigt werden (z.B. bezüglich Finanzen, beruflicher Rechte) wie für die Person der Patientin und für die Person der intervenierenden Kollegin?

Es kann nicht die Aufgabe einer einzelnen Ergotherapeutin sein, all diese Probleme selbst zu lösen. Die Verantwortung für eine angemessene Intervention bei einem Verstoß gegen den Berufskodex liegt beim Berufsverband als der entscheidenden Vertretung des Berufsstandes der Ergotherapeutinnen in Deutschland. Auch die Durchführung der Intervention sollte entsprechend in der Hand des Berufsverbandes liegen. Der Berufskodex enthält aber keine Aussage in diese Richtung. Die Ergotherapeutin wird mit den Problemen, die sich aus der Aufforderung zur Intervention ergeben, relativ alleine gelassen.

Auch der Punkt 4.4.5 hilft in diesem Zusammenhang nicht weiter. Er enthält lediglich den **Hinweis, dass der Berufsverband von Verletzungen des Kodex in Kenntnis gesetzt werden sollte.** Darüber hinaus enthält der Berufskodex keine Information darüber, wie der Berufsverband dann mit dem Wissen um die Verletzung des Berufskodex umgeht. Es bleibt offen, ob und wie der Berufsverband reagiert und ob er ggf. die beteiligten Personen schützt, indem er bspw. die Ergotherapeutin, die den Verstoß bemerkt und weitergegeben hat, unterstützt oder für die beschuldigte Kollegin sorgt, wenn es sich um einen Fall von übler Nachrede handelt.

> **Wichtig**
>
> Im gesamten Kodex der Ergotherapie wird nichts ausgesagt über mögliche Konsequenzen im Falle einer Missachtung des Berufskodex.

Zusammenfassung. Der Berufskodex enthält Regeln für verantwortungsvolles Handeln von Ergotherapeutinnen. Diese Regeln sind eher unverbindlich formuliert, dadurch haben sie keinen verpflichtenden Charakter für die Ergotherapeutinnen. Es ist kein Maßstab vorhanden, anhand dessen ein Verstoß gegen den Berufskodex identifiziert werden kann. Es gibt keine Anlaufstelle für Probleme, die sich aus dem Umgang mit dem Kodex ergeben. Der Kodex scheint wenig hilfreich für den Umgang mit den Konflikten zu sein, die bei Verstößen gegen den Kodex entstehen. Die Unverbindlichkeit des Kodex wird dadurch noch verstärkt, dass ein möglicher Verstoß gegen die Regeln des Kodex keine nachvollziehbar geregelten Konsequenzen hat. Es sind keine eindeutigen Sanktionen oder Abmahnungen vorgesehen.

3.5   Resümee

In diesem Beitrag wurde der Berufskodex der Ergotherapie (DVE 1999) daraufhin untersucht,

3

inwieweit er die **Anforderungen einer Profession an ihren Berufskodex** erfüllt. Es wurde festgestellt:

— Der Berufskodex der Ergotherapie ist **allgemein gehalten** und enthält keine Aussagen über die spezifische Aufgabe der Ergotherapie und zu den ihr eigenen Herangehensweisen an eine Fragestellung eines Patienten.

— Der **Stellenwert des Berufskodex in der Ausbildung und in der berufsrechtlichen Anerkennung** ist als gering zu bewerten.

— Der Berufskodex hat **keinen verpflichtenden Charakter,** er zielt darauf, dass die Ergotherapeutinnen und Ergotherapeuten ihr Verhalten freiwillig an die Anforderungen des Berufskodex anpassen (DVE 1995).

— Für einen möglichen **Verstoß gegen den Berufskodex** sind keine handhabbar geregelten Konsequenzen formuliert.

— Im Rahmen der Untersuchung wurde dargelegt, dass es sich bei dem zugrunde gelegten Text „Berufsethik und Praxis der Ergotherapie" (DVE 1999) um einen **„Berufskodex"** handelt und nicht um eine „Berufsethik", auch wenn der Titel des Schriftstücks etwas anderes nahe legt. Im Berufskodex wird der Begriff „Ethik" eher undifferenziert verwendet und nicht klar von den Begriffen „Moral" und „Berufskodex" unterschieden.

> **Wichtig**
>
> Der Berufskodex der Ergotherapie (DVE 1999) entspricht noch nicht den Anforderungen einer Profession an einen Berufskodex.

Mit anderen Worten: Es besteht ein Handlungsbedarf für die Ergotherapie in Deutschland, sich mit ihrem Berufskodex kritisch auseinander zusetzen und ihn weiterzuentwickeln.

Aus dem berufsgeschichtlichem Kontext heraus lässt sich die Festschreibung des Kodex der Ergotherapie jedoch als ein wichtiger Schritt für den Prozess der Professionalisierung

der Ergotherapie bewerten. Mit der Annahme des Berufskodex 1994 durch die Mitgliederversammlung des DVE wurde der **Grundstein** für die Ergotherapie gelegt, sich auch „offiziell" als Berufsstand mit ethischen und moralischen Fragen der Berufsausübung auseinander zu setzen und Position zu beziehen.

> **Wichtig**
>
> Der derzeit vorliegende Berufskodex der Ergotherapie (DVE 1999) kann als Basis dienen für eine notwendige kritische Auseinandersetzung, weitergehende Diskussionen und die Weiterentwicklung des Kodex.

Die hier anschließende Frage lautet nun, mit welchen konkreten Schritten dem festgestellten Handlungsbedarf begegnet werden sollte.

3.5.1 Weiterentwicklung des Berufskodex

Münk (1998, S 334) ist der Meinung, dass die Weiterentwicklung von Berufskodizes vor allem folgende Anliegen aufgreifen sollte:

> "Stärkung des Verpflichtungsgrades, pädagogisch wirksame Bewusstseinsbildung, Erarbeitung von Prioritätsregeln bei berufstypischen Rollenkonflikten, Differenzierung von Verantwortungstypen (individuelle, institutionelle bzw. korporative Verantwortung) und Verantwortungsebenen (allgemeine moralische Verantwortung und partikulare, berufliche Verantwortung), Differenzierung struktureller, kollektiver, personal-individueller Problemdimensionen."

Außerdem hält er bessere institutionelle Kontrollorgane für notwendig.

Auch wenn Münk sich bei seinen Betrachtungen vor allem auf die Berufskodizes von Ingenieur- und Wissenschaftlervereinigungen bezieht, lassen sich die von ihm genannten Schwerpunkte einer Weiterentwicklung von

Berufskodizes dennoch auf den Berufskodex der Ergotherapie übertragen. Eine konkrete Auseinandersetzung mit allen von Münk angesprochenen Anliegen würde an dieser Stelle zu weit führen. Es werden deshalb exemplarisch **drei Bereiche** angedeutet, die prioritär berükksichtigt werden sollten.

Bewusstseinsbildung

Der Berufskodex und die Notwendigkeit für eine Auseinandersetzung mit ethischen und moralischen Problemen sollte stärker ins Bewusstsein der deutschen Ergotherapeutinnen rücken. Dies ist keine Forderung, die sich schnell umsetzen lässt. Es ist ein notwendiger, aber langfristiger Prozess der Bewusstseinsbildung. Voraussetzung für eine weitere **Verbreitung des Berufskodex** ist eine bessere „Öffentlichkeitsarbeit" für den Berufskodex. Die Veröffentlichung des Berufskodex hinter der Satzung des DVE erscheint in diesem Zusammenhang nicht glücklich gewählt.

In der **Berufsfachschulausbildung** sollte der Auseinandersetzung mit dem Berufskodex und dem Thema Ethik im allgemeinen mehr Raum gegeben werden. Dasselbe gilt auch für die geplanten und bereits durchgeführten **Hochschulstudiengänge**.

Ebenso ist es notwendig **Fortbildungsseminare** zu Ethik und Moral im Berufsalltag anzubieten, um so eine unter den Berufsangehörigen möglichst breit gestreute Reflexion ethischer Probleme und der Auseinandersetzung mit dem Berufskodex zu ermöglichen. Der DVE als offizieller Vertreter der Ergotherapie in Deutschland sollte diesen Prozess mit den ihm zur Verfügung stehenden Mitteln fördern und vorantreiben.

Überarbeitung des Berufskodex

Eine Überarbeitung des Berufskodex ist unerlässlich. Bei einer **Neuformulierung des Berufskodex** sollten folgende Punkte berücksichtigt werden:

- Sorgsame und differenzierte Verwendung der Begrifflichkeiten
- Verbindliche und klare Formulierungen
- Aufnahme von Aussagen zu der spezifischen Aufgabe der Ergotherapie für die Gesellschaft
- Aufnahme von Aussagen zum Menschenbild, das ergotherapeutischem Handeln zugrunde liegt
- Aufnahme von Aussagen über typische moralische Konflikte und ethische Fragestellungen der Ergotherapie und Hinweise auf Lösungsmöglichkeiten

Ein solcher neu formulierter Berufskodex könnte auch dabei helfen, das Berufsbild der Ergotherapie in der Öffentlichkeit klarer zu vertreten. An der Überarbeitung des Berufskodex sollten **möglichst viele Ergotherapeutinnen auf verschiedene Art und Weise beteiligt** sein, z.B. durch Teilveröffentlichungen, Befragungen, Symposien u.ä. zu diesem Thema. Nur so kann der Berufskodex tatsächlich die moralischen Vorstellungen in Bezug auf die Berufsausübung von einer breiteren Masse der Ergotherapeutinnen in Deutschland widerspiegeln und damit auch eine größere Akzeptanz erlangen.

Referat für ethische und moralische Fragestellungen – „Ethikreferat"

Der DVE sollte eine **zentrale Anlaufstelle bei moralischen und ethischen Fragestellungen des Berufsalltages** und im Umgang mit dem Berufskodex einrichten. Wenn das Bewusstsein für ethische Fragestellungen und moralische Problemsituationen unter den Ergotherapeutinnen wächst, wird ein kompetenter Ansprechpartner wichtig, der sie bei der **Lösung der Konflikte** unterstützt. Für eine mögliche größere Verbindlichkeit eines neuformulierten Berufskodex ist ein **Kontrollorgan** notwendig, das mögliche Verstöße gegen den Berufskodex und unmoralisches Verhalten im Berufsalltag sachlich prüft und den Umgang damit regelt.

3

3.5.2 Abschlussbemerkung

Die Auseinandersetzung mit ethischen Themen und die Weiterentwicklung des Berufskodex ist ein wichtiger und notwendiger Baustein für die weitere Professionalisierung der Ergotherapie in Deutschland. Ein Berufskodex, der Aussagen über die spezifischen Aufgaben und den gesellschaftlichen Auftrag der Ergotherapie enthält, kann helfen, die Bedeutung der Ergotherapie als ein notwendiges und sinnvolles Angebot im Gesundheitswesen darzulegen und das Berufsbild in der Öffentlichkeit zu vertreten (vgl. Rudloff 2000). Nur wenn das gelingt, wird sich die Ergotherapie auch zukünftig im deutschen Gesundheitswesen behaupten können.

- Im Rahmen der Untersuchung wurde dargelegt, dass es sich bei dem zugrunde gelegten Text „Berufsethik und Praxis der Ergotherapie" (DVE 1999) um einen **„Berufskodex"** handelt und nicht um eine „Berufsethik", auch wenn der Titel des Schriftstücks etwas anderes nahe legt.
- Der Berufskodex der Ergotherapie (DVE 1999) bedarf der kritischen Diskussion und Überarbeitung. Seine Weiterentwicklung könnte durch gezielte Verbreitung und Bewusstseinsbildung in Aus- und Weiterbildung unterstützt werden. Als zentrale Anlaufstelle bei moralischen Fragen im Berufsalltag könnte ein kompetent ausgestattetes „Ethikreferat" dienen.

3.6   Zusammenfassung

ⓘ Fazit

- Die Festschreibung des Berufskodex stellt einen wichtigen Schritt für den Prozess der Professionalisierung der Ergotherapie dar.
- Der Berufskodex der Ergotherapie (DVE 1999) entspricht noch nicht den Anforderungen einer Profession an einen Berufskodex.
- Der Berufskodex der Ergotherapie ist allgemein gehalten und enthält keine Aussagen über die spezifische Aufgabe der Ergotherapie und zu den ihr eigenen Herangehensweisen an eine Fragestellung eines Patienten.
- Der aktuelle Stellenwert des Berufskodex in der Ausbildung und in der berufsrechtlichen Anerkennung ist als gering zu bewerten.
- Der Berufskodex hat keinen verpflichtenden Charakter, er zielt darauf, dass die Ergotherapeutinnen und Ergotherapeuten ihr Verhalten freiwillig an die Anforderungen des Berufskodex anpassen (DVE 1995). Für einen möglichen Verstoß gegen den Berufskodex sind keine handhabbar geregelten Konsequenzen formuliert.

Literatur

Arend A van der (1998) Pflegeethik. Ullstein Medical, Wiesbaden

Arend A van der, Gastmans C (1996) Ethik für Pflegende. Hans Huber, Bern, Göttingen

Arndt M (1996) Ethik denken: Maßstäbe zum Handeln in der Pflege. Thieme, Stuttgart

COTEC (1991) Code of Ethics & Practice [Manuskript der COTEC; Archivbezug über: http://www.cotec-europe.org/]

COTEC (1996) Ethische Grundsätze und Richtlinien zur Berufsausübung. [Manuskript von COTEC; zu beziehen über die COTEC-Delegierte]

DVE (1995) Berufsethik und Praxis der Ergotherapie. Ein Konzept der COTEC. In: Ergotherapie und Rehabilitation Heft 2, S 185–187 [Übersetzung von Dehnhardt B, Higman P, Schränkler W, mit einem Vorwort von Scheepers C]

DVE (1999) Satzung und Ethik. Karlsbad [zuerst 1997]

Duden (1994) Das große Fremdwörterbuch. Mannheim, Leipzig, Wien, Zürich

Höffe O (Hrsg) (1994) Lexikon der Ethik. Beck (4. neubearb. Aufl.), München

Kluxen W (1998) Ethos. In: Korff W et al. (Hrsg) Lexikon der Bioethik. Gütersloher Verlagshaus, Gütersloh, S 693–694

Korff W et al. (Hrsg) (1998) Lexikon der Bioethik. Gütersloher Verlagshaus, Gütersloh

Marotzki U, Hack BM (1999) Zum Fortgang der Professionalisierung der deutschen Ergotherapie – eine Fiktion. In: Jerosch-Herold C et al. (Hrsg) Konzeptionelle Modelle für die ergotherapeutische Praxis. Springer, Berlin, S 175–205

McGinn M (1996) A brief history [unveröffentlichtes Manuskript; zu beziehen über die COTEC -Beauftragte]

Müller CW (1998) Wie Helfen zum Beruf wurde... Zur Professionalisierung von Berufen der sozialen Arbeit. In:

Gieseke W et al. Professionalität und Professionalisierung. Klinkhardt, Bad Heilbrunn, S 133–155

Münk HJ (1998) Berufsethik. In: Korff W et al. (Hrsg) Lexikon der Bioethik. Gütersoher Verlagshaus, Gütersloh, S 330–334

Pieper A (1994) Einführung in die Ethik. Francke (3. überarb Aufl), Tübingen, Basel

Reinhardt S (1972) Zum Professionalisierungsprozeß des Lehrers. Athenäum, Frankfurt

Rudloff B (1999) Ergotherapie und Ethik. Ein Beitrag zur Formulierung eines Bedarfs: Begriffsklärungen, Kriterien und derzeitige Formen moralischen/ethischen Argumentierens. [unveröffentlichte Abschlussarbeit des Weiterbildungsstudienganges für Ergotherapie an der Fachhochschule Osnabrück]

Rudloff B (2000) Ethik und ergotherapeutisches Handeln. In: Ergotherapie und Rehabilitation Heft 7, S 7–10

Schwendenwein W (1990) Profession – Professionalisierung – Professionelles Handeln. In: Alisch L-M et al. (Hrsg) Professionswissen und Professionalisierung. Braunschweig, S 359–381

WFOT (1990) Code of Ethics for Occupational Therapists. [Faltblatt des WFOT]

Bundesgesetzblatt Teil1 Nr.41 (6. August 1999) Ausbildungs- und Prüfungsverordnung für Ergotherapeutinnen und Ergotherapeuten (Ergotherapeuten-Ausbildungs- und Prüfungsverordnung – ErgThAPrV). S 1731–1741 [zu beziehen beim DVE]

DVE (1998) Gesetz über den Beruf der Ergotherapeutin und des Ergotherapeuten (Ergotherapeutengesetz – ErgThG) vom 25. Mai 1976 (BGBl. 1 S.1246), zuletzt geändert durch Artikel 8 des Gesetzes vom 16. Juni 1998 (BGBl. 1 S.1311)

Ethik in der Ergotherapie – Eine Herausforderung für die Ausbildung

K. Götsch

4.1   Einleitung

In Berufen, in denen sich Menschen sog. „Professionellen" in einer objektiven oder subjektiven Notlage anvertrauen, weil sie selbst eine Lösung existentieller Probleme nicht alleine bewältigen können, muss es **normative Übereinkünfte** über die Beziehung zwischen Klient und Professionellem geben. Dies ist notwendig, damit die Macht, die der Professionelle aufgrund seines spezifischen Wissens über den Klienten hat, nicht missbraucht wird. Berufe die heute als Professionen bezeichnet werden, zeichnen sich deshalb dadurch aus, dass sie ethische Normen für ihr Handeln entwickelt haben.

Innerhalb der **Ergotherapie in Deutschland** wurden bisher, anders als in den Vereinigten Staaten und in England, ethische Problemstellungen oder ethische Dilemmata kaum öffentlich diskutiert. Der Deutsche Verband der Ergotherapeuten (DVE e.V.) hat zwar 1994 auf Anregung der COTEC (Commitee for Occupational Therapist in the European Community) einen **Verhaltenskodex für Ergotherapeuten** veröffentlicht und in der Mitgliederversammlung abgestimmt, jedoch hat dieses Papier die öffentliche Diskussion nicht angeregt [vgl. hierzu in diesem Band den Beitrag von Rudloff].

In der Vergangenheit haben ethische Inhalte auch in der Ausbildung – zumindest in der Ausbildungs- und Prüfungsordnung – keinen Niederschlag gefunden. In der im Juli 2000 in Kraft getretenen neuen Ausbildungs- und Prüfungsverordnung (APrV) für Ergotherapeuten ist nun die Thematik **„Ethik" als Unterrichtsinhalt** im Fach Berufs-, Gesetzes- und Staatbürgerkunde erstmals aufgeführt. Es muss jedoch die skeptische Frage gestellt werden, ob ethische Fragestellungen, überhaupt als ein Inhalt unter vielen in einem Fach von 40 Unterrichtsstunden vermittelt werden können.

Über Umfang und Methode der Aneignungsprozesse kann erst dann sinnvoll nachgedacht werden, wenn folgende **Fragen** umfassender diskutiert sind:

- Auf welchen Ebenen ist Ethik in der Ausbildung relevant?
- Welches Ziel sollte das Aufgreifen ethischer Problemstellungen in der ergotherapeutischen Ausbildung haben?
- Welchen Zweck und Sinn hat eine Auseinandersetzung mit ethischen Inhalten für die Studierenden in Bezug auf ihre Gegenwart und ihre berufliche Zukunft?

Diesen Fragen soll in dem folgenden Beitrag nachgegangen werden.

In der Ausbildung stellt sich also die Frage: „Wie und unter welchen Bedingungen können Lernende und Studierende auf die ethischen und moralischen Fragen der Praxis vorbereitet werden?". Dies nicht nur weil eine neue Prüfungsverordnung es fordert, sondern auch weil professionelles Handeln dies notwendig macht.

4.2   Ebenen ethischen Handelns in der Ausbildung

Die **Herausbildung einer beruflichen Ethik** ist Teil eines Professionalisierungsprozesses, der in der Ausbildung seinen Ausgang nimmt. Die Verantwortlichen sind hier aufgefordert sich auf verschiedenen Ebenen mit dem Gegenstand der Ethik auseinander zu setzen.

Vier **Ebenen** scheinen hier bedeutsam:

- Ethik als **Handlungsanleitung** für die berufliche Praxis
- Ethik und ihre **philosophische Basis**
- **Ethik des Lehrerhandelns** und **Ethik der Ausbildungsstätte**
- Ethik als konkreter **Lehrinhalt** und konkretes **Unterrichtsfach**

4.2.1   Ethik als Handlungsanleitung für die berufliche Praxis

Auf dieser Ebene gilt es für die Lehrenden sich grundsätzlich mit bestehenden **ethischen Postulaten der Berufsgruppe** zu beschäftigen.

Dabei genügt es nicht, nur den Text – etwa den Ethischen Kodex des DVE – zu kennen, vielmehr müssen die ethischen Aussagen in ihrer Tiefe erfasst werden.

> **Wichtig**
>
> Es muss analysiert werden, welche konkreten Handlungsdimensionen sich von ethischen Postulaten ableiten lassen und wo **ethische Dilemmata** entstehen können.

Auch Baily und Schwartzberg (1995) verweisen darauf, dass die Einbeziehung von Statements professioneller Ethikcodes nicht von selbst einen moralischen Status festlegen, sondern dass vielmehr ihre **Analyse** notwendig ist.

4.2.2 Ethik und ihre philosophische Basis

Wenn Ausbildung sich mit Ethik beschäftigt und dafür Sorge tragen will, dass ihre Studierenden dazu befähigt werden, **ethische Entscheidungen** zu treffen, so sollten auch die **theoretischen Hintergründe,** durch die diese Entscheidungen getragen werden können, im Blickfeld sein.

Der **Begriff Ethik** stammt aus dem griechischen und bedeutet ursprünglich ‚Gewohnheit‘.

> **Wichtig**
>
> Unter **Ethik** wird in der Philosophie die Lehre von den sittlichen Werten, Handlungen und Gesinnungen verstanden.

Die Ethik bzw. die Moralphilosophie hat sich im Laufe der kulturellen und gesellschaftlichen Entwicklung ständig geändert.

Nicht alle wissenschaftlichen Vertreter haben die gleiche Vorstellung von dem was Ethik ist oder sein soll. Zur Zeit stehen vor allem **drei metaethische Theorien** zur Diskussion (vgl. Ferber 1999).

1. Nach der **kognitivistischen Theorie** haben ethische Aussagen denselben Rang wie Sätze, mit deren Hilfe wir einen logischen Schluss ausdrücken. Der Satz „Die Würde des Mensch ist unantastbar" ist nach dieser Theorie genauso zu beurteilen wie „Die Augen von Frau X sind blau." Diese Ethik will ein Exaktes analytisches Instrumentarium vorweisen. Vertreter dieser Position sind z.B. Aristoteles oder der englische Philosoph Moore (1873–1953).

2. Im **Emotivismus,** der z.B. durch den schottischen Philosophen David Hume (1711–1776) vertreten wird, gibt es keine objektiven moralischen Propositionen. Der Satz „Die Würde des Menschen ist unantastbar" ist hiernach lediglich ein Resümee eines subjektiven Gefühls. Ethische Aussagen sind nach dieser Theorie unüberprüfbar und lediglich auf Gefühle und Emotionen zurückführbar.

3. Der **Institutionalismus** beruft sich darauf, dass es „moralische Tatsachen" gibt, die als von Menschen historisch geschaffene „soziale Institutionen" angesehen werden. Das heißt moralische Tatsachen werden innerhalb einer Kultur- und Sprachgemeinschaft nach bestimmten Regeln intersubjektiv konstituiert, stabilisiert, tradiert und modifiziert.

Bedeutsam in der theoretischen Diskussion ist auch die **Abgrenzung der Begriffe „Ethik" und „Moral"** [vgl. eingehender hierzu auch den Beitrag von Hack in diesem Band].

Barnitt (1993 b) stellt fest, dass das Wort „Ethik" häufig austauschbar mit dem Wort „Moral" benutzt wird, obwohl es zwischen beiden einen Unterschied gäbe. Ethik sei als Struktur eines Systems von Standards zu verstehen, während Moral als Ausdruck persönlicher Überzeugungen und Handlungen in Bezug zu „Richtig" oder „Falsch" zu deuten sei.

Auf die Unterschiedlichkeit von Ethik und Moral im wissenschaftlichen Diskus weist auch Herych (1995) hin. Nach Herych bezeichnet die Moral den Bereich sittlicher Phänomene, während die Ethik die wissenschaftlich philosophische Reflexion über die Moral darstellt.

4

> **Wichtig**
>
> Ein Mensch kann zu bestimmten Urteilen oder Handlungen gelangen, indem er auf **moralische Regeln und Prinzipien** zurückgreift, an die er glaubt. Diese Regeln und Prinzipien sind oft abgeleitet von **ethisch-philosophischen Theorien**, auch wenn der Betroffene häufig mit diesen Theorien nicht vertraut ist.

Von verschiedenen Autoren (Hansen 1998; Graber 1988; Barnitt et. al 1998; Barnitt 1993a) werden in erster Linie **zwei theoretische Ansätze** hervorgehoben:

- Im **teleologischen oder utilitaristischen Ansatz** ist das „richtig", was den größten Nutzen für die größte Zahl von Betroffenen darstellt. Ziel ist es Gutes zu tun und Schaden abzuwenden, indem nach den Konsequenzen geschaut wird.
- Der **deontologische Ansatz** erachtet die Erfüllung der Pflicht als das „Richtige". Es gilt hier abzuwägen, welche Pflichten der Behandler gegenüber den verschiedenen Betroffenen hat. Wesentlicher Vertreter des deontologischen Ansatzes ist Kant mit seinem **Kategorischen Imperativ.**

Hansen (1998) macht die beiden Positionen an einem Beispiel aus der ergotherapeutischen Praxis deutlich:

> **Fallsituation**
>
> Eine Ergotherapeutin arbeitet mit einem Klienten, der schwere Verbrennungen erlitten hat. Aus einer Perspektive hilft die Behandlung dem Klienten, weil sie zum Ziel hat, dass die Person so viel wie möglich an Bewegungsfähigkeit wieder zurückgewinnt. Auf der anderen Seite ist die Behandlung sehr schmerzhaft und peinigend für den Klienten.
>
> Das Erleben von extremen Schmerzen kann dauerhaften psychischen Schaden verursachen. Bei Unterlassen der Behandlung können starke Kontrakturen und Bewegungseinschränkungen entstehen, die den Menschen von Hilfe abhängig machen. Wie soll sich die Ergotherapeutin entscheiden? Was ist unter ethischen Gesichtspunkten vertretbar?

Unter **teleologischen** Gesichtspunkten würden die Konsequenzen der Behandlung untersucht und versucht herauszufinden, was das größte Gut für die größte Zahl der am Prozess beteiligten Menschen ist. Auch die Angehörigen spielen hier eine Rolle. Sie hätten den Klienten z.B. später zu pflegen. Oder die Gesellschaft, die durch vielleicht höhere Kosten belastet würde, wird berücksichtigt.

Unter **deontologischen** Gesichtspunkten würde sich die Ergotherapeutin die Pflichten, die sie gegenüber allen Betroffenen hat, anschauen und abwägen müssen, welche Pflicht die höchste Pflicht ist und damit Priorität besitzt.

Es wird deutlich, dass uns diese Theorien immer noch keine eindeutige Antwort geben, denn es ist schwierig z.B. Pflichten zu priorisieren oder festzustellen was den größtmöglichen Nutzen für die größtmögliche Zahl Betroffener hat. Philosophische Überlegungen können deshalb nur eine Hilfe zur moralischen Argumentation darstellen, indem sie uns Entscheidungen transparenter machen [vgl. hierzu auch in diesem Band den Beitrag von Hack].

In ethischen Entscheidungssituationen sind Lehrer, Studierende und Praktiker gleichermaßen gefordert.

4.2.3 Ethik des Lehrerhandelns und Ethik der Ausbildungsstätte

Im Rahmen der Ausbildung für Ergotherapeuten sind die Ausbildungsstätten als Organisationen und die darin handelnden Lehrer vielfach gefordert, sich mit ethischer Thematik zu befassen.

Ethisches Handeln und ethische Entscheidungen erfordern Leitbilder. Die jeweilige Institution „Schule" ist unter diesem Blickwinkel gehalten, sich im kollegialen Einvernehmen Gedanken darüber zu machen,

- was die ethischen Leitbilder „ihrer" Ausbildung sein sollen,
- welche Werte der Schule wichtig sind,
- und welche entsprechenden Handlungsmaxime ableitbar sind. Diese sollen für Lehrende und Lernende verpflichtend sein.

Der Ruf nach ethischem Handeln macht Vorbilder notwendig. Wenn von den Studierenden erwartet wird, dass sie sich mit ethischen Fragen befassen, und dass sie lernen, sich ethisch vertretbar zu verhalten, dann muss auch sichtbar werden, dass die Lehrenden um ethisch gerechtfertigte Handlungen im Kontext von Ergotherapie bemüht sind.

Die Verantwortung für eine gute Ausbildung verlangt berufethisches Verhalten. Die Lehrenden tragen die Verantwortung für eine optimale und qualitativ gute Ausbildung sowie für die gerechte Behandlung und Beurteilung der Studierenden. Das verlangt von ihnen berufsethisches Verhalten, und zwar auf die Rolle und Aufgaben des Lehrers bezogen. Bei ihrer beruflichen Aufgabenstellung stehen Lehrer oft in **ethischen Konflikten**.

Diese beginnen oft schon bei der **Aufnahme von Kandidaten** in die Ausbildung. Ist es z.B. gerechtfertigt, Bewerber ab einem bestimmten Alter nicht mehr aufzunehmen? Oder ist es gerechtfertigt, jemand mit einer Körperbehinderung aufzunehmen, die ihn in der Ausübung des ergotherapeutischen Berufes einschränkt?

Ethische Konflikte stellen sich aber auch im Zusammenhang mit **Wirtschaftlichkeit und Ausbildung:** Genannt sei hier beispielsweise die Frage, in welchem Verhältnis angebotene Leistungen in der Ausbildung zu dem stehen, was Studierende monatlich zu zahlen haben und ob dies moralisch zu vertreten ist.

Letztlich stellen sich Probleme vielerlei Art **in der Ausbildung selbst.** Wie z.B. sollen sich die Verantwortlichen verhalten, wenn eine ihrer Studierenden schwerwiegende psychische Probleme hat und deshalb notwendige Leistungen nicht erbringen kann? Oder wenn offenbar wird, dass Patienten von Anleitern in der prak-

tischen Ausbildung nicht darüber aufgeklärt werden, dass sie „Prüfungspatienten" sind? Oder wenn Studierende sich anderen Mitstudierenden gegenüber unethisch verhalten? Wie verhalten wir uns als Lehrer überhaupt „gerecht", wie tun wir das Beste für unsere Studierenden und wie fügen wir Ihnen keinen Schaden zu?

Grundlegende ethische Prinzipien

Aus dem bisher Gesagten wird deutlich, dass die Auseinandersetzung mit Ethik in der Ausbildung eine Metaebene von grundlegenden Prinzipien ansteuert.

> **Wichtig**
>
> Grundlegende Prinzipien begleiten das gesamte Ausbildungsgeschehen und werden nicht nur in einem spezifischen Fach „Ethik" wirksam.

Solche **ethischen Leitprinzipien in der Ausbildung** könnten folgende sein:
- Das Prinzip des demokratischen Umgangs und der symmetrischen Kommunikation
- Das Prinzip des humanitären Handelns
- Das Prinzip der Eigenverantwortung
- Das Prinzip der Selbstwahrnehmung

Hinter all diesen Prinzipien steht, dass die Personalität jedes Studierenden ernstgenommen wird. Die sozialen Bindungen, Bedürfnisse und Beziehungen des Lernenden in und außerhalb der Schule werden akzeptiert und bewusst in das Lehr- und Lernkonzept mit aufgenommen. Nicht zuletzt werden die kognitiven, emotionalen und körperlichen Fähigkeiten der einzelnen Studierenden als Einheit gesehen, denen im Lernprozess entsprochen wird.

4.2.4 Ethik als konkreter Lehrinhalt und konkretes Unterrichtsfach

Kann man ethisches Handeln wirklich lehren? Bei einer Untersuchung aller Undergraduate

4

Kurse für Ergotherapie, Physiotherapie und Logopädie in England, stellte Barnitt (1993b) fest, dass es in der Ausbildung große Unsicherheiten in Bezug darauf gab, was, wie und wann zum Thema Ethik unterrichtet werden sollte. Nicht anders dürfte es in der ergotherapeutischen Ausbildung in Deutschland aussehen.

Die Frage für die Ausbilder ist also: Können Studierende auf irgendeine Weise auf ethische und moralische Fragen vorbereitet werden. Da das Feld der Ethik bestimmt ist von Werten, Haltungen und Überzeugungen, müssen Methoden der Vermittlung sorgfältig überlegt werden.

Nach Barnitt (1993b) gibt es Gründe anzunehmen, dass eine **frühe Aufnahme von Ethik in die Ausbildungsprogramme,** ethische Beurteilungsfähigkeit unterstützen kann.

Unterrichtsziele

Die **Ziele eines Ethikunterrichts** sind im Anschluss an Callhan (1980) folgende:
- Die Stimulation der moralischen Vorstellungen
- Die Förderung der Wahrnehmung für ethische Fragestellungen
- Die Entwicklung analytischer Fähigkeiten zur Lösung von Konflikten
- Die Sensibilisierung für moralische Verpflichtungen
- Das Wecken persönlicher Verantwortung
- Die Entwicklung von Toleranz für Meinungsunterschiede und Ambiguitäten.

Didaktische Überlegungen

Baily und Schwartzberg (1995) schlagen vor, den Unterricht kasuistisch aufzubauen. In der **Kasuisitik** setzt die ethische Reflexion beim konkreten Fall oder konkreten Konflikt an, dessen bestimmte Gegebenheiten bekannt sind. Viele Gegebenheiten sind aber nicht direkt zugänglich. Die kasuistische Auseinandersetzung besteht darin, die verschiedenen Umstände zu verbalisieren und zu problematisieren. Das Gleiche gilt für die möglichen Folgen der dargestellten Umstände.

Als **Leitfragen für die Fallanalyse** schlagen die Autoren vor:
- Wer sind die Spieler in dem Dilemma?
- Welche Informationen und Fakten werden gebraucht?
- Welche Handlungen wären möglich?
- Welche Konsequenzen können sich ergeben?

> **Wichtig**
>
> Ethisches Handeln stellt nicht nur einen Problemlösungsversuch durch ethische Argumentation dar, sondern es beinhaltet, **ein Verständnis für verschiedene moralische Standpunkte und religiöse Glaubensformen** zu entwickeln. (Pinnington u. Bagshaw 1992)

Pinnington und Bagshaw (1992) machen mit Rückgriff auf Coffey (1988) den Vorschlag, im Unterricht mit den Studierenden ein **ethisches „Self-Assessment"** durchzuführen und dies zu diskutieren. Weiter werden hier ebenfalls die **Methoden der Fallstudien, des Rollenspiels** und der **„Ethik-Konferenz"** vorgeschlagen.

Hansen (1998) macht auf den amerikanischen Philosophen Morril aufmerksam. Dieser empfiehlt in der Auseinandersetzung mit Ethik unter anderem folgende **Komponenten für die Überlegungen zum Unterricht:**
- **Werteklärung hilft dem Individuum persönliche Werte zu identifizieren** und zu klären sowie solche Werte zu eruieren, die am bedeutsamsten sind. Das Ziel ist es, ein eigenes Wertesystem zu erzeugen. Dies geschieht durch den aktiven Prozess der Auswahl und Präzisierung persönlicher Annahmen und die Fähigkeit nach solchen Glaubenssätzen zu handeln.
- **Werteuntersuchung gibt dem Individuum die Möglichkeit die Werte anderer zu betrachten** und zu versuchen, diese zu verstehen. In diesem Prozess werden Menschen mehr der Werte gewahr, die andere leiten, wenn sie ein bestimmtes Verhalten wählen oder eine Entscheidung treffen. Das Ziel, das mit einer solchen Werteuntersuchung

erreicht werden soll, ist eine Übereinkunft auf gemeinsame Verpflichtungen und das Verständnis für die Entwicklung eines Wertesystems in der Gesellschaft.

- Moralisches Handeln unterliegt einer Entwicklung, die nach bestimmten Sequenzen verläuft und Veränderungen unterliegt. Kohlberg (1984) nahm 6 verschiedene Stadien der moralischen Entwicklung an, das höchste Stadium beinhaltet die Position: „Tue anderen das, was Du willst, das sie Dir tun „. Aus dieser Perspektive liegt die **Betonung mehr auf den kognitiven Strukturen,** die den Prozess moralischer Entscheidungen in Gang setzen, als auf dem persönlichen Bewusstsein spezifischer Werte. Es gälte darüber nachzudenken, was ich für mich in einer ähnlichen Situation wollte.

Christian Hick und Stella Reiter-Theil (1999) bemerken, dass angesichts der Komplexität der Abläufe im medizinischen Feld und der entsprechenden Entscheidungsfragen, eine adäquate Reflexion der Alltagsfälle nicht gelingt, ohne eine **entsprechende Einübung ethischer Analyse und ethischen Argumentierens.** In einer solchen Einübung ginge es aber nicht darum Vorgaben zu definieren oder zu lehren und zu lernen, wie letztlich zu entscheiden wäre. Die Vermittlung von Ethik in den Heilberufen habe daher nicht die Aufgabe, allgemeingültige Regeln und Handlungsanweisungen aufzustellen, die ohne eigenes Nachdenken handhabbar seien.

> **Wichtig** ▎
>
> Es müssen auf einer grundlegenden Ebene Wege und Mittel gefunden werden, ethische Probleme wahrzunehmen, um diese dann in Kooperation aller Beteiligten einer situationsgerechten, rational vertretbaren Lösung zuzuführen. (Hick u. Reiter-Theil 1999)

Diese Fähigkeit zum intersubjektiven nachvollziehbaren ethischen Argumentieren und Begründen bezeichnen sie als **„ethische Kom-** **petenz".** Sie unterschieden diese von der **„moralischen Kompetenz".** Diese zeichnet sich dadurch aus, dass intuitiv oder durch die Vermittlung der ethischen Kompetenz, das als „gut" Erkannte auch tatsächlich in die Tat umgesetzt wird. Vermittlung von Ethik in den Heilberufen hätte zunächst das Ziel, die ethische Kompetenz zu erhöhen. Die Erhöhung der ethischen Kompetenz, d.h. die Fähigkeit zur differenzierten kognitiven und affektiven Wahrnehmung von Situationen, erhöhe schon für sich allein genommen die Wahrscheinlichkeit, dass die in einer konkreten Situation liegenden, „ethischen Signale" wahrgenommen und umgesetzt werden.

Kahlke und Reiter-Theil (1995) haben ausgehend von den drei Dimensionen Emotion, Kognition und Praxis **sechs Lernziele für die medizin-ethische Ausbildung** formuliert:

- **Sensibilisieren und Motivieren** auf der Ebene der Selbsterfahrung in der psychologischen Dimension der Emotionalität
- **Orientieren und Argumentieren** auf der Ebene des Wissens in der psychologischen Dimension der Kognition
- **Entscheiden und Handeln** in der Ebene der Fertigkeiten und der psychologischen Dimension des praktischen Verhaltens

Bei diesem Modell der Vermittlung wird davon ausgegangen, dass eine Vermittlung von Moral oder Ethik nur **bei echter innerer Beteiligung der Adressaten** sinnvoll ist. Eine solche aktive emotionale Beteiligung ist nur dann zu erreichen, wenn die individuell oder kontextuell unterschiedlichen ethischen Beurteilungsmaßstäbe zugelassen werden.

Eine zweite Grundannahme ist, dass ethische Differenzen nur **durch die rationale und kommunikative Verarbeitung** zu intersubjektiv akzeptablen ethischen Regeln führt. Sie stützt sich auf die **Diskursethik,** die davon ausgeht, dass das intersubjektiv moralisch Gültige nicht durch Institutionen oder absolute Normen gegeben ist, sondern durch den freien Austausch der betroffenen Subjekte erst entwickelt werden muss.

Auf philosophische Hintergründe nehmen die o.g. Autoren keinen Bezug. Es scheint jedoch sinnvoll für das Feld der Orientierung und des Argumentierens, über wesentliche moralphilosophische Positionen zu informieren.

4.3 Gegenwartsbedeutung von Ethik für Studierende der Ergotherapie

Schon zu Beginn der Ausbildung werden die Studierenden mit ethisch-philosphischen Gesichtspunkten konfrontiert. Es geht darum, einen Zugang zur Identität des Berufs zu erarbeiten, sich damit auseinander zu setzen, an was die Ergotherapie „glaubt", was ihre Werte, ihre Grundannahmen und ihre Grundhaltungen sind.

Konkretisieren können sich die Fragestellungen an den vom Deutschen Berufsverband (DVE) herausgegebenen Ethischen Kodex [vgl. im Anhang dieses Bandes], möglicherweise auch an anderen ethischen Richtlinien wie dem Code of Professional Conduct of the British Association of OT, am Codes of Ethics des amerikanischen Berufsverbandes oder an den Core Values and Attitudes of OT-Practice des amerikanischen Berufsverbandes (1993).

> **Wichtig**
>
> In neueren **konzeptionellen Modellen der Ergotherapie** finden sich Aussagen, die ethische Grundsätze berühren.

❯ Exkurs

Philosophische Grundannahmen in den konzeptionellen Modellen

Mosey (1986) postuliert z.B. unter anderem in ihren philosophischen Grundannahmen: Jedes Individuum hat das Recht zu einer sinngebenden Existenz, die es jemandem erlaubt, produktiv zu sein, Freude zu erfahren, zu lieben und geliebt zu werden und in sicherer, unterstützenden und angenehmer Umgebung zu leben.

Jedes Individuum hat das Recht seine Entwicklungsmöglichkeiten im Rahmen der sozialen Grenzen, nach persönlicher Wahl zu suchen. Damit wird betont, dass jedes Individuum ein Recht hat zu entscheiden, in welcher Weise es sein Leben gestalten will.

Diese Einstellung vertreten auch Reed und Sandersen (1992, S 39–43) in ihren „Assumptions". Danach trägt eine Person Verantwortung für sich selbst und hat deshalb das Recht mit einbezogen zu werden, wenn es darum geht zu planen und zu entscheiden, welche Verfahren, Methoden und Ziele in ihrem Behandlungsplan vorgesehen sind. Eine Person hat auch das Recht, den Grad von Gesundheit und die Ebene des Wohlbefindens für sich selbst zu bestimmen, so lange sie mit dieser Entscheidung nicht die Gesundheit und das Wohlbefinden anderer bedroht oder gefährdet.

Für Mosey soll ein ethischer Code einen Wegweiser darstellen, der bestimmt, wie das moralische Verhalten von Ergotherapeuten gegenüber Patienten und Kollegen aussehen soll. Der ethische Code stellt für sie einen „Vertrag" mit der Gesellschaft dar, mit dem sich Ergotherapeuten verpflichten, Verantwortung zu übernehmen.

> **Wichtig**
>
> Die **Grundsätze über Wertehaltungen**, die in den konzeptionellen Modellen der Ergotherapie enthalten sind, können nicht nur „gelernt" werden. Sie müssen auch diskutiert, hinterfragt und begründet werden, wenn sie in die eigene **Berufsidentität** übernommen werden sollen.

Dabei werden persönliche Fragen relevant, wie etwa: Welche Einstellung habe ich zu Menschen? Was sind meine Werte? Mögliche Konflikte, die in der späteren praktischen Tätigkeit auf Ergotherapeuten zukommen könnten, werden dann deutlich. Beispielsweise: Kann oder muss ich einem Patienten tatsächlich die Entscheidung über das Behandlungsziel überlassen? Wie handele ich, wenn ein Patient sich nicht behandeln lassen will, seine gesamte Familie darunter aber schwer zu leiden hat?

> **Wichtig**
>
> Spätestens in der **praktischen Ausbildung** stellt der unmittelbare Umgang mit menschlichem Leiden, mit Verhaltensweisen von Mitarbeitern im therapeutischen Team und in Gesundheitsorganisationen Studierende vor konkrete ethische Fragen.

In einer Befragung englischer Studenten und Studentinnen von Barnitt (1993a) zeigte sich, dass Studierende in der praktischen Ausbildung mit einer Reihe von Problemstellungen befasst waren, wie z.B.: Darf ich oder muss ich dem Patienten immer die Wahrheit sagen? Wer muss oder kann behandelt werden, wenn nur bestimmte Zeitressourcen vorhanden sind, oder was tue ich, wenn ich der Meinung bin, dass der Patient nicht die optimale Behandlung bekommt oder zu wenig respektiert wird?

Den Studierenden ist einerseits häufig nicht eindeutig klar, dass eine Reihe ihrer im Rahmen der Ausbildung entstehenden Frage- und Problemstellungen sich auf der Basis von ethischen Konflikten bewegen. Andererseits müssen und wollen sie sich zwar viel Wissen aneignen, gehen aber oft davon aus, dass gerade ethische Dilemmata in der praktischen Ausbildung ihr individuelles Problem seien, und sind deshalb kaum vorbereitet, reflektierte ethische Entscheidungen zu treffen.

Aus den Reihen der Anleiter in der praktischen Ausbildung, aber auch aus der Institution Schule heraus, erhalten die Studierenden bis heute wenig Hilfsangebote, weil das **Bewusstsein für eine Auseinandersetzung mit Ethik in der Ergotherapie** auf beiden Seiten bislang wenig ausgeprägt war. Schulen und Ausbilder werden künftig mehr Verantwortung dafür übernehmen müssen, dass ihre Studierenden für das Feld der ethisch-moralischen Entscheidungen besser als bisher vorbereitet sind und dass mehr als bisher Möglichkeiten zur Reflexion für die Studierenden bereitgestellt werden.

4.4 Zukunftsbedeutung von Ethik für den beruflichen Alltag

Wenn Ethik zum Unterrichtsthema wird, müssen die Lehrenden reflektieren, welche ethischen Entscheidungssituationen der berufliche Alltag hervorbringt.

> **Wichtig**
>
> Ethik im beruflichen Kontext bedeutet **angewandte Ethik.**

Sie beschäftigt sich damit, welches das richtige Handeln in einer komplexen moralischen Situation ist.

Im Beruf treten ethische Dilemmata auf, wenn wir Situationen begegnen, in denen das, was richtig ist, nicht ohne weiteres benannt werden kann. Bei ethischen Konflikten kollidieren eigene berufliche Werte mit anderen Werten.

Was hat dies für die Zukunft der Studierenden für eine Bedeutung? Mit welchen berufsethischen Werten müssen sie sich in ihrer beruflichen Zukunft in der Ergotherapie auseinandersetzen? Vor welche Probleme können sie gestellt werden?

Im Folgenden werden anhand ethischer Grundsätze exemplarisch ethische Problemstellungen aufgezeigt, die in der Arbeitspraxis auf Ergotherapeuten zukommen können. Wesentliche Richtlinien der Berufsverbände (Codes of Ethics and Professional Conduct for Occupational Therapist in the United Kingdom 1997, Codes of Ethics of the American Occupational Therapy Association 1994, Berufsethik und Praxis der Ergotherapie (DVE) 1997) dienen dabei als Leitfaden. Die hier ausgewählten Praxisbeispiele stellen nur eine kleine Auswahl möglicher Probleme dar.

4

> **Wichtig**
>
> Es sollte Aufgabe von Ausbildung und „Forschung" sein, spezifische ethische Problemstellungen, die sich in Deutschland in der praktischen Arbeit von Ergotherapeuten ergeben, umfassender zu analysieren und zu thematisieren.

4.4.1 Verpflichtung zur Wohltätigkeit (Beneficence)

Dieses Prinzip fordert die Verpflichtung zur Hilfeleistung und die Verpflichtung für das Wohlergehen des Klienten zu sorgen und zum Besten des Klienten zu handeln. Im Sinne der American Occupational Therapy Association heißt dies, ergotherapeutische Dienste in gerechter Weise allen Individuen zur Verfügung stellen und die Empfänger der Dienste nicht in sexueller, emotionaler, sozialer, finanzieller oder jeglicher anderer Art auszunützen.

> **Wichtig**
>
> Ergotherapeuten sollen alle erdenklichen Vorkehrungen treffen, um zum besten des Klienten tätig zu werden.

Sie sollen zudem sicherzustellen, dass die für die Behandlung erhobenen Gebühren gerechtfertigt, dem durchgeführten Dienst entsprechend angemessen sind und vor dem Hintergrund der Zahlungsfähigkeit des Behandlungsempfängers festgesetzt sind (vgl. Neistadt u. Crepeau 1998, S 876; Baily u. Schwarztberg 1995, S 5).

Fragen und Problemstellungen

Einige Fragen können zeigen, welche **Konflikte** sich aus dieser Verpflichtung ergeben: Zunächst, was ist das Beste für den Klienten? Ist das Beste für den Klienten z.B. ihn dazu zu veranlassen, dass er übt wie er sich selbständig versorgt, wenn der Patient viel lieber von seinen Angehörigen versorgt werden will? Wie entscheiden wir, was das Beste ist? Unsere Dienste sollen in gerechter Weise allen Individuen, die

es notwendig haben zur Verfügung gestellt werden, aber wie entscheiden wir, wenn unsere zeitlichen Möglichkeiten dies nicht zulassen? Nach welchen Kriterien können wir uns ausrichten, wenn es zu entscheiden gilt, wer die Therapie am notwendigsten hat? Wir sollen allen erdenklichen Schaden vom Klienten abwenden, doch wie sollen wir z.B. handeln, wenn wir wissen oder meinen, dass der Klient von anderen Kollegen nicht fachgerecht behandelt wird? Oder wie verhalten wir uns, wenn wir bspw. Kenntnis davon erhalten, dass in einer ergotherapeutischen Praxis dem Klienten oder der Krankenkasse Leistungen berechnet werden, die nicht ordnungsgemäß erbracht wurden?

4.4.2 Verpflichtung, dem Patienten keinen Schaden zuzufügen (Nonmaleficence)

Auf den ersten Blick ist diese Verpflichtung in der Verpflichtung zum Wohlergehen der Klienten zu handeln enthalten. Mit diesem Prinzip ist jedoch noch mehr gemeint.

> **Wichtig**
>
> "Keinen Schaden zufügen" bedeutet die Pflicht, dem Klienten keine unnötigen Schmerzen oder andere Unannehmlichkeiten zuzufügen und alles zu tun, um Situationen zu vermeiden, durch die der Klient leidet.

Es bedeutet darüber hinaus auch, nicht nachlässig zu sein, nicht aus Unwissen oder Unkenntnis falsch zu behandeln, dem Patienten gegenüber keine feindselige Einstellung zu zeigen oder ihm mit Ablehnung zu begegnen.

Im Code of Ethics of the British Association of Occupational Therapy (vgl. 1997, S 34) heißt es sinngemäß dazu:

Dies bezieht sich sowohl auf absichtliche Handlungen als auch auf Gleichgültigkeit oder Nachlässigkeit gegenüber Schmerzen und Missständen, die von anderen verursacht werden.

Fragen und Problemstellungen

Jeder von uns würde vermutlich weit von sich weisen, dass er einem Patienten Schaden zufügen will. Andererseits kennt jeder von uns Situationen, in denen wir Gefahr laufen diesen Grundsatz zu verlieren: Machen wir uns tatsächlich vor jeder Behandlung genügend sachkundig oder haben wir immer genügend Wissen und Fertigkeiten, um dem Patienten keinen Schaden zuzufügen? Wie vertreten wir es, wenn wir einem Patienten Schmerzen zufügen müssen? Was tun wir, wenn es die Zeit oder die Umstände nicht zulassen, sich im notwendigen Umfang auf die Behandlung vorzubereiten? Wie reagieren wir, wenn wir sehen, dass andere den berechtigten Anliegen des Klienten gleichgültig gegenüberstehen? Die Liste der offenen Fragen ließe sich beliebig erweitern.

4.4.3 Verpflichtung, die Autonomie des Klienten zu wahren (Autonomy, Privacy, Confidentiality)

Die **Autonomie** eines Menschen ist darin begründet, dass er über sich selbst bestimmen kann [vgl. in diesem Band Proot et al.]. Wir handeln autonom, wenn wir eine freie Wahl haben und selbst Entscheidungen treffen können. Dabei gehen wir davon aus, dass das Individuum grundsätzlich kompetent ist zu bestimmen, was für es gut ist oder in seinem Interesse liegt.

Die **individuellen Werte** des Individuums sind im Hinblick auf die Autonomie das Entscheidende. Eine Komponente der Autonomie ist es eine **Wahl** zu haben, dazu ist es notwendig über die Möglichkeiten, die zur Verfügung stehen **informiert** zu sein. In Bereichen, in denen das Wissen sehr speziell ist, fehlt es dem einzelnen Menschen an weitergehenden Informationen. Wenn dann die Konsequenzen der Entscheidungen aber sehr persönlich und individuell sind, kann Autonomie nur erhalten bleiben, wenn die Experten den Betroffenen umfassend informieren.

Welche Verpflichtungen sollen Ergotherapeuten hinsichtlich der Autonomie eingehen? Der **Amerikanische Code of Ethics** (1994) führt dazu aus:

- Ergotherapeuten sollen mit ihren Klienten und deren Angehörigen während des ganzen Behandlungsprozesses hinsichtlich der Zielsetzung und ihrer Priorität zusammenarbeiten.
- Sie sollen in vollem Umfang über die Art der Behandlung, die Risiken und die möglichen Ergebnisse aufklären.
- Wenn Klienten an Forschungsvorhaben teilnehmen sollen, muss deren Einwilligung eingeholt werden und sie sind über mögliche Risiken und das Ergebnis zu informieren.
- Das Recht des Individuums, die Behandlung, die Teilnahme an Forschung oder die Teilnahme an Ausbildungsaktivitäten zu verweigern, ist zu respektieren.
- Ergotherapeuten müssen die vertrauliche Natur von Informationen wahren und Untersuchungsergebnisse sowie aus Ausbildung oder Forschung gewonnen Daten schützen (Neistadt u. Crepeau 1998:76).

Der **Britische Code of Ethics** (1997) betont im Hinblick auf die Autonomie:

In ihrer Rolle, in einer Episode der Hilfeleistung, sollen sie die Notwenigkeit für die freie Entscheidung des Klienten und die Vorteile des

4

partnerschaftlichen Arbeitens anerkennen. Vom Ergotherapeuten wird erwartet, dass er in Bezug auf die Aufrechterhaltung der Autonomie des Individuums, als Anwalt des Klienten handelt.

> **Wichtig**
>
> Jeder Therapeut hat die Verantwortung, die Würde, Privatsphäre und Sicherheit aller Klienten, mit denen sie in Kontakt kommen, zu fördern und zu bewahren.

Ergotherapeuten sind gesetzlich verpflichtet zur Schweigepflicht und zum Schutz von Daten, die den Klienten betreffen.

Fragen und Problemstellungen

Eine Reihe von Fragen und Problemstellungen stecken in diesem Prinzip, einige sollen hier hervorgehoben werden:

Aufklärung von Patienten z.B. beinhaltet stets dem Klienten die Wahrheit zu sagen. Die Britische Association of O.T. bemerkt im Code of professional Conduct (1997), dass die Qualitäten Gerechtigkeit, Ehrlichkeit, Zuverlässigkeit und Wahrhaftigkeit kombiniert mit Diskretion, es ermöglichen, dass der Klient vertrauen entwickeln kann. **Die Wahrheit zu sagen,** hat also auch etwas damit zu tun, dass Ergotherapeuten das Vertrauen, das Patienten in sie setzen nicht enttäuschen. In ihrem Artikel „Truth Telling in Occupational Therapy and Physiotherapy" macht Barnitt (1994) auf Probleme aufmerksam, die hier bestehen.

> **Wichtig**
>
> Die Wahrheit zu sagen muss nicht immer zum Besten oder im Interesse des Klienten sein.

Welches Postulat soll aber Priorität haben? Soll es die absolute Wahrheit sein oder soll es das Beste für den Klienten sein? In welcher Situation kann Wahrheit mehr Schaden als Nutzen für den Klienten bringen?

Rechtlich liegt die Pflicht zur Aufklärung über Behandlungsverlauf, Risiken und Behandlungsergebnisse für deutsche Ergotherapeuten nur in den Händen der Ärzte [vlg. hierzu den Beitrag von Zinsmeister und Reischle in diesem Band]. Wie aber sollen sich Ergotherapeuten verhalten, wenn Klienten sie nach einer Prognose fragen oder eine Prognose wissen wollen?

Wie ist der Konflikt zu lösen, dass Angehörige nicht wollen, dass ein Klient mit einer negativen Prognose „belastet" wird, dem Klienten immer wieder versichern, er werde wieder vollkommen gesund, Ergotherapeuten aber wissen, dass dies nicht mehr der Fall sein wird? Darf die Ergotherapeutin dann in das Vertrauensverhältnis zwischen Angehörigem und Klienten eingreifen?

> **Wichtig**
>
> In dem Postulat „Wahrheit sagen" kann es auch enthalten sein zu entscheiden, ob man zum Besten des Klienten lügen oder die Unwahrheit sagen darf.

Hierzu zählt auch Verhalten, dass z.B. dazu dient Kollegen, die Fehler in einer Behandlung gemacht haben, zu schützen oder sich loyal ihnen gegenüber zu verhalten. Dieses Verhalten imponiert meist im Verschweigen von Tatsachen. Darf eine Ergotherapeutin ihrem Klienten verschweigen, dass sie der Meinung ist, er sei falsch behandelt worden?

Manche Patienten sind nur schwer in der Lage „die Wahrheit" aufzunehmen oder anzunehmen. Wie gehen wir mit der Wahrheit bei Menschen in psychotischen Schüben um? Und wie verhalten wir uns, wenn ein Patient die Wahrheit nicht sehen will? Sagen wir dann er hat kein „Realitätsbewusstsein" und versuchen ihn mit der Realität immer wieder zu konfrontieren oder geht sein Recht vor, zu entschieden, seine Sicht der Dinge zu behalten?

4.4.4 Verpflichtung, sich nach Recht und Gesetz zu verhalten (Justice)

> **Wichtig**
>
> Unsere schreckliche Vergangenheit im Dritten Reich hat gezeigt, dass gesetzliche Bestimmungen kein Garant dafür sind, dass Menschen kein entsetzliches Unheil geschieht.

Dass Ergotherapeuten sich an Recht und Gesetze eines Landes oder Bundeslandes halten müssen, dürfte unbestritten sein. Entstehen hier deshalb keine ethischen Konflikte? Ist ein gesetzliches Recht immer eine Legitimation für richtiges Handeln? Wann ist unser Gewissen über das Gesetz zu stellen?

Auch im Zuge von Gesundheitsreform und freiem Markt im Gesundheitswesen ist zu fragen, ob zwar legale, aber in erster Linie **kommerzielle Interessen** dem Patienten nicht schaden oder zumindest sein Wohlbefinden nicht mindern. Dürfen wir z.B. bestimmte Hilfsmittel nicht mehr für unsere Klienten beschaffen, weil Sie gemäß gesetzlicher Bestimmungen nicht im Leistungskatalog vorgesehen sind?

Fragen und Problemstellungen

Zu der Verpflichtung nach Recht und Gesetz zu handeln gehört auch die **Einhaltung von Verträgen** und damit verbundenen Vereinbarungen. Dies trifft auch zu auf die Verträge, die der Berufsverband stellvertretend für Ergotherapeuten mit den Kassen abschließt. Ergotherapeuten, die sich niederlassen, verpflichten sich demnach **ihre Leistung mit einer bestimmten Qualität und nach bestimmten Voraussetzungen** zu erbringen. Unter Umständen stehen finanzielle und wirtschaftliche Interessen im Widerspruch zu einer optimalen Qualität von Behandlung. Für Inhaber von Praxen besteht so eine Versuchung, den größtmöglichen Gewinn beim geringst möglichen Aufwand zu erwirtschaften. Wie verhalte ich mich als Ergotherapeutin, wenn ich in einer Praxis angestellt bin und dort von mir verlangt wird, möglichst ökonomisch aber nicht unbedingt effektiv zu arbeiten? Was kann ich tun, wenn ich erkenne, dass in einer Praxis „illegale Dinge" passieren? Gemäß der Berufsethik des Deutschen Verbandes der Ergotherapeuten sollen wir uns einerseits gegenüber Mittherapeuten loyal verhalten und andererseits bei Missbrauch der Berufsethik durch andere Therapeuten entsprechend intervenieren. Was bedeutet hier „entsprechend"? Habe ich das Recht Krankenkassen und Berufsverband zu informieren und dadurch evtl. die berufliche oder finanzielle Existenz einer Kollegin aufs Spiel zu setzten?

4.4.5 Verpflichtung, Sorge zu tragen für die angemessene Darstellung des Berufs in der Öffentlichkeit

Die Amerikanische Ethik für Ergotherapeuten verlangt in dieser Hinsicht unter anderem, dass Ergotherapeuten ihre **Qualifikation, ihre Ausbildung,** ihre **Erfahrung** und ihre **Kompetenz in akkurater Form repräsentieren** sollen. Sie sollen sich fernhalten vor jeder Art von Verleumdung, Betrügereien, Täuschung sowie unfairen Statements oder Forderungen.

Im Ethikpapier des deutschen Berufsverbandes heißt es, dass der Beruf in der Öffentlichkeit sorgfältig dargestellt werden soll und Ergotherapeuten bestrebt sein sollen, die Öffentlichkeit über den Beruf zu informieren.

In England wird gefordert, dass sich Ergotherapeuten **in einer professionellen Weise** darstellen sollen, die der Situation angemessen ist. Dazu gehört das Auftreten in der Öffentlichkeit in Bezug auf die persönliche Erscheinung (z.B. Kleidung, Sauberkeit) als auch das geeignete sozial angemessene Verhalten (z.B. Alkoholabusus auf öffentlichen Veranstaltung).

Wie sieht es in diesem Feld mit ethischen Fragestellungen aus? Diese Prinzipien veranlassen zu einer Reflexion darüber, in welcher Weise ich mit meiner Person einen ganzen Berufs-

4

stand repräsentiere und inwiefern ich dem Berufstand auch Schaden zufügen kann, wenn mein Verhalten in der Öffentlichkeit unangemessen ist.

Es steht nicht nur der Berufstand per se zur Debatte:

> **Wichtig**
>
> Ergotherapeuten, die ein negatives Bild vermitteln, setzen das Vertrauensverhältnis zu ihren Klienten aufs Spiel.

4.4.6 Verpflichtung zu kollegialem Verhalten

> **Wichtig**
>
> Ergotherapeuten sollen ihren Berufskollegen und anderen Mitarbeitern mit Fairness, Diskretion und Integrität begegnen.

Sie sollen **vertrauliche Informationen** über Kollegen und Mitarbeiter für sich behalten. Ergotherapeuten sollen **Leistungen,** Ansichten, Beiträge und Erkenntnisse von Kollegen als solche kenntlich machen, sie also nicht als ihr eigenes deklarieren (COT AOTA 1994). Ergotherapeuten sollen die **Bedürfnisse** und /oder die Verantwortlichkeiten von Kollegen respektieren, sie sollen sich in beruflichen Angelegenheiten mit Kollegen beraten und mit ihnen zusammenarbeiten.

Berufliche Erfahrungen sollen an andere Mittherapeuten oder andere relevante Personen weitergegeben werden (DVE 1997).

Der britische Code of Ethics verweist darüber hinaus auf die Zusammenarbeit im therapeutischen Team. Ergotherapeuten sollen die Bedürfnisse, Traditionen, Praktiken, spezifischen Kompetenzen und Verantwortlichkeiten anderer Berufsgruppen und Institutionen in ihrer Arbeitsumgebung respektieren.

> **Wichtig**
>
> Ergotherapeuten sollen die Erfordernisse einer multiprofessionellen Zusammenarbeit anerkennen, um einen Beitrag zu einer wohlkoordinierten, effektiven Dienstleistung zu erbringen.

Ergotherapeuten sollten Klienten an andere Kollegen oder Fachdisziplinen verweisen, wenn zusätzliches Wissen gefordert ist. Ergotherapeuten müssen ihre Schlüsselrollen und ihre **Kernfähigkeiten** innerhalb eines multidisziplinären Teams identifizieren und dafür Sorge tragen, dass sie keine Aufgaben übernehmen, die außerhalb der Möglichkeiten der Ergotherapie oder der eigenen Kompetenz liegen.

Außer zum Einholen von weiteren Meinungen, liegt es nicht im Interesse einer guten Klientenbetreuung, dass mehr als ein Ergotherapeut gleichzeitig für Befunderhebung und Behandlung eines Patienten verantwortlich ist.

Fragen und Problemstellungen

Auch die hier beschriebenen ethischen Verpflichtungen sind in der Praxis nicht frei von möglichen Konflikten Vor allem aber müssen wir uns die Frage stellen, ob wir diesem Handeln immer gerecht werden. Kommt es nicht vor, dass Ergotherapeuten insgeheim die Arbeit anderer Berufsgruppen aufgrund von Vorurteilen weniger schätzen? Wie steht es mit der Weitergabe von Wissen? Wie oft lehnen es Kollegen beispielsweise ab, Studierende in der praktischen Ausbildung anzuleiten, weil es vermeintliche Umstände nicht erlauben oder „es zu viel Arbeit macht"? Ist es keine Grenzüberschreitung der eigenen Fähigkeiten und Möglichkeiten, und inwieweit ist es deshalb auch ethisch zu vertreten, wenn sich Berufsanfänger, wie es mitunter vorkommt, gleich nach ihrem Examen, als Lehrkräfte an Schulen anstellen lassen?

4.5 Konsequenzen für die Ausbildung

Ethik in der Ausbildung stellt für uns alle eine neue **Hersausforderung** dar, die künftig kaum zu leisten ist, ohne dass sich die betroffen Lehrkräfte intensiv mit diesem Feld befassen und sich weiterbilden.

Ethische Entscheidungsfähigkeit ist eine **Schlüsselqualifikation,** die sich nicht nur über einen spezifischen Unterrichtsinhalt vermitteln lässt, schon gar nicht innerhalb von 5 oder 6 Unterrichtseinheiten.

> **Wichtig**
>
> Ethische Problem- und Fragestellungen müssen alle fachspezifischen Unterrichte durchziehen.

Das bedeutet, dass nicht nur eine Lehrkraft einzige Spezialistin für die Vermittlung „ethischer Kompetenz" sein kann.

> **Wichtig**
>
> Für die Ausbildung ist es bedeutsam, dass die **angewandte Ethik in einer pluralistischen Gesellschaft** ebenso divers wie vielstimmig ist.

Sie kann keinen Anspruch auf eindeutige Entscheidung erheben. So bemerkt auch Flitner (1985) im Sinne Schleiermachers, dass Probleme praktischen Handelns und des Umgangs mit Menschen im allgemeinen nicht einfach nach Prinzipien oder empirisch gewonnenen Regeln gelöst werden können. Vielmehr stehen sich darin Prinzipien oder Hypothesen oft antithetisch gegenüber und man muss sich beide Seiten verdeutlichen, um zu Handlungsentscheidungen zu kommen. Führen und Wachsenlassen, Schützen und Exponieren, systematisches Lernen und situative Erfahrung und ähnliche Polaritäten stehen sich nicht als einander ausschließende Prinzipien gegenüber, sondern müssen zur gegenseitigen Korrektur mit bedacht und als Anforderung gegeneinander abgewogen werden.

> **Wichtig**
>
> Es kann keine eindeutigen Handlungsvorschriften in der Art von Rezepten geben.

Vielmehr müssen die Alternativen und Ebenen der zu berücksichtigenden Prinzipien erörtert werden, innerhalb derer der einzelnen Situation gemäß zu entscheiden und zu handeln ist. Dies muss für Lehrende zu einer entscheidenden Erkenntnis werden.

> **Wichtig**
>
> Die **Aufgabe einer ethischen Diskussion** auch in der Ausbildung liegt vor allem darin, Probleme zu beschreiben, Argumente zu verdeutlichen, moralische Grundsätze zu formulieren und Folgen aufzuzeigen.

Das Feld der Ethik ist bestimmt von Werten, Haltungen und Überzeugungen. Der Prozess der Aneignung führt deshalb nicht zu einem unmittelbaren Ergebnis und nicht zu einer direkt zu transferierenden Anwendung. Ein Unterricht, der für ethische Fragen sensibilisieren und die moralische Entscheidungsfähigkeit unterstützen soll, ist nicht durch reine Kenntnisvermittlung zu realisieren, wo belegbare Beweise, Kontrolle, Struktur und Ordnung Präferenz haben.

Unterricht in Ethik muss:
- moralische Vorstellungen stimulieren,
- die Wahrnehmung für ethische Fragestellungen schärfen,
- analytische Fähigkeiten entwickeln helfen,
- Sensibilität für moralische Verpflichtungen und persönliche Verantwortlichkeit wecken,
- und er muss vor allem Meinungsunterschiede und Ambiguitäten tolerieren (vgl. Callahan et al. 1980).

4.6 Zusammenfassung

 Fazit

Ethisches Handeln umfasst in der Ausbildung vier Ebenen: Ethik als Handlungs-

4

anleitung für die Praxis, Ethik und ihre philosophische Basis, Ethik der Ausbildungsstätte und des Lehrerhandelns, Ethik als Unterrichtsfach und Lehrinhalt.

▬ Ethische Grundsätze des Berufshandelns sind z.B. die Verpflichtung zur Wohltätigkeit, die Verpflichtung dem Patienten keinen Schaden zuzufügen, die Verpflichtung die Autonomie und Privatsphäre des Klienten zu wahren.

▬ Im Berufsalltag ergeben sich Konflikte, für deren Lösung die Auseinandersetzung mit den Grundsätzen und ihrer philosophischen Basis nötig wird.

▬ Diese angewandte Ethik in der Ausbildung zu vermitteln ist Aufgabe nicht nur der Institution „Ausbildungsstätte" oder eines Fachlehrers. Vielmehr müssen alle Lehrkräfte durch ihr Verhalten und die Einbeziehung ethischer Überlegungen in ihr Fach dazu beitragen, dass die Lernenden ethische Fragestellungen wahrnehmen, sensibel für moralische Verpflichtungen und Verantwortungen werden und zur aktiven Meinungsbildung, Toleranz und Konfliktlösung befähigt werden.

Literatur

American Occupational Therapy Association (1993) Core Values and Attitued of O.T. Practice

American Occupational Therapy Association (1998) Reference guide to the occupational code of ethics, Bethesda, MD:AOTA

Barnitt, Warbey, Rawlins (1998) Two Case Discussion of Ethics. Editing the Truth and the Right to Resources, British Journal for Occupational Therapy, Feb, p 52–56

Barnitt R (1993a) What gives us sleepless Nights. Ethical practice in O.T., British Journal of Occupational Therapy, Juni, p 207–212

Barnitt R (1993b) Deeply troubling Questions. The Teaching of Ethics in Undergraduate Courses, British Journal of Occupational Therapy, Nov, p 401–406

Barnitt R (1994) Truth telling in Occupational Therapy and Physiotherapy. British Journal of Occupational Therapy, Sept, p 334–340

Bailey, Schwartzberg (1995) Ethical and legal Dilemmas in Occupational Therapy. F.A. Davis, Philadelphia

British Association of Occupational Therapists (1997) Code of Ethics and Professional Conduct

Bundesgesetzblatt Teil 1 Nr.41 (6. August 1999) Ausbildungs- und Prüfungsverordnung für Ergotherapeutinnen und Ergotherapeuten (Ergotherapeuten-Ausbildungs- und Prüfungsverordnung – ErgThAPrV). S 1731–1741 [zu beziehen beim DVE]

Callahan D, Bok J (Ed) (1980) Ethic teaching in higher Education. Plenum, New York

Coffey (1988) O. T. Ethics Self-Assessment-Index. American Journal of Occupational Therapy 42 (5)

Ferber R (1999) Philosophische Grundbegriffe. Eine Einführung. Verlag C.H. Beck, München

Flitner A (1985) Konrad, sprach die Frau Mama: Über Erziehung und Nichterziehung. München

Götsch K (1992) Methodik II. unveröffentlichtes Lehrgangsskript zu WB,Lehrergotherapeut' (DVE) Frankfurt

Graber GC (1988) Basic theories in medical ethics, in: Monagale & Thomasma Medical ethics. Rockville, MD: Aspen

Hansen RA (1998) Ethics in Occupational therapy, in: Neistadt M E / Crepeau E B (Ed) (1998): Willard & Spackman's Occupational Therapy, Lippicott, Philadelphia

Herych E (1995) Fortbildungsveranstaltung: „Ethik im Klinikalltag", St. Josephs-Krankenhaus, Göttingen in Zusammenarbeit mit der Akademie Ethik in der Medizin e.V. Göttingen

Hick Ch, Reiter-Theil S (1999) Die Vermittlung von Ethik in den Heilberufen. Philosophisches Seminar Mainz und Zentrum für Ethik und Recht in der Medizin. Universität Freiburg

Kohlberg L (1984) The psychology of moral development. The nature and validity of moral stages, Essays on moral development Volume II. Harper & Row, San Fransisco

Meyer H (1987) Unterrichtsmethoden. Praxisband II. Cornelsen Scriptor, Frankfurt

Mosey A (1986) Psychosocial components of Occupational Therapy. Raven Press, New York

Neistadt ME, Crepeau EB (Ed) (1998): Willard & Spackman's Occupational Therapy, Lippicott, Philadelphia

Pinnington L, Bagshaw A (1992): The requirement of Ethical Reasoning in O.T. Education, British Journal for Occupational Therapy, Jan, 419–422

Reed K, Sanderson SN (1992): Concepts of Occupational therapy, Lippicott, Philadelphia, 3rd ed

Reiter-Theil S (1995). Moral und Ethik lehren. Moralpsychologische Voraussetzungen der Reflexion ethischer Fragen, in: Kahlke W/ Reiter-Theil S: Ethik in der Medizin, Enke Verlag

Deutscher Verband der Ergotherapeuten (1997): Satzung und Ethik, Karlsbad

Autonomie bei der Rehabilitation von Schlaganfallpatienten in Pflegeheimen – eine Konzeptanalyse

I. M. Proot, H. F. J. M. Crebolder, H. Huijer Abu-Saad, R. H. J. ter Meulen

Wir danken Herrn Professor George J. Agich, PhD, für seine hilfreichen Kommentare zu einer früheren Fassung dieses Artikels. Wir danken weiterhin Bob Wilkinson für seine hilfreichen Bemerkungen zur englischsprachigen Form dieses Texts. Die Forschung auf der dieser Aufsatz basiert wurde finanziell gefördert von der Provinz Limburg und vom niederländischen Zentrum für Pflege und Betreuung (LCVV) in Utrecht, Niederlande.

5.1 Vorbemerkungen

Der Beitrag ist ursprünglich im Scand J Caring Sci 1998; 12: 139–145 erschienen. Wir danken der Scandinavian University Press für die freundliche Abdruckgenehmigung an dieser Stelle. Der Originaltext wurde von Gisela Jaeger aus dem Englischen übersetzt und von Ireen M. Proot und Birgit M. Hack zur Veröffentlichung in diesem Band geringfügig überarbeitet.

Autonomie ist ein zwar recht abstraktes, aber sehr relevantes Thema für Ergotherapeutinnen und Ergotherapeuten, die im Rahmen der Rehabilitation arbeiten. Denn letztlich zielt Rehabilitation auf die Autonomie der Patientinnen und Patienten.

Ergotherapeuten in einem Rehabilitationsteam für Schlaganfallpatienten versuchen diesem Ziel so weit wie möglich nahe zu kommen. Zu den professionellen Zielen der Ergotherapie gehören insbesondere Selbstversorgung und Unabhängigkeit – Konzepte, die mit Autonomie zusammenhängen, wie dieser Beitrag aufzeigen wird. Darüber hinaus spielt Patientenautonomie oft eine Rolle im ethischen Kodex der Ergotherapie. Professionelle Ziele und ethischer Kodex implizieren häufig, dass Patienten ihre eigene Rehabilitation anleiten. Das spiegelt jedoch nicht immer die Realität der Patienten, die ihre Therapeutin fragen, was sie tun sollen.

Die hier nachfolgend dargelegte **Analyse der Patientenautonomie** ist nicht nur im Hinblick auf eine Rehabilitation von Schlaganfallpatienten wichtig. Sie ist auch relevant für Patienten mit anderen Diagnosen, etwa Patienten mit Verletzungen des Rückenmarks und Patienten, die sich von Herzkrankheiten erholen. Außerdem ist sie von Wert bei der Rehabilitation von Patienten mit degenerativen Krankheiten, beispielsweise multipler Sklerose oder Morbus Parkinson.

Es geht in diesem Aufsatz um die **Theorie zur Autonomie von Schlaganfallpatienten,** die in Pflegeheimen rehabilitiert werden. Weitere Veröffentlichungen präsentieren die **Ergebnisse** empirischer Studien zur Autonomie von Schlaganfallpatienten bei der Einweisung in und Entlassung aus Pflegeheimen (vgl. Proot 2000) sowie zur Autonomie in der Rehabilitation von Schlaganfallpatienten aus der Perspektive der Pflegenden (Proot et al. 2002).

5.2 Einleitung

Schlaganfallpatienten, die zur Rehabilitation vorübergehend in ein Pflegeheim eingewiesen werden, fühlen sich in den ersten Monaten nach dem Schlaganfall oft verwirrt, ängstlich und unsicher. Sie sind von anderen Menschen abhängig. Aber nach ihrer Entlassung erwartet man von ihnen, dass sie mehr oder weniger unabhängig leben können. Eines der Probleme nach der Entlassung erwähnt die holländische Organisation von Schlaganfallpatienten und deren Ehegatten, „SamenVerder", als das „**Problem des schwarzen Lochs":** Schlaganfallpatienten kehren nach Hause zurück und wissen nicht, wie sie ihr Leben leben sollen, denn ihre Situation hat sich seit dem Schlaganfall völlig verändert.

Ein wichtiges **Ziel des Rehabilitationsprozesses** ist der Übergang von Abhängigkeit zu Unabhängigkeit. Dabei ist ein Hauptthema die **Autonomie der Patienten.**

> **Wichtig**
>
> Autonom zu sein bedeutet nicht nur, von andern unabhängig zu sein, sondern auch nach den eigenen Maßstäben und Idealen handeln zu können.

In den meisten Fällen ist die Autonomie einer Patientin nach einem Schlaganfall vermindert: nicht nur ihre körperlichen Fähigkeiten haben abgenommen, auch ihre Lebenspläne wurden plötzlich unterbrochen. Was genau soll unter Patientenautonomie verstanden werden? Worauf stützt sich ein solches Konzept theoretisch? Und welche Rolle spielen jene Personen, die sich um die Patientin kümmern, hinsichtlich ihrer Autonomie?

Dieser Beitrag präsentiert eine **Konzeptanalyse des Begriffs der Autonomie** mit Bezug auf die Rehabilitation von Schlaganfallpatienten. Zu diesem Zweck wurden Konzepte und theoretische Formulierungen analysiert und kurz zusammengefasst.

5.3   Methoden

Um die verschiedenen Konzepte von Autonomie zu identifizieren, wurde eine **Literaturanalyse** durchgeführt. In der medizinischen Datenbank Medline fand sich zu den drei Schlüsselbegriffen 'Schlaganfall', 'Rehabilitation' und 'Ethik' gemeinsam nur ein einziger Artikel und in der psychologischen Datenbank Psyclit gar keiner. Als nächstes wurde in Medline nach einer Kombination von zwei Schlüsselbegriffen gesucht, und zwar nach 'Schlaganfall' zusammen mit 'Rehabilitation' bzw. 'Ethik', 'Autonomie', 'Unabhängigkeit', 'psychosozial', 'Motivation' oder 'Pflegeheim' (für den Zeitraum von Januar 1966 bis Mai 1997). Diese grobe Suche führte zu 364 Artikeln. Der Psyclit-Index erbrachte für dieselben Begriffskombinationen über den Zeitraum von Januar 1974 bis Mai 1997 eine Liste von 441 relevanten Artikeln. Diese Texte wurden anhand ihrer Zusammenfassungen untersucht. Ausgeschlossen wurden jene Artikel, in denen es um medizinische Behandlung, die Verbreitung von Schlaganfällen, um Behandlungstechnologien, andere Diagnosen, Euthanasie, einen Vergleich der Fürsorgemaßnahmen, die Validität (Gültigkeit) von Messskalen, um prognostische Modelle, Untersuchungen zu Patienten sechs oder mehr Monate nach einem Schlaganfall ging. Ebenfalls ausgeschlossen wurden Texte in anderen Sprachen als Englisch, Holländisch, Deutsch oder Französisch. Untersucht werden konnten 31 Artikel, die sich mit Rehabilitation, Schlaganfall und Autonomie beschäftigten.

Darüber hinaus wurden die **Bibliotheken** einiger Institute zu Rate gezogen, beispielsweise die Bibliotheken des Cochrane Collaboration Centre der Universität Maastricht, des Instituts für Bioethik (IGE) und der niederländischen Organisation für Qualitätssicherung in Krankenhäusern (CBO). Schließlich wurde mit der **Schneeball-Methode** der erfasste Bereich so weit wie möglich ausgedehnt.

Über Autonomie und die Rehabilitation von Schlaganfallpatienten wurde zwar fast keine Literatur gefunden, aber es gab **Sekundärliteratur zu Patientenautonomie** und damit zusammenhängenden Konzepten in der Rehabilitationspraxis und bei stationärer Langzeitpflege. Die so aufgefundenen Konzepte wurden mit Bezug auf die Rehabilitation von Schlaganfallpatientinnen in Pflegeheimen analysiert.

5.4   Ergebnisse

Im Folgenden werden die Ergebnisse der Konzeptanalyse zusammengefasst und diskutiert. Zuerst werden aus der Sicht biomedizinischer Ethik Konzepte von Autonomie vorgestellt, im Hinblick auf die Patienten und im Hinblick auf professionelle und ehrenamtliche Betreuer (meistens Ehefrauen oder Ehemänner bzw. Tochter oder Sohn, aber auch Freundinnen oder Freunde). Dann werden unter den Begriffen 'Selbstpflege/ Selbstversorgung' (self-care; Anmerkung zur Übersetzung: der Begriff „self-care" ist in der deutschen Pflegeliteratur weitgehend mit „Selbstpflege" – vgl. u.a. Kirkevold 1997: Pflegetheorien –, in der ergotherapeutischen Fachliteratur weitgehend mit „Selbstversorgung" – vgl. u.a. Dehnhardt et al. 2000: Fachwörterbuch Ergotherapie – übersetzt) und 'Grenzen der Selbstpflege/ Selbstversorgung' (self-care limitations) sowie 'professionelle Pflege/ Betreuung' (formal care) Konzepte aus der Rehabilitationspraxis und der Betreuung in Pflegeheimen zusammengefasst. Diese **Konzepte aus den Pflegewissenschaften werden jenen der Bioethik gegenübergestellt.**

5.4.1 Patientenautonomie aus der Sicht biomedizinischer Ethik

Die biomedizinische Ethik kennt **vier wichtige Prinzipien,** an denen sich Entscheidungen in der Gesundheitsfürsorge orientieren sollten (vgl. Beauchamp u. Childress 1994):

- Vermeidung von Schaden (non-maleficence),
- Verbesserung des Wohlergehens (beneficence),
- Respektierung der Autonomie (respect for autonomy) und
- Gerechtigkeit (justice).

> **Wichtig**
>
> In den letzten beiden Jahrzehnten hat die Bedeutung des Prinzips 'Respektierung der Autonomie der Patienten' zugenommen.

Dieses Prinzip wurde entwickelt in Reaktion auf die paternalistische Haltung von Ärzten gegenüber ihren Patienten – „Der Doktor weiß schon, was gut für Sie ist".

Hinsichtlich der Autonomie der Patienten findet man in der bioethischen Literatur vor allem **drei ausschlaggebende Konzepte:**

- Selbstbestimmung (self-governance),
- Selbstverwirklichung (self-realization) und
- aktuelle Autonomie (actual autonomy).

Autonomie als Selbstbestimmung (self-governance)

> **Wichtig**
>
> Das Konzept „Autonomie als Selbstbestimmung" betont die informierte Selbstbestimmung der Patienten.

Allgemein wird in der medizinischen Ethik Autonomie definiert als 'willentliches und bewusstes Handeln ohne Beschränkung'.

Grundlegende Bedeutung für die Autonomie eines Patienten hat, nach Beauchamp u. Childress (1994), dessen informierte Zustimmung zu Maßnahmen. Die beiden Autoren unterscheiden zwischen persönlicher Autonomie und autonomen Entscheidungen. **Persönliche Autonomie** definieren sie folgendermaßen: „... im Unterschied zu politischer Selbstbestimmung: persönliche Selbstbestimmung ist frei von steuernden und kontrollierenden Eingriffen anderer sowie von persönlichen Beschränkungen, die eine echte Wahl unmöglich machen, wie etwa mangelndes Verständnis" (1994, S 121). **Autonome Entscheidungen** geben Zustimmung und Ablehnung an (beispielsweise zu einer Behandlung) und sie betreffen Handlungen, nicht Personen (Beauchamp u. Childress 1994). Eine autonome Person kann nichtautonome Entscheidungen fällen und umgekehrt.

Das Konzept von Autonomie als Selbstbestimmung hängt zusammen mit dem liberalen politischen **Ideal von Freiheit,** das Freiheit hauptsächlich als Freiheit von politischer und sozialer Einschränkung versteht. Die **liberale Vorstellung von Autonomie** hat in unserer westlichen Gesellschaft eine wichtige Rolle gespielt und war Gegenstand philosophischer Überlegungen, insbesondere bei J. S. Mill (1859/1985). Mill verfocht eine Idee von nicht durch politische Herrschaft oder soziale Regeln eingeschränkter individueller Autonomie oder Selbstbestimmung. Einzig durch die Autonomie anderer Personen sei die individuelle Autonomie begrenzt. Bei dieser liberalen Sicht von Autonomie gibt es eine scharfe Trennung zwischen der sozialen und politischen Sphäre einerseits und der individuellen Sphäre andererseits. Vorstellungen vom 'guten Leben' sollten nicht durch den Staat oder die Gesellschaft allgemein in die politische Sphäre befördert werden. Solche gesellschaftlichen Ansichten über das 'gute Leben' würden zu einer Einschränkung der persönlichen Autonomie führen. Die Gesellschaft sollte sich auf Verfahren beschränken, welche es dem Einzelnen ermöglichen, in seinem Privatleben seine eigenen Vorstellungen vom 'guten Leben' zu entwickeln. Aus diesem Grunde wurde das liberale Konzept von Autonomie auch als **'negative Freiheit'** bezeichnet

(Berlin 1969), da es die Idee der Nichtein-
mischung in das Leben des Einzelnen betont.

> **Wichtig**
>
> **Autonomie als Selbstbestimmung** setzt
> autonome, verantwortliche Personen vor-
> aus, die ihr Leben auf rationale, individuelle
> Weise leben können.

Bei der Rehabilitation von Schlaganfallpatienten, welche in ein Pflegeheim aufgenommen
wurden, ist eine solche individuelle Definition
von Autonomie problematisch. Denn diese
Patienten sind zumindest teilweise von anderen
Menschen abhängig, insbesondere in den ersten
Monaten nach dem Schlaganfall.

Autonomie als Selbstverwirklichung (self realization)

Mehrere Autoren auf dem Gebiet medizinischer
Ethik haben einen anderen Aspekt des Konzepts
von Autonomie betont: die Selbstverwirklichung.

> **Wichtig**
>
> **Selbstverwirklichung** heißt mehr als nur die
> Freiheit, zu tun, was man will. Ein solches
> Konzept umfasst die Art, wie man sein eige-
> nes Leben gestaltet und lebt und wie man
> Individualität ausdrückt.

In dieser Bedeutung von Autonomie, bei welcher ihr Inhalt betont wird, wird Autonomie
auch als 'positive Freiheit' (Berlin 1969) bezeichnet, im Unterschied zur 'negativen Freiheit' nach
liberaler Tradition.

So stellt Miller (1981 S 24) fest, dass „der Begriff Autonomie in der medizinischen Ethik in
mindestens viererlei Sinn verwendet wird:
Autonomie im Sinne freier Handlung, Autonomie im Sinne von Authentizität, Autonomie
im Sinne tatsächlicher Abwägung und Autonomie im Sinne moralischer Reflexion".

In ihrer ersten und dritten Bedeutung hängt
Autonomie dann mit 'negativer Freiheit' zusam-
men, in ihrer zweiten und vierten mit '**positiver
Freiheit**':

- Autonomie als **Fähigkeit zu Authentizität**
heißt, in Übereinstimmung mit den eigenen
Einstellungen, Werten, Neigungen und
Lebensplänen handeln zu können.
- Autonomie als **Fähigkeit zu moralischer
Reflexion** setzt voraus, dass man diejenigen
Werte, aufgrund derer man handelt, als die
eigenen akzeptiert.

Wichtig ist dabei, die Art wie man moralische
Werte entschlüsselt und sie akzeptiert. Welche
Rollen spielen in diesem Zusammenhang
Gesellschaft und Kultur? Aus philosophischer
Sicht hat Taylor (1991/1992) auf das Risiko einer
begrenzten und individualistischen Interpretation des Begriffs Authentizität hingewiesen.
Versteht man Authentizität lediglich als die
Wahrnehmung und Entwicklung des Selbst als
eines ungehinderten Wesens, so wird das dem
kulturellen und gesellschaftlichen Einfluss auf
die moralische Entwicklung des Individuums
nicht gerecht. Die Entdeckung und Entwicklung
des Selbst findet immer vor dem Hintergrund
sozialer und kultureller Werte statt.

Schlaganfallpatienten stoßen hinsichtlich
ihrer Selbstverwirklichung auf unerwartete
Barrieren.

> **Wichtig**
>
> Ein wichtiges Ziel des Rehabilitationspro-
> zesses ist die Integration von Beeinträchti-
> gungen und Behinderungen in eine neue
> Identität 'nach-dem-Schlaganfall'. In diesem
> Prozess ist die **volle Selbstverwirklichung**
> ein wichtiges langfristiges Ziel.

Aktuelle Autonomie (actual autonomy)

Agich (1993) plädiert für ein **dynamisches und
konkretes Konzept von Autonomie**. Er legt dar,
dass bei Langzeit-Betreuung Autonomie nicht
statisch verstanden werden kann, sondern als
etwas gesehen werden muss, das sich mit der
Zeit wandelt.

Wichtig

In der Art, wie eine Person ihre Autonomie ausdrückt, zeigt sich nicht nur, wer sie ist, sondern auch, wer sie sein wird.

Soll das Konzept von Autonomie in der Langzeit-Betreuung, bei der die Menschen auf Hilfe von andern angewiesen sind, wirklich eine analytische und praktische Rolle spielen, dann muss es ein Konzept sein, das „die grundlegend soziale Natur menschlicher Entwicklung anerkennt und Abhängigkeit als ein nicht bloß zufällig vorhandenes Merkmal der menschlichen Existenz erkennt" (Agich 1990, S 12).

Agich definiert Autonomie von chronisch pflegebedürftigen Kranken als 'aktuelle Autonomie'.

Wichtig

Aktuelle Autonomie bedeutet, dass die Autonomie von der konkreten Entwicklung und Umgebung einer Person abhängt.

In der Tat betont eine so verstandene Autonomie deren Kontextualität: man kann Autonomie nur im Verhältnis zu dem eigenen sozialen Zusammenhang und den eigenen körperlichen Bedingungen verwirklichen. Dies gilt besonders in der Langzeit-Pflege, wo man sehr stark von den Umständen abhängig ist.

Patientenautonomie und professionelle Betreuung

Aktuelle Autonomie heißt, wie im vorangehenden Abschnitt dargelegt, dass die Autonomie der Patientin vom Kontext abhängt. Sie ist beispielsweise abhängig von den Beziehungen der Patientin zu ihren professionellen Betreuern.

In den Niederlanden ist ein Team von Personen der verschiedensten Berufsarten (Krankenpfleger, Therapeuten, Ärzte, Sozialarbeiter und andere) an der Rehabilitation von Schlaganfallpatienten in Pflegeheimen beteiligt. Diese im Gesundheitswesen beruflich tätigen Personen versuchen, die Patientin so zu unterstützen, dass sie entsprechend ihrer Identität Entscheidungen treffen kann.

Wichtig

Autonomie hängt von den **verfügbaren Wahlmöglichkeiten** ab: nur **sinnvolle Wahlmöglichkeiten** vergrößern die Chance zu individueller Entwicklung und fördern damit die Autonomie.

Betreuer sollten also Wahlmöglichkeiten anbieten, mit denen der Patient sich identifizieren kann (Agich 1993). Beispielsweise sollten therapeutische Aktivitäten mit der **Lebensgeschichte des Patienten** harmonieren.

Auch Jennings et al. (1988) betonen, wie wichtig die **Beziehung zwischen Patient und Betreuer** für die Autonomie des chronisch pflegebedürftigen Patienten ist. Sie stellen den Begriff der Autonomie nicht in Frage, warnen aber vor seiner individualistischen Interpretation bei der praktischen Pflege von chronisch Kranken. Ihrer Meinung nach ist „Autonomie nicht irgendeine a priori existierende, abstrakt denkbare Eigenschaft einer Person. Sie ist vielmehr die Leistung eines Selbst, das sozial eingebettet und physisch verkörpert ist" (Jennings et al. 1988, S 12).

Wichtig

Autonomie entwickelt sich **innerhalb** der Beziehung zwischen Patient und Betreuer, während der Patient sich an die neue Situation – nämlich chronisch krank zu sein – gewöhnt.

Schlaganfallpatienten beispielsweise müssen mit Beeinträchtigungen und Behinderungen (sensomotorischer, kommunikativer und/oder kognitiver Art) zurechtkommen.

Patientenautonomie und ehrenamtliche Betreuung

Wichtig

Die medizinische Ethik konzentriert sich vorwiegend auf den **Schutz der Autonomie des Patienten** gegenüber einem professionellen Betreuer (meistens dem Arzt), aber nicht gegenüber Personen, die ihn ehrenamtlich betreuen (meistens der Familie).

Dies liegt daran, dass das Prinzip der Respektierung der Patientenautonomie in Reaktion auf die paternalistische Haltung von Ärzten gegenüber ihren Patienten entwickelt wurde und nicht mit Bezug auf die Familie des Patienten.

Die **Rolle der Familie** wurde in der medizinischen Ethik nur im Zusammenhang mit dem nicht mehr mündigen Patienten beschrieben, z.B. wenn die Familie den Patienten gesetzlich vertritt. Es wurde aber nicht betrachtet, wie die Familie die Autonomiebemühungen des Patienten unterstützt. Man kann sich aber durchaus vorstellen, dass die Familie unter Umständen die Autonomie des Patienten einschränkt, indem sie sich um alles kümmert – etwa bei einem Patienten mit kommunikativen Beeinträchtigungen.

5.4.2 Patientenautonomie in der Rehabilitationspraxis und der Betreuung in Pflegeheimen

In den folgenden Abschnitten geht es um **autonomiebezogene Begriffe** in der Rehabilitationspraxis und der Betreuung in Pflegeheimen.

Diese Begriffe werden unter den **Kategorien**
- Selbstpflege/Selbstversorgung (self-care),
- Selbstpflegebegrenzungen/Grenzen der Selbstversorgung (self-care limitations) und
- professionelle Betreuung (formal care)

zusammengefasst und den Konzepten der biomedizinischen Ethik gegenübergestellt.

Patientenautonomie, Selbstpflege (self-care) und deren Begrenzungen

Autonomie hängt mit den Begriffen der **Selbstpflege bzw. Selbstversorgung** (self-care) zusammen, die in der Literatur zu Pflege und Rehabilitation häufig gebraucht werden. Für sich selbst sorgen zu können ist für das menschliche Leben wesentlich. Man muss es lernen und die dazu nötigen Kenntnisse erwerben.

Orem (1995) definiert in ihren Untersuchungen zur Pflegepraxis **'Selbstpflege'** (self-care; vgl. Abschnitt 5.4, „Ergebnisse") als „die Praxis derjenigen Aktivitäten, die heranwachsende oder erwachsene Personen in gegebenem Zeitrahmen zu ihrem eigenen Nutzen, im Interesse der Erhaltung ihres Lebens und ihrer Gesundheit sowie der persönlichen Weiterentwicklung und des Wohlbefindens in die Wege leiten und durchführen" (Orem 1995, S 461).

Für sich selbst sorgen impliziert damit eine **Phase der Untersuchung und Entscheidung** (bestimmen, was man tun kann und tut) und eine **Ausführungsphase** (handeln) (Orem 1995). Orems Definition der Selbstpflege lässt sich dem ethischen Konzept von Autonomie als Selbstverwirklichung zuordnen.

> **Wichtig**
>
> Selbstpflege (self-care) bedeutet psychische, physiologische und soziale Aktivität, bei der man seine eigene Identität ausdrückt und entwickelt – Vorgänge, die für das Konzept von Autonomie als Selbstverwirklichung zentral sind.

Im Zusammenhang mit dem Begriff der Selbstpflege prägte Orem den Begriff der **'Fürsorge für Abhängige' (dependent care)**, den sie definiert als „die Praxis derjenigen Aktivitäten, die verantwortliche heranwachsende und erwachsene Personen für einige Zeit kontinuierlich zugunsten sozial abhängiger Personen zur Erhaltung von deren Leben und zur Förderung von deren Gesundheit und Wohlbefinden in die Wege leiten und durchführen" (Orem 1995, S 457). Fürsorge für Abhängige entwickelt sich meistens, wenn Familienmitglieder oder Freunde Hilfe brauchen.

Die Selbstpflege kann durch Begrenzungen eingeschränkt sein. Orem stellt **drei Arten von Begrenzungen** fest:
- Begrenztes **Wissen**
- Die eingeschränkte **Fähigkeit, zu urteilen und zu entscheiden**

■ Die eingeschränkte **Möglichkeit, ergebnis-orientiert zu handeln**

Diese Begrenzungen sind „zeitweilig einschränkende Einflüsse von Menschen und Umständen auf die untersuchenden, beurteilenden, entscheidenden und bewirkenden Aktivitäten einer Person zur Selbstpflege" (Orem 1995, S 461).

> **Wichtig**
>
> Selbstpflegebegrenzungen können sowohl persönlicher als auch situationsbedingter Natur sein.

Schlaganfallpatienten erfahren besonders zu Beginn ihrer Rehabilitation **persönliche Einschränkungen,** weil beispielsweise sensomotorische Beeinträchtigungen sie bei der Durchführung von Aufgaben behindern. Zu den **situationsbedingten Einschränkungen** zählt unter Umständen die Rolle, welche professionelle oder ehrenamtliche Betreuer einnehmen.

Wenn man von andern abhängig ist, etwa hinsichtlich alltäglicher Verrichtungen, bestimmt die Art der Hilfe durch den Betreuer zum Teil, ob man sich abhängig oder autonom fühlt. So stehen Selbstpflegebegrenzungen im Zusammenhang mit dem von Agich (1993) vertretenen Konzept der aktuellen Autonomie.

Patientenautonomie und professionelle Betreuung: Rehabilitationspraxis

Banja (1993) diskutiert ethische Fragen bei der Weiterbildung von Fachkräften in der Rehabilitation von Patienten mit Hirnverletzungen. Für diese spezifische Situation ist Autonomie ein ethisch herausforderndes Thema. Eine Hirnverletzung betrifft in geringerem oder größerem Ausmaß die Autonomie der Patientin, besonders zu Beginn des Rehabilitationsprozesses. Anderseits soll dieser Prozess gerade die Autonomie der Patientin wiederherstellen: die Patientin soll zunehmend wieder die Verantwortung für ihre Handlungen und Entscheidungen übernehmen können. Während

des Rehabilitationsprozesses ändert daher der Betreuer, als Teil der **Rehabilitationsumwelt,** seinen Ansatz:

> **Wichtig**
>
> Idealerweise führt eine Rehabilitation dazu, dass der Patient seine Entscheidungsfähigkeit und funktionellen Fähigkeiten zurückgewinnt und dass in entsprechendem Maße seine Autonomie wiederhergestellt wird.

Eine solche Wiederherstellung bedeutet unbedingt, dass der Klient Verantwortung für seine Entscheidungen und Handlungen übernimmt, und dies wiederum erfordert, dass der Betreuer allmählich die schützende Haltung aufgibt, welche er anfangs gegenüber dem Klienten eingenommen haben mag (Banja 1993, S 26–27).

Nach Banja verstehen professionelle Betreuer Unabhängigkeit häufig nur als körperliche Nicht-Abhängigkeit. Für Unabhängigkeit sind jedoch andere Aspekte und Faktoren wichtig.

> **Wichtig**
>
> Wesentlich für Unabhängigkeit sind die Fähigkeit und der Wunsch, auszudrücken, wer man ist, und der eigenen Unverwechselbarkeit, den eigenen Plänen und Lebensprojekten Ausdruck zu geben (Banja 1993).

Professionelle Betreuer, die in einer Rehabilitationseinrichtung arbeiten, sollten sehr sensibel auf derartige Äußerungen achten. Sie sollten sie nicht als Fälle mangelnder Kooperation (instances of non-compliance) ansehen, wenn sie im Widerspruch oder Widerstreit zum Behandlungsplan zu stehen scheinen. Vielmehr könnten sie der erste Versuch des Klienten sein, **Würde, Selbstsicherheit** und **Kontrolle über sein Leben** wieder zu beanspruchen.

> **Wichtig**
>
> Ein sich wandelnder Behandlungsansatz und große Aufmerksamkeit seitens des Betreuers sind entsprechend von entscheidender Bedeutung.

Man kann wohl erwarten, dass dasselbe für den Rehabilitationsprozess von Schlaganfallpatienten gilt. Banjas Ansicht über Autonomie und Rehabilitation unterstreicht die **Wichtigkeit der sozialen Umwelt des Patienten** als einen entscheidenden Umstand bei der Wiederherstellung seiner Autonomie.

Patientenautonomie und professionelle Betreuung: Betreuung in einem Pflegeheim

Im folgenden Abschnitt geht es insbesondere um Untersuchungen zu Bewohnern von Pflegeheimen. Obwohl die vorliegende Studie sich mit Schlaganfallpatienten befasst, die nur vorübergehend in Pflegeheimen aufgenommen sind, scheint eine kurze Darstellung der Ergebnisse solcher Untersuchungen doch von Nutzen.

Untersuchung zum Begriff „Lebensqualität". Van Campen u. Kerkstra (1995) haben den **Begriff der Lebensqualität** bei Pflegeheimbewohnern mit somatischen Krankheiten untersucht. Aus der Literatur übernahmen sie 'Autonomie' als eine Komponente von Lebensqualität und übersetzten **'erlebte Autonomie'** bei Pflegeheimbewohnern in die konkret erfassbaren Begriffe 'Privatsphäre', 'Autorität' und 'Unabhängigkeit' (letzteres nicht nur als physische Unabhängigkeit verstanden). In ihren Schlussfolgerungen stellten sie fest, dass es keine Messskalen zur Erfassung erlebter Autonomie gibt. Taes et al. (1996) berichteten von einer ersten Entwicklungsphase einer solchen Messskala.

Untersuchung zur „Betreuungsqualität". Mattiasson u. Andersson (1995) interviewten 60 chronisch kranke, aber souveräne (competent) Pflegeheimbewohner, die durchschnittlich seit zwei Jahren im Heim wohnten. Sie fragten nach der Qualität der Heimbetreuung. **Betreuungsqualität** wurde von ihnen als das Ausmaß operationalisiert, in dem individuelle Prioritäten (d.h. der Grad der wahrgenommenen persönlichen Autonomie) und institutionelle Möglichkeiten übereinstimmten bzw. voneinander abwichen. Die interviewten Patienten fanden es wichtiger, Gelegenheiten zum Aufbau und zur Pflege sozialer Kontakte zu haben, als alltägliche Routinen (wie bspw. die Essenszeiten oder das Aufsuchen der Toilette) beeinflussen zu können.

Untersuchung zum „Abhängigkeitskonflikt". Van der Wulp (1986) untersuchte das Leben von Pflegeheimbewohnern und konzentrierte sich dabei vor allem auf deren Wahrnehmung ihrer Schädigungen (impairments), ihres Lebens im Pflegeheim und der zeitlichen Gegebenheiten. Er fand eine konfliktgeprägte Situation, eine Kluft zwischen ihrem Willen und ihren physischen Möglichkeiten. Daraus schloss er, dass die Autonomie körperlich abhängiger Menschen auf dem Spiel steht, sobald sie der Hilfe anderer bedürfen. Betreuer sollten auf diesen Konflikt – van der Wulp nennt ihn den **'Abhängigkeitskonflikt'** – aufmerksam sein. Achtsamkeit ist nicht nur nötig im Hinblick darauf, wie ein Betreuer einer Patientin hilft. Es ist auch zu beachten, in welcher Art und Weise die Patientin darauf reagiert, und es ist wichtig, mit der Patientin über ihre Reaktion zu reden. Dieser Gedanke passt zur Betreuungsethik, die von Tronto (1994) vertreten wird. Sie legt darin ein Schwergewicht auf die Verantwortung des Betreuers.

> **Wichtig**
>
> Verantwortung schließt ein, aufmerksam für die Bedürfnisse des Anderen zu sein, sich ihrer anzunehmen und anzuerkennen, dass man sie erfüllen kann.

Dies kann aber nach Trontos Ansicht nur verwirklicht werden, wenn die andere Person die gebotene Hilfe beantwortet. Wulps und Trontos Sichtweisen entsprechen Agichs Vorstellung von 'aktueller Autonomie' (1993). Da bei der Rehabilitation von Schlaganfallpatienten Abhängigkeitskonflikte zu erwarten sind, ist ein achtsames Herangehen erforderlich.

5.5   Diskussion

Die **biomedizinische Ethik** kennt im Zusammenhang mit der Rehabilitation von Schlaganfallpatienten **drei Konzepte von Autonomie:** Selbstbestimmung, Selbstverwirklichung und aktuelle Autonomie. Was diese Konzepte für den Patienten und für seine Umwelt (seine professionellen und ehrenamtlichen Betreuer) bedeuten, wird in ◘ **Tabelle 5.1** im Überblick dargestellt. In den Spalten Patient und Umwelt werden zu den drei Konzepten von Autonomie die entsprechenden **Schlüsselbegriffe** hinsichtlich der Rehabilitation von Schlaganfallpatienten in Pflegeheimen aufgeführt.

Zum dritten Autonomiekonzept, der aktuellen Autonomie, finden sich in den beiden Umwelt-Spalten weit mehr Begriffe als zu den beiden ersten Konzepten (Selbstbestimmung und Selbstverwirklichung). Dies überrascht nicht, ist doch das Konzept der aktuellen Autonomie ein **soziales Konzept von Autonomie,** das Unterstützung seitens der Umwelt voraussetzt. Selbstbestimmung und Selbstverwirklichung hingegen sind **individuelle Konzepte von Autonomie** und betonen Unabhängigkeit und Authentizität.

Die Ergebnisse legen nahe, dass ein soziales Konzept von Autonomie für die Praxis der Rehabilitation von Schlaganfallpatienten sinnvol-

◘ **Tabelle 5.1.** Konzepte und Schlüsselbegriffe zur Autonomie des Schlaganfallpatienten

KONZEPTE	PATIENT	UMWELT	
Konzepte von Autonomie	Autonomie des Patienten	professionelle Betreuung	ehrenamtliche Betreuung
Selbstbestimmung (self-governance)	Unabhängigkeit persönliche Selbstbestimmung (personal rule) Individualität Souveränität/Mündigkeit (competence) autonome Entscheidungen informierte Zustimmung Privatsphäre mangelnde Mündigkeit (incompetence)	Respektierung der Autonomie Information Respekt vor Privatsphäre	gesetzliche Vertretung
Selbstverwirklichung (self-realization)	Authentizität eigene moralische Werte Unverwechselbarkeit Individualität Entwicklung Selbstpflege (self-care) Grenzen der Selbstpflege	sinnvolle Wahlmöglichkeiten Grenzen der Selbstpflege	Grenzen der Selbstpflege Fürsorge für Abhängige (dependent care)
Aktuelle Autonomie (actual autonomy)	Beziehung Identität Entwicklung Abhängigkeit Antwortbereitschaft Kontextualität	Beziehung Sinnvolle Wahlmöglichkeiten Achtsamkeit Unterstützung Verantwortung sich wandelnder Betreuungsansatz	Beziehung Achtsamkeit Fürsorge für Abhängige Verantwortung

ler ist als ein individuelles. Schlaganfallpatienten fühlen sich während der ersten Monate nach dem Insult oft verwirrt, ängstlich und unsicher und sind stark von andern Menschen abhängig. Daher gewährt ein **soziales Konzept von Autonomie** einen besseren **ethischen Bezugsrahmen zur Rehabilitation** dieser Patienten als ein individuelles Autonomiekonzept. Außerdem macht es wenig Sinn, bei der Betreuung von Schlaganfallpatienten in den ersten Monaten nach dem Insult 'negative Freiheit' zu befürworten, also eine Nicht-Einmischung Anderer.

Nun stellt sich die wichtige Frage, ob dies für alle **Phasen der Rehabilitation** von Schlaganfallpatienten zutrifft. Ein wesentliches Rehabilitationsziel ist der Übergang von Abhängigkeit zu Unabhängigkeit.

> **Wichtig**
>
> Da der Patient sich in dem Prozess befindet, seine Fähigkeiten zurückzugewinnen, ist bezüglich seiner Autonomie unbedingt ein **dynamischer Ansatz** erforderlich.

Mehrere Autoren suchen nach **brauchbaren Modellen für einen dynamischen Ansatz.** Vorgeschlagen wird beispielsweise ein Abwechseln zwischen Wohltätigkeit und Autonomie (beneficence and autonomy) von Meier (1994) oder ein Modell, das auf gegenseitiger Abhängigkeit und sorgfältiger Abwägung (interdependence and deliberation) beruht (Wegener 1996).

Pool (1995) hat eine empirische Studie zu Autonomie, Abhängigkeit und Langzeit-Pflege vorgelegt, die sich vorwiegend auf die häusliche Pflege konzentriert. Dazu hat er Gemeindekrankenschwestern (district nurses), Pflegehelferinnen (auxiliary nurses) und zu Hause lebende Patienten mit chronischen Krankheiten interviewt. Er vertritt den Standpunkt, zu pflegerischer Betreuung gehöre nicht allein die Respektierung der Autonomie der Patientin, sondern auch die Wiederherstellung ihrer Autonomie. Autonomie bei Langzeitbetreuung könne am besten als Prozess verstanden werden, weil Krankheit die Autonomie beeinflusse. Die Frage, ob verschiedene Phasen des Rehabilitationsprozesses verschiedene Herangehensweisen erfordern, hat Pool nicht untersucht.

Insgesamt erhellt diese Konzeptanalyse die Tatsache, dass die Mehrzahl der Untersuchungen zu Patientenautonomie primär auf **theoretischen Überlegungen** beruht und nicht auf empirischen Untersuchungen. Daher sind auch die zusammengetragenen Konzepte theoretisch. Empirische Studien zur Patientenautonomie beschäftigen sich fast ausschließlich mit Bewohnern von Pflegeheimen und betreffen nicht jene Patienten, die vorübergehend zur Rehabilitation in Pflegeheime aufgenommen werden, etwa Schlaganfallpatienten.

Die Analyse zeigt mindestens **drei wichtige Forschungsbereiche** auf, in denen das Phänomen der Autonomie in seinem Bezug zu Schlaganfallpatienten weiter untersucht werden sollte.

- Es sollten mehr Daten dazu gesammelt werden, wie **Schlaganfallpatienten selbst** ihre Autonomie während der verschiedenen Phasen der Rehabilitation begreifen und wertschätzen.
- Unsere Literaturanalyse (auf den Gebieten Bioethik und Pflegewissenschaften) erhellt die Bedeutung des Kontexts bei der Wiederherstellung der Autonomie von chronisch kranken Patienten. Es ist daher nötig, die **Ansichten professioneller und ehrenamtlicher Betreuer** von Schlaganfallpatientinnen weiter zu erforschen.
- Es sollte weiter untersucht werden, **ob ein soziales Konzept von Autonomie für alle Phasen der Rehabilitation von Schlaganfallpatienten in Pflegeheimen geeignet ist.**

Für die Rehabilitationspraxis können an dieser Stelle noch keine endgültigen Schlüsse gezogen werden. Die Ergebnisse unserer Konzeptanalyse zeigen aber, wie wichtig die Beziehung zwischen den Angehörigen der Gesundheitsberufe und den Schlaganfallpatienten ist. Das multidisziplinäre Team der Gesundheitsberufe sollte die Autonomie der Patienten als einen dynamischen Prozess ins Blickfeld nehmen, der eine laufende Feinabstimmung der therapeutischen Eingriffe und Betreuungspraktiken erfordert.

5.6   Zusammenfassung

ℹ Fazit

- Der Beitrag analysiert verschiedene Konzepte von **Autonomie bei der Rehabilitation von Schlaganfallpatienten.**
- **Drei wichtige Konzepte von Autonomie** im Bereich biomedizinischer Ethik lassen sich unterscheiden: Selbstbestimmung (self-governance), Selbstverwirklichung (self-realization), Aktuelle Autonomie (actual autonomy).
- Ein Vergleich dieser Konzepte mit Konzepten aus den Pflegewissenschaften zeigt, wie **wichtig die soziale Umwelt** (professionelle und ehrenamtliche Betreuerinnen und Betreuer) für eine Wiederherstellung der Autonomie ist.
- Wegen der Situation des Schlaganfallpatienten in einem Pflegeheim und der entsprechenden Umstände macht ein **soziales Konzept von Autonomie** bei der Rehabilitation mehr Sinn als ein individuelles.
- Bisherige Studien zur Patientenautonomie beruhen mehrheitlich auf **theoretischen Überlegungen,** nicht auf empirischen Untersuchungen.
- **Weitere Forschung** zur Einschätzung der Situation durch die Betroffenen und ihre Betreuer ist nötig, um herauszufinden, ob sich ein soziales Konzept von Autonomie für alle Phasen der Rehabilitation eignet.
- Für die Praxis der Rehabilitation können bisher noch keine endgültigen Schlüsse gezogen werden.

Literatur

Agich GJ (1990) Reassessing autonomy in long-term care. Hastings Cent Rep 20 (6): 12–7

Agich GJ (1993) Autonomy and long-term care. Oxford, Oxford University Press

Banja JD (1993) Ethical issues in staff development. In: Durgin CJ, Schmidt ND, Fryer LJ (Hrsg) Staff development and clinical intervention in brain injury. Maryland, Aspen, S 23–41

Beauchamp TL, Childress JF (1994) Principles of biomedical ethics. Oxford University Press

Berlin I (1969) Two concepts of liberty. Four essays on liberty. Oxford, Oxford University Press

van Campen C, Kerkstra A (1995) Kwaliteit van leven van somatische verpleeghuispatienten. Een begripsverheldering en overzicht van meetinstrumenten (Lebensqualität von somatisch Kranken in Pflegeheimen. Eine Zusammenfassung von Konzepten und Messskalen). Utrecht: NIVEL

Dehnhardt B et al. (2000) Fachwörterbuch Ergotherapie: Deutsch – Englisch. Englisch – Deutsch. Idstein, Schulz-Kirchner

Jennings B, Callahan D, Caplan AL (1988) Ethical challenges of chronic illness. Hastings Cent Rep 18 (Suppl 1): 1–16

Kirkevold M (1997): Pflegetheorien. München, Wien, Baltimore, Urban u. Schwarzenberg

Mattiasson A, Andersson L (1995) Quality of nursing home care assessed by competent nursing home patients. In: Autonomy in nursing home settings. Mattiasson A (Hrsg.). Stockholm, Karolinska Institute, Study 5, 1–14.

Meier RH, Purtilo RB (1994) Ethical issues and the patient-provider relationship. Am J Phys Med Rehabil 73: 365–6.

Mill JS (1985) On liberty. Harmondsworth, Penguin Books [zuerst publiziert 1859]

Miller BL (1981) Autonomy and the refusal of livesaving treatment. Hastings Cent Rep 11 (4): 22–8

Orem DE (1995) Nursing: Concepts of practice. St. Louis, Mosby

Pool A (1995) Autonomie afhankelijkheid en langdurige zorgverlening (Autonomie, Abhängigkeit und Langzeit-Pflege). Utrecht, Lemma

Proot IM et al. (1998) Autonomy in the rehabilitation of stroke patients in nursing homes. A concept analysis. Scand J Caring Sci 12: 139–145

Proot IM (2000) Changing autonomy: New perspectives on the care for stroke patients in nursing homes. Thesis. Maastricht: University Press

Proot IM et al. (2002) Autonomy in stroke rehabilitation: the perspectives of care providers in nursing homes. Nursing Ethics 9: 36–50

Taes CGJ, van Campen C, Kerkstra A (1996) Ervaren autonomie en ervaren veiligheid bij somatische verpleeghuisbewoners (Erfahrene Autonomie und erfahrene Sicherheit bei somatisch Kranken in Pflegeheimen). Kwaliteit en Zorg (Qualität und Pflege) 4: 52–62

Taylor C (1991) The malaise of modernity. Don Mills, Stoddard Publishing [Neu veröffentlicht 1992 unter dem Titel: The ethics of authenticity. Cambridge, Harvard University Press]

Tronto JC (1994) Moral boundaries: A political argument for an ethic of care. New York, Routledge

Wegener ST (1996) The rehabilitation ethic and ethics. Rehabilitation Psychology 41: 5–17.

van der Wulp JC (1986) Verstoring en verwerking in verpleeghuizen (Beeinträchtigungen und ihre Behebung in Pflegeheimen). Nijkerk, Intro

Ergotherapie, Ethik und Recht

J. Zinsmeister, B. Reischle

6.1 Einführung

Die Ergotherapie ist dem Dienst am Menschen verpflichtet.

> "In welches Haus immer ich eintrete, eintreten werde ich zum Nutzen der Kranken, frei von jedem willkürlichen Unrecht und jeder Schädigung…" (zit. in Laufs u. Uhlenbruck 1999).

Dieser Auszug aus dem **Hippokratischen Eid** bildet noch heute die **Grundlage der traditionellen Berufsethik aller Heilberufe** (die Anerkennung der Ergotherapie als Heilberuf ist in der Bundesrepublik noch nicht vollzogen, sie wird vielmehr als Heilhilfsberuf bzw. Medizinalfachberuf eingestuft; diese Klassifikationen werden nach Auffassung der Autorinnen dem Berufsbild jedoch nicht gerecht): Die Heilkunde als Wissenschaft, die dazu bestimmt ist, dem Individuum zu helfen und seine Würde zu respektieren.

In der Praxis wird das **Verhältnis von Therapeuten und Klienten**[1] aber zunehmend von den Belangen der Allgemeinheit durchdrungen. Dies liegt vor allem am deutschen, nicht mehr primär am Individuum orientierten, öffentlichen Gesundheitssystem. Denn tatsächlich werden Notwendigkeit, Umfang und Inhalt der therapeutischen Behandlung in erster Linie nicht von Therapeuten und Klienten, sondern von den öffentlichen Leistungsträgern bestimmt.

> **Wichtig**
>
> Die Ergotherapie ist als staatlich anerkanntes Heilmittel in ihrem Tätigkeitsfeld, ihrer Zielsetzung und Finanzierung rechtlich definiert.

Neben ethischen Erwägungen bilden damit auch Gesetze und Verordnungen die Grundlage therapeutischen Handels. Sie begrenzen aber auch den therapeutischen Spielraum.

Ergotherapie soll nur aufgrund und im Rahmen ärztlicher Verordnung angewandt werden. Sozialabbau und Einsparungen im Gesundheitsbereich führen zu zunehmender Budgetierung einzelner Leistungsbereiche. Qualitätsmanagement normiert berufliche Standards. So können sich Ergotherapeuten als **Leistungserbringer** der öffentlichen Gesundheitspflege leicht in einem Interessenkonflikt wiederfinden. Den Kostensparungsinteressen des staatlichen Leistungsträgers und einer Gesellschaft, die Behinderung, Krankheit und Alter auszublenden versucht, einerseits stehen die Freiheits- und Selbstbestimmungswünsche ihrer Klientel als **Leistungsempfänger** andererseits entgegen (zum Paradigma des sozialrechtlichen Dreiecksverhältnisses am Beispiel der ambulanten Pflege vgl. Degener 1994). Auch die strukturelle Abhängigkeit der Ergotherapie von ärztlichen Verordnungen und Weisungen kann solche Interessenkonflikte produzieren, z.B. wenn Ärztin, Ergotherapeutin und Klientin in der Behandlung jeweils unterschiedliche Methoden und Zielsetzungen verfolgen.

In Spannungsfeldern wie diesen werden Gesetze und Verordnungen die Ergotherapie nicht von der Entwicklung einer therapeutischen Ethik entbinden – sondern ethische Fragen vielmehr gerade erst aufwerfen.

---

1 Der Begriff der „Patientin" bzw. „Patient" wird bewusst gemieden. Ergotherapeutinnen und Ergotherapeuten arbeiten im Kontext ihrer Behandlungen mit unterschiedlichsten Personen, mit kranken wie auch gesunden Menschen. Das Bild der zu behandelnden „kranken Patientin" reduziert im Rahmen einer naturwissenschaftlich-medizinischen Auffassung vom Menschen die Betroffenen leicht zum Objekt und die angebotene Therapie auf ein medizinisch-mechanistisches Verständnis. In ihrer Kritik darauf (und auch mit Übernahme ergotherapeutischer Praxismodelle aus dem englischsprachigen Raum) setzt sich in der (deutschen) Ergotherapie zunehmend der Begriff „Klient" bzw. „Klientin" durch. Dieser fokussiert die psychosoziale Beziehung in der Therapie, d.h. einerseits die Stellung der Therapeutin als Unterstützung anbietende Beraterin und „Anwältin" (gegenüber ihrer Positionierung als bloße Behandlerin) und andererseits die Stellung der betroffenen Person als aktive Leistungspartnerin im Gesundungsprozess. Er wird daher in diesem Text – trotz erheblicher etymologischer Bedenken – verwendet.

> **Fallsituation**
>
> Der Erfolg einer langjährigen Therapie mit dem Ziel, einem Menschen den Umzug aus dem Heim in eine eigene Wohnung zu ermöglichen, droht zu scheitern, weil das Sozialamt die Übernahme der Wohnkosten als unverhältnismäßig ablehnt.
>
> Auf Rat des Arztes hin will der gesetzliche Betreuer eines autistischen Mannes diesen in einem anderen Wohnheim anmelden. Der Klient wehrt sich gegen den Umzug, er und seine Ergotherapeutin wollen verhindern, dass er seine gewohnte Umgebung aufgeben muss.

Wichtig

Rechtlichen wie ethischen Konflikten liegen widerstreitende Interessen und deren Regelung zugrunde. Doch Recht kann die Entwicklung einer beruflichen Ethik nicht ersetzen.

In dem Beitrag soll daher zunächst das **Verhältnis von Recht und Ethik** skizziert werden. Es wird ein Überblick über die Rechtsstellung der Klientel gegenüber den Therapeuten und der geplanten gesetzlichen Verbesserungen gegeben. Anhand dessen wollen wir dazu ermutigen, eine **Berufsethik** zu entwickeln, die es insbesondere zum Ziel hat, die Selbstbestimmung der Klienten zu wahren und zu verteidigen.

6.2   Ethik und Recht

Sowohl das Recht als auch die Ethik haben die Funktion, soziales Verhalten zu steuern und widerstreitende Interessen zu regeln.

Doch das Recht kann und soll soziale Beziehungen nicht lückenlos regeln. Kein Gesetz kann alle Probleme vorhersehen und maßgeschneiderte Lösungen anbieten. Gesetze bilden lediglich die Rahmenbedingungen.

Wichtig

Geltendes Recht kann aber auch im Widerspruch zu unseren ethischen Vorstellungen stehen.

Gesetzmäßiges Verhalten kann unmoralisch, **moralisches Verhalten** rechtswidrig sein. Denn abweichend von der Ethik sanktioniert das Recht vorrangig bestimmte Handlungen oder deren Erfolge ohne Rücksicht auf die zugrunde liegende Motivation. Gesetze basieren zudem nicht auf der abstrakten Idee einer für alle geltenden und immer währenden Gerechtigkeit, sondern sind Ergebnisse einer dem stetigen Wandel unterliegenden politischen Willensbildung.

Auch Ergotherapeutinnen müssen, so die hier vertretene These, in dem bestehenden Gesundheitssystem immer wieder in **Konflikt** geraten, zwischen dem, was für sie rechtlich machbar ist und dem, was therapeutisch wünschenswert wäre. Wenn es das Ziel der ergotherapeutischen Versorgung ist, dass die Klientin Selbständigkeit und Lebensqualität zur eigenverantwortlichen Bewältigung des Alltags wiedergewinnt (Scheepers 1999), so stellt sich die Frage, wie Therapeutin und Klientin dieses Ziel überhaupt erreichen können, innerhalb der vorgegebenen, weitgehend fremdbestimmten Strukturen des öffentlichen Gesundheitswesens und in einer Gesellschaft, die Menschen aufgrund ihres Alters, ihrer Behinderung oder Erkrankung ausgrenzt.

6.3   Recht und Gerechtigkeit: Diskriminierung von Menschen im Alter, mit Krankheit und Behinderung

Gesetze begründen allgemein verbindliche Gebote und Verbote, nach denen Bürger und Behörden handeln sollen. Vor dem Gesetz sind alle gleich. Es gilt gleichermaßen für Menschen mit und Menschen ohne Behinderung und Erkrankung. So will es die Verfassung.

Dennoch konnte die **Behindertenbewegung** der BRD erst 1994 die Verankerung des Menschenrechts Behinderter auf Schutz vor Benachteiligung im Grundgesetz durchsetzen. Die **Diskriminierung** von Menschen mit Beein-

6

trächtigungen ist dadurch aber noch lange nicht beseitigt. Gerade Menschen im Alter und Menschen mit Behinderungen und Erkrankungen erfahren im Berufsleben, in der Therapie, im Heim, in der Psychiatrie und im öffentlichen Leben zahlreiche Einschränkungen ihrer **persönlichen Freiheit und Würde.** Faktische, aber auch rechtliche Einschränkungen ihrer **Autonomie** sind:

- Kommunikations- und Mobilitätsbarrieren
- Die Unterschätzung der beruflichen Qualifikation von alternden Menschen und Menschen mit Beeinträchtigungen durch Arbeitgeber und Arbeitsämter
- Die gesellschaftliche Aussonderung in Sonderschulen, Heimen, Werkstätten und anderen Rehaeinrichtungen
- Die Abhängigkeit von Leistungen der staatlichen Fürsorge und Sozialversicherung

§ 22 Nr.2 PBefG

(Personenbeförderungsgesetz) verpflichtet beispielsweise Beförderungsunternehmen im öffentlichen Nah- und Fernverkehr, jeden Fahrgast mitzunehmen, soweit dessen Beförderung mit den regelmäßig eingesetzten Beförderungsmitteln möglich ist. Viele Bahnsteige können aber nach wie vor nur über Treppen erreicht werden. Und da rollende Fahrgäste regelmäßig durch Stufen an der Einfahrt in Busse und Bahnen gehindert werden, gilt die Beförderungspflicht für sie also nicht. Die Deutsche Bahn AG stellt, trotz jahrelanger Forderungen der Behindertenverbände und des Deutschen Bundestages nach fahrzeuggebundenen Einstiegshilfen (Beschluss Deutscher Bundestag vom 23.6.1994), weiterhin lediglich nach Voranmeldung externe Hublifte zur Verfügung. In anderen Ländern, insbesondere den USA, gehören fahrzeuggebundene Einstieghilfen, für die eine Reservierung nicht erforderlich ist, bereits seit Jahren zum Standard bei Bussen und Bahnen.

Behinderte, kranke und alte Menschen wehren sich zunehmend gegen die **„fürsorgliche Entmündigung",** der sie ausgesetzt sind. Ärztinnen, Therapeutinnen und Sachbearbeiter entscheiden als sog. Sachverständige, was für sie gut und richtig ist. Die Betroffenen werden zwar immer häufiger, aber immer noch viel zu selten befragt (Arnade 1997). Die jahrelangen Forderungen nach mehr Selbstbestimmung prägen die neuere Gesetzgebung und entsprechende Vorhaben. Am 01.07.2001 trat das Gesetz zur Rehabilitation und Teilhabe behinderter und von Behinderung bedrohter Menschen (Neuntes Sozialgesetzbuch-SGB IX) in Kraft. Es erklärt die Förderung der Selbstbestimmung behinderter und „von Behinderung bedrohter" Menschen zum Ziel jeder Rehabilitationsmaßnahme. Die gesetzliche Gleichstellung behinderter Menschen in allen Bereichen des gesellschaftlichen Lebens soll durch das seit 01.04.2002 geltende **Bundesbehindertengleichstellungsgesetz** und durch **entsprechende Landesgesetze** verwirklicht werden (das Behindertengleichstellungsgesetz wird derzeit unter der Federführung des BMA entwickelt, es soll im Herbst 2002 in Kraft treten).Im Rahmen einer diskutierten **„Patientencharta"** soll das ärztliche Behandlungsverhältnis kodifiziert und darin die Rechte der Patientinnen gestärkt werden.[2]

6.3.1 Umgang mit Krankheit, Alter und Behinderung

Dreh- und Angelpunkt der **Diskriminierung** von Menschen, im Alter, mit Krankheit und Beeinträchtigungen ist die Definition des jungen, gesunden, nichtbehinderten und männ-

---

2 Der Beitrag schildert die Gesetzeslage zum 20.06.2002. Alle in diesem Beitrag angeführten rechtlichen Verhältnisse, die sich derzeit in Diskussion und Umbruch befinden, sowie angestrebte Gesetzesänderungen, die hier beschrieben werden, sind selbstverständlich nach Erscheinen des Beitrages auf den aktuellen Stand ihrer Entwicklung hin zu prüfen. Die Landesbehindertengleichstellungsgesetze waren bei Redaktionsschluss erst in wenigen Bundesländern verabschiedet.

lichen Menschen als **Norm,** an die sich der verbleibende Teil einer Bevölkerung anpassen soll.

Die Folgen dieser Normierung sollen exemplarisch an den Definitionen der „Behinderung" und „Krankheit" aufgezeigt werden.

Behinderung

Behinderung wird von den geltenden Gesetzen als subjektive Beeinträchtigung der jeweiligen Menschen beschrieben, die es ihnen erschwert, sich in die Gesellschaft einzugliedern.

> In §2 SGB IX heißt es:
> „Menschen sind behindert, wenn ihre körperliche Funktion, geistige Fähigkeit oder seelische Gesundheit mit hoher Wahrscheinlichkeit länger als sechs Monate von dem für das Lebensalter typischen Zustand abweichen und daher ihre Teilhabe am Leben in der Gesellschaft beeinträchtigt ist."

Die Formulierung ist noch angelehnt an den dreistufig aufgebauten **Behindertenbegriff der ICIDH (Internationale Klassifikation der Funktionsfähigkeit und Behinderung) der WHO,** wonach sich Behinderung aus impairment (Schädigung), disability (Aktivitätseinschränkung) und handicap (soziale Beeinträchtigung) zusammensetzt. Gleichzeitig soll durch Einbeziehung der gesellschaftlichen Teilhabe der Weiterentwicklung des internationalen Behinderungsbegriffs durch die im Jahr 2001 von der WHO beschlossene ICF (Internationale Klassifikation der Funktionsfähigkeit, Behinderung und Gesundheit) Rechnung getragen werden.

Das SGB IX versucht, dem Begriff der Behinderung sowohl die individuellen Einschränkungen von Menschen als auch die gesellschaftlichen Reaktionen hierauf zugrunde zu legen. Als Ursache mangelnder gesellschaftlicher Teilhabe gelten dabei die individuellen Einschränkungen (Defizite) der Betroffenen.

> „Das bedeutet im Klartext nichts anderes als: Die Tatsache, daß ich nicht laufen kann und zum Ausgleich einen Rollstuhl nutzen muß,... ist

dafür verantwortlich, daß ich nicht in die Straßenbahn komme. Behinderung und Eingliederungsfähigkeit werden als individuelles Schicksal und nicht als gesellschaftliches Problem definiert." (Heiden 1996).

Eine Gesellschaft, die ihre Infrastruktur und Wertvorstellungen an den Befähigungen sog. gesunder und normaler Menschen ausrichtet, schließt notwendig andersbefähigte, also behinderte, kranke und alte Menschen von der öffentlichen Teilhabe aus: Behindert ist man nicht, behindert wird man (Heiden 1997).

> **Wichtig**
>
> Fundament einer ethisch-juristischen Gleichstellung aller Individuen durch die Menschenrechte kann nur eine Ethik der Differenz sein: Die Gleichheit aller Menschen aufgrund ihrer Verschiedenheit. Diese Gleichheit sichert dem Einzelnen seine Authentizität, Individualität und Unverwechselbarkeit (Zifas 1998).

Die geltende **individuumszentrierte und defizitorientierte Definition** von Behinderung hat wesentliche Bedeutung für die Rechtsstellung der Betroffenen.

Weil die Behinderung auf individuelle Funktionsbeeinträchtigungen zurückgeführt wird, war die **staatliche Behindertenhilfe** bislang alleine darauf ausgerichtet, den von der Behinderung Betroffenen individuelle Förderung und Fürsorge durch Vorsorge, Rehabilitation und Pflege zu gewähren. Diese Hilfe ist wichtig, aber nicht ausreichend.

> **Wichtig**
>
> Individuell ausgerichtete Vorsorge, Rehabilitation und Pflege sind nicht geeignet, gesellschaftliche Ausgrenzungsmechanismen, sei es in Form baulicher Barrieren oder sozialer und beruflicher Ausgrenzung der Betroffenen, zu beseitigen.

Das **Forum behinderter Juristinnen und Juristen in der BRD definierte Behinderung** daher konsequent um:

„Eine Behinderung ist jede Maßnahme, die Menschen mit Beeinträchtigungen Lebensmöglichkeiten nimmt, beschränkt oder erschwert." (Forum behinderter Juristinnen und Juristen 1995).

Krankheit

Unter einer **Krankheit im sozialversicherungsrechtlichen Sinn** versteht die Rechtsprechung einen regelwidrigen Körper- oder Geisteszustand, der ärztlicher Behandlung bedarf und/oder Arbeitsunfähigkeit zur Folge hat (Urteil des BSG vom 20.10.1972). Welcher Mensch, welcher Zustand behandelbar und daher auch behandlungsbedürftig ist, hängt also wesentlich vom Stand ärztlicher Diagnostik, Therapie, Forschung und Gerätemedizin sowie von gesellschaftlichen Wertungen ab.

6.3.2 Mittelbare Diskriminierung von Frauen im Alter, mit Krankheit und Behinderung

Soweit eine Regelung eine **unterschiedliche Behandlung der Geschlechter** nicht ausdrücklich vorsieht, sind Gesetze neutral – d.h. unter Verwendung des „männlichen Neutrums" – formuliert. Dennoch **erfahren Frauen im Alter, mit Krankheit und Behinderung eine doppelte Diskriminierung:** aufgrund ihrer Beeinträchtigungen und aufgrund ihres Geschlechts.

> **Wichtig**
>
> Trotz ihrer vermeintlich neutralen Formulierung sind die Sozialversicherungsgesetzgebung und das Rehabilitationsrecht an der männlichen Erwerbsbiographie ausgerichtet.

Frauen sind häufiger in der Familienarbeit, in schlechter entlohnten Bereichen, auf niedrigeren Positionen und auf Teilzeitstellen beschäftigt. Sie zahlen dadurch durchschnittlich weniger und niedrigere Beiträge in die Sozialversicherung ein. Dies führt bei **Eintritt des Versicherungsfalls** – insbesondere in der Renten- und Arbeitslosenversicherung – zu empfindlichen Nachteilen bei der Leistungsgewährung. Im Rentenalter bedürfen gerade Frauen daher häufig ergänzender Leistungen der Sozialhilfe.

> ❯ **Fallsituation**
>
> Eine Hausfrau, die plötzlich auf den Rollstuhl angewiesen ist, erhält kaum gesetzliche Leistungen zur Verbesserung ihrer allgemeinen Mobilität oder Assistenz für die zu leistende Familienarbeit, denn Leistungen zum **behindertengerechten Umbau** eines KFZ werden ebenso wie die Arbeitsassistenz in der Regel an die Erwerbstätigkeit geknüpft. Hat sie Kinder zu versorgen, so werden ihr die benötigten gesetzlichen Leistungen (z.B. Kinderbetreuungshilfe nach dem Kinder- und Jugendhilfegesetz SGB VIII) oft verweigert, weil diese nach dem Gesetz zwar möglich aber nicht ausdrücklich als Leistung für behinderte Eltern(teile) definiert sind: Die **Existenz behinderter Mütter** hat der Gesetzgeber nicht gesehen (Zinsmeister 2002).

Die deutliche Unterrepräsentanz von Frauen **in Maßnahmen der beruflichen Rehabilitation** wird unter anderem darauf zurückgeführt, dass diese Angebote bislang häufig nicht wohnortsnah angeboten werden, sondern mit einer stationären bzw. internatsmäßigen Unterbringung verbunden sind. Viele Frauen sind aufgrund ihrer familiären Verpflichtungen damit an der Teilnahme beruflicher Reha-Maßnahmen gehindert (Hermes 1994). Das SGB IX berücksichtigt ausdrücklich die Belange behinderter Frauen und räumt ihnen die Möglichkeit ein, bei Bedarf Rehabilitationsmaßnahmen in ambulanter Form oder in Teilzeit wahrzunehmen (zur Rechtsstellung behinderter Frauen nach dem neuen SGB IX eingehender: Zinsmeister 2002 in: STREIT).

6.4 Auswirkungen der Definitionen von Behinderung und Krankheit auf Heilbehandlung und Rehabilitation

Welcher Zustand „regelwidrig" oder „vom typischen Lebensalter abweichend" und daher (je nach seiner zu erwartenden Dauer) rechtlich als Krankheit oder Behinderung einzuordnen ist, darüber entschied bislang die **ärztliche Diagnose**. Um als kranker Mensch in den Genuss seiner Versicherungsleistungen zu kommen, müssen die „subjektiven" Beschwerden von Ärzten „objektiv" bestätigt werden können.

Die Definition dessen, was medizinisch regelwidrig ist, hat wesentliche Bedeutung für die Entscheidungen von Ärztinnen und Therapeutinnen. Sie beeinflusst die Entscheidung dahingehend, ob eine Therapie auf die Heilung einer Krankheit bzw. die Beseitigung einer Behinderung abzielen soll oder ob die Klientin darin unterstützt werden sollte, mit den vorhandenen Einschränkungen zu leben. Sie kann ebenso über Leben und Tod der Betroffenen entscheiden:

Die Definition behinderten Lebens als **lebensunwertes Leben** führt in der Fortentwicklung der Gentechnologie, insbesondere im Bereich der **pränatalen Diagnostik**, der Invitrofertilisation und der Stammzellenforschung zu immer mehr technischen Möglichkeiten der eugenischen Auslese andersbefähigter Menschen. Auch in den Diskussionen um die ethische und rechtliche Legitimation der **Sterbehilfe**, der Frage nach dem Wert und Sinn eines Lebens mit schwerer Erkrankung, stehen die Vorstellungen einer „gesunden" Gesellschaft von der Krankheit im Vordergrund.

Wichtig

Die Reduktion von Erkrankung und Behinderung auf medizinisch diagnostizierte Defekte hat die Gesundheitspolitik und die Sozialversicherungsgesetze über Jahrzehnte geprägt.

Leistungen zur allgemeinen sozialen Eingliederung – z.B. zur Verbesserung der allgemeinen Mobilität oder die gerade für viele behinderten Eltern wesentlichen Haushalts- und Kinderbetreuungshilfen – werden von den wichtigsten Trägern der Rehabilitation, d.h. von den Rentenversicherungsanstalten und der Bundesanstalt für Arbeit, bislang allenfalls als ergänzende Maßnahmen in der beruflichen Rehabilitation erbracht. Bislang galt das **Rehabilitationsparadigma der öffentlichen Gesundheitsvorsorge,** das Menschen im Alter, mit Krankheit und Behinderungen gesellschaftlich (wieder)eingliedern wollte, indem man sie in Kliniken, Heimen, Sonderschulen, „beschützten Werkstätten", der Psychiatrie und anderen Rehaeinrichtungen aussonderte.

Die Sozialpädagogin Ulrike Lux urteilt über die so verstandene Rehabilitation, die sie und viele andere Frauen mit Körperbehinderungen seit ihrer Kindheit durchlaufen haben:

> „Diagnostik, Definition und Behandlung der Behinderung sind orientiert an einer rigiden Norm. Gesehen werden „Defekte", „Defizite", „Fehlhaltungen". Ich will Behinderung nicht leugnen oder wegreden, aber ich finde, Anderssein kann auch in Potentialen, Möglichkeiten, Perspektiven beschrieben werden, durch vorhandene Fähigkeiten, die sich wie bei jedem Kind entwickeln können. Statt dessen wird der Körper eines behinderten Mädchen (und auch Jungen) zum Gegenstand ständig neuer Diagnosen und damit verbundener Therapien. Die Therapie ist dabei an der herrschenden Normalität orientiert, an ihrer Ästhetik und ihren Leistungsidealen. Meist wird dabei der ganzheitliche Ansatz betont. Die Realität zeigt das Gegenteil: Das Kind, oder – besser gesagt – die Behinderung wird aufgeteilt in verschiedene Bereiche, für die jeweils unterschiedliche Expertinnen und Experten zuständig sind: die Krankengymnastin für die Beine, die Beschäftigungstherapeutin für die Arme, die Logopädin für die Sprache. Je nach Behinderung gibt es unendliche Möglichkeiten, wie das auf „besondere Förderung" abgestimmte Programm,

durch das das Kind zum Leben in unserer Gesellschaft befähigt, integriert werden soll, aussehen kann. Viele von uns werden sich daran erinnern, daß gerade mit dieser – ach so besonderen! – Förderung unsere Abschiebung in Sonderschulen und Heime begründet wurde: Therapie fand ausgesondert – in der Isolation – statt." (Lux 1995).

6.4.1 Reformansätze

Das biologisch-medizinische Rehabilitationsparadigma ist bereits in den 70er Jahren unter dem Einfluss der u.s. amerikanischen **Independent-Living-Bewegung** zunehmend in Kritik geraten. Nach amerikanischem Vorbild gründete sich in Westdeutschland die **Interessengemeinschaft Selbstbestimmt Leben**. Sie vereinigt Elemente einer Bürgerrechts-, Selbsthilfe-, Deinstitutionalisiserungs-, und Verbraucherbewegung (Degener 1994). Ambulante Pflegedienste, in denen die pflegeabhängigen Personen als Arbeitgeberinnen Assistentinnen für ihre häusliche Pflege beschäftigen und anleiten, wurden von ihr initiiert. Unter dem Stichwort Entmedizinierung ist es eine der zentralen Grundideen des Arbeitgebermodells, dass die Pflegebedürftigen selbst – als Expertinnen ihrer eigenen Behinderung – Assistentinnen anweisen, um die Vorherrschaft und Bevormundung seitens der Medizin und Medizinalfachberufe zu überwinden (Miles-Paul 1999; Combrink, Radtke et al. 1999; Degener 1994).

Ähnliche Selbstbestimmungsbewegungen initiierten ältere Menschen. Sie gründeten bspw. **Wohngemeinschaften** als Alternative zur Heimunterbringung. Und auch chronisch kranke Menschen organisierten sich zunehmend in **Selbsthilfegruppen**. Alle diese Bewegungen haben in den vergangenen Jahren maßgebliche Veränderungen bewirkt.

> **Wichtig**
>
> Die Deinstitutionalisierung des Rehabilitations- und Pflegesektors wird stetig vorangetrieben.

Das SGB IX sieht vor, die **Rechtsstellung und Eigenverantwortung der Betroffenen** zu stärken:
- Der ambulanten und teilstationären Versorgung wurde ein deutlicher Vorrang eingeräumt.
- Die Selbstbestimmung der Betroffenen im Sozialleistungsrecht soll gestärkt werden durch ihre Beteiligung an der Koordinierung ihrer Rehabilitationsmaßnahmen und die Erweiterung der Wahlfreiheiten.
- Behindertenorganisationen und Selbsthilfegruppen, einschließlich der Interessenvertretungen behinderter Frauen, sind nun in die Verfahren der Planung, Koordination und Zusammenarbeit der Reha-Träger einzubinden.

Da nach der neuen Definition von Behinderung im SGB IX auch gesellschaftliche Folgen einer Behinderung zu berücksichtigen sind, kann Behinderung – rechtlich gesehen – kein ausschließlich medizinisch feststellbarer Defekt mehr sein. Hier müssen neue Wege in der Diagnostik beschritten werden, die die sozialen Auswirkungen einer Behinderung angemessen mit einbeziehen.

6.4.2 Stellung der Ergotherapie in der Rehabilitation

Die Ergotherapie hat als eine **Vorreiterin** eines sich wandelnden Bewusstseins seit jeher neben medizinisch-mechanistischen Beeinträchtigungen auch alltagsweltliche, psychosoziale und emotionale Faktoren fokussiert (Hagedorn 1999; Kubny 1999; Meyer 1977/1922).

Ihr gesamtheitlicher, interdisziplinärer Ansatz ermöglicht es den Ergotherapeutinnen, Menschen nicht auf Dysfunktionen zu beschränken, sondern deren Beziehung zur Umwelt in die Therapie mit einzubeziehen.

Ergotherapie beschränkt sich jedoch nicht darauf, die Fähigkeiten und Betätigungen ihrer Klientel an die Umwelt anzupassen, sondern versteht es, auch die räumliche, psychobiologische und soziokulturelle Umwelt zugunsten des Menschen zu verändern. Durch diese Zielsetzung und Kompetenz ist die Ergotherapie schon lange über das ihr gesetzlich zugewiesene Tätigkeitsfeld eines „Heilmittel" erbringenden „Medizinalfachberufes" hinausgewachsen.

„Ergotherapeuten können unterstützend dabei mitwirken, die Umwelt sensibler zu machen und Akzeptanz für die Bandbreite der Betätigungsfelder zu schaffen. Auf diese Weise helfen sie der Umwelt, zwischen wirklichen und eingebildeten Einschränkungen zu unterscheiden und werden Anwälte für Umweltveränderungen, die die Beteiligung eines jeden Menschen ermöglichen." (Kielhofner et al. 1999).

Ziel der Ergotherapie ist nicht nur die biomedizinische Rehabilitation, sondern eine gesellschaftliche Rehabilitation. Sie fokussiert auch die kulturellen, sozialen, politischen, rechtlichen und physischen Aspekte, die ein Individuum beeinträchtigen. Ergotherapie versucht also, auch diese äußeren Hindernisse zu beseitigen (Hagedorn 1999a).

Ergotherapeutinnen wollen den ganzen Menschen in der Bandbreite seiner Persönlichkeit sehen, seine Würde, Freiheit und Selbstbestimmung im therapeutischen Prozess wahren und sein Recht auf ein selbstbestimmtes Leben auch nach außen hin vertreten, z.B. gegenüber Angehörigen oder gegenüber Leistungsträgern und anderen Leistungserbringern der Rehabilitation (Einrichtungsleitungen, Fachdiensten).

6.5 Würde, Freiheit und Selbstbestimmung der Klientel in der Therapie – Oder: Müssen Klienten gesetzlich vor ihren Therapeuten geschützt werden?

Die Umsetzung ihres gesetzlichen Auftrages und einer Berufsethik, die die Selbstbestimmungsrechte der Klientel wahren und fördern will, erfordert von der Ergotherapeutin die Kenntnisse dieser Rechte und ihre Sensibilisierung für strukturell vorgegebene Ungleichheiten.

6.5.1 Strukturelle Machtverhältnisse in der Ergotherapie

„Der Dialog zwischen Patient und Therapie ist nie ein Dialog zwischen gleich „starken" Partnern. Der Patient ist zwangsläufig in der Situation des „Abhängigen", des „Angewiesenen" und des Schwächeren. Er ist uns also ausgeliefert. Mit und über seine Symptome ist er geschwächt und trifft so auf diejenigen, die aus der Warte der Gesundheit die Therapie „erfunden" haben und diese auch anwenden wollen. Und da er geschwächt ist und Hilfe braucht, kann er nur in der Rolle des Bittstellers kommen, er muß dankbar sein sowohl – und das ist das zuweilen Problematische – für die ihm angenehme Hilfe wie auch für die „Hilfe", die er eigentlich – wäre er in gleich starker Position, ablehnen möchte." (Lempke 1989)

Diese Analyse des **Verhältnisses zwischen Klientin und Ergotherapeutin** in der Psychiatrie von Lempke entspricht im Ergebnis – auch in Therapien außerhalb der Psychiatrie – wohl der Sicht der meisten Betroffenen. Diese erleben häufig die therapeutische Beziehung nicht als gleichwertig, sondern als **Machtverhältnis**. Die Ursachen der von Lempke beschriebenen Auslieferung sind hingegen nicht immer in der Hilfsbedürftigkeit der Klientel zu suchen. Eine

„Zwangsläufigkeit", die Lempke der bestehenden Abhängigkeit der Klientel von ihren Therapeuten beimisst, ergibt sich nicht a priori aus deren krankheitsbedingten „Schwäche", sie ist vorrangig struktureller Natur.

> **Wichtig**
>
> Jedes Individuum ist hilfsbedürftig und verfügt über unterschiedliche Befähigungen. Niemand ist in der Lage, alles selbst zu erledigen und alles zu wissen.

Für Arbeiten, die man aus Zeit- oder Kompetenzmangel nicht ausführen kann oder will, bedient man sich kommerzieller Dienstleistungs- und Handwerksbetriebe. Die meisten Menschen verfügen nicht über die erforderlichen Kenntnisse, um ihr Auto oder das Radio selbst zu reparieren, und bezahlen daher andere für deren Hilfe bei der Erledigung dieser Arbeiten. Dass man fremde Hilfe beansprucht, erlaubt jedoch weder im Verhältnis von Kfz-Mechanikerin / Kundin noch im Verhältnis von Therapeutin / Klientin per se einen Rückschluss auf eine einseitige Abhängigkeit der Dienstleistungsnehmerin von den Dienstleistern. Denn es bleibt grundsätzlich in der **Entscheidungskompetenz der Dienstleistungsnehmer,** ob sie Hilfebedarf bei sich sehen, ob sie ihn durch die Hilfe Dritter decken wollen und für welche Dienstleister sie sich dabei entscheiden.

Eine **Abhängigkeit** entsteht in einem derartigen Verhältnis erst oder nur, wenn:

- eine der Beteiligten objektiv eine **Monopolstellung** hat (z.B. der Anwalt bedient nur einen Großmandanten, am Ort gibt es nur ein Taxiunternehmen, in einem akuten Krankheitsfall ist nur eine Ärztin erreichbar)
- mindestens einer der Beteiligten **durch Weisungen Dritter** zur Eingehung des Dienstleistungsverhältnisses faktisch, insbesondere wirtschaftlich oder rechtlich gezwungen werden kann (z.B. der Rehabilitationsträger bietet dem Rehawilligen lediglich eine Vertragsklinik als Kurmöglichkeit;

die Auswahl des Pflegepersonals richtet sich nach dem Dienstplan des Pflegedienstes, nicht nach dem Wunsch des Pflegebedürftigen) oder aber
- mindestens einer der Beteiligten **psychisch-emotional abhängig** wird.

Im **öffentlichen Gesundheitswesen** wird die Entscheidungsfreiheit der Dienstleistungsnehmer, ob, wann und wessen Dienstleistungen sie in Anspruch nehmen, durch die **Leistungsbestimmungsrechte** der Leistungsträger eingeschränkt. Diese Abhängigkeiten sind strukturell bedingt. Gerade in den Heilberufen dominiert, stärker als in jedem anderen Bereich, auch die **psychische Abhängigkeit.** Das Verhältnis zwischen Klientin und Therapeutin/Ärztin setzt ein besonderes Vertrauen der Dienstleistungsnehmerin voraus. In der therapeutischen Beziehung entsteht eine engere emotionale Bindung, als sie in anderen Dienstleistungssektoren üblich und erforderlich ist.

Eine krankheitsbedingte Schwäche der Klientel, wie von Lempke als Ursache angeführt, muss aber nicht Ursache einer daraus entstehenden Abhängigkeit sein. Nur in wenigen Fällen hat die „Schwäche", d.h. Erkrankung oder Beeinträchtigung, selbst Auswirkung auf die Urteilsfähigkeit der Betroffenen. (Beispiel: Erlebte Hilflosigkeit als Merkmal einer depressiven Erkrankung).

Zumeist sind auch bei der Entstehung emotionaler Abhängigkeit **strukturelle Faktoren** im therapeutischen Verhältnis maßgebend: z.B: Rolle der Patientin, die Fachsprache und die Indiviualisierung von Krankheit und Behinderung.

Patientenrolle

Die das deutsche Gesundheitswesen dominierende, moderne westliche Medizin geht von der Annahme aus, dass der Mensch behandelt werden muss. Die Patientin hat keine aktive Rolle, man verschreibt ihr Medikamente, operiert und therapiert sie. Die Behandlerin drängt die Behandelten in die Rolle des unverantwortlichen, anweisungs-, hilfs-, und kontrollbedürftigen Objekts (zu der „externen Kontrollüberzeugung", die dieser Beziehung zugrunde liegt vgl. eingehender Reed 1999). Die Behandlung wird noch viel zu selten an den individuellen Bedürfnissen der Betroffenen orientiert. Vielmehr haben sich diese in ihren Bedürfnissen nach den Dienstplänen und Arbeitsweisen der Dienstleistungsanbieter zu richten. So ist es entscheidendes Merkmal stationärer Rehabilitations- und Pflegeeinrichtungen, dass der Klientenalltag durchgehend reglementiert ist und den Bewohnern häufig keine oder keine ausreichende Privat- und Intimsphäre zugestanden wird.

Fachwissen und Fachsprache

Wesentlicher Mechanismus für die Entstehung einer emotionalen Abhängigkeit der Dienstleistungsempfängerin von den Anbieterinnen im Gesundheitsbereich ist die mangelnde Aufklärung und Information der Betroffenen. Wissen ist ein geldwertes Wirtschaftsgut. Es gilt, das eigene Fachwissen so zur Verfügung zu stellen, dass die Klientel davon profitiert, ohne es sich gleichzeitig aneignen und damit von den Fachleuten unabhängig machen zu können. Wichtigstes Mittel hierzu ist die Sprache. Eine für Laien unverständliche, von Fremdwörtern durchzogene Fachsprache führt dazu, dass sich die Betroffenen selten als kompetent genug erleben, um die Feststellungen und Entscheidungen der Expertinnen zu hinterfragen oder sich selbst Fachwissen anzueignen.

Individualisierung

In einer Gesellschaft, in der alle jung, gesund und leistungsfähig sein müssen und in der die moderne Medizin sich mit Hilfe des technischen Fortschritts immer wieder über die Grenzen des bislang Machbaren hinweg setzt, wird eine Erkrankung oder die Einschränkung der Leistungsfähigkeit als individuelles Einzelschicksal (Warum gerade ich?) und häufig als persönliches Versagen erlebt:

> „Viele Frauen empfinden rückblickend (oder noch gegenwärtig) die Therapie als negativ oder betrachten sie zumindest mit gemischten Gefühlen.... Wir alle haben dort wahrscheinlich Fähigkeiten erlernt, auf die wir heute angewiesen sind, oder die sich zumindest als nützlich erweisen. Aber ist uns nicht durch den Allmachtsanspruch der Therapie, durch ihr Versprechen zu heilen, vermittelt worden, dass unsere Behinderungen oder ihre Folgen ein therapeutischer Mißerfolg sind? Fragen wir uns nicht insgeheim manchmal: was haben wir falsch gemacht?" (Lux 1995)

Maßnahmen gegen strukturelle Fremdbestimmung

> **Wichtig**
>
> Therapeutinnen und Ärztinnen müssen sich strukturell bedingter Machtpositionen bewusst sein und die Beziehung zu ihrer Klientel immer wieder auf mögliche Machtmechanismen hin überprüfen.

Unter dem Stichwort **Klientenzentrierung** binden zunehmend mehr ergotherapeutische Praxismodelle die Klienten als Expertinnen in eigener Sache in den therapeutischen Prozess ein:

- Durch gemeinsame Festsetzung des Therapieziels (u.a. im Rahmen von Patientenverträgen)
- Durch Stärkung des Selbsthilfeprinzips
- Durch ihre Zusammenarbeit mit selbstbetroffenen Experten als peer-counseler (mit Peer-Counseling befasst sich Miles-Paul 1999 eingehender)

Die äußere, insbesondere **organisationsrechtlich abgesicherte Fremdbestimmung** der Betroffenen vermag die Ergotherapeutin hingegen auch durch klientenzentrierte Arbeit nicht beliebig zu durchbrechen. Auch wenn sie selbst das Expertinnenwissen ihrer Klientin anerkennt, bleibt die Entscheidungsgewalt über deren Rehabiliationsverlauf maßgeblich bei den Rehabilitations- und Einrichtungsträgern, den Ärztinnen und der Therapeutin.

Die Therapeutin kann gegenüber den Klienten:
- Diese Strukturen offen legen und transparent machen
- Die Klienten bestärken, ihr Recht auf Selbstbestimmung immer wieder einzufordern

Darüber hinaus müssen in den **Vereinbarungen zur Qualitätssicherung** konkrete Maßnahmen zur Verwirklichung des Selbstbestimmungsrechts verankert werden.

Im SGB IX aber auch im SGB XI ist die Selbstbestimmung als vorrangiges Ziel der Rehabilitation und Pflege gesetzlich verankert worden. In der anschließenden Darstellung des Rechtsverhältnisses von Therapeutin und Klientin soll verdeutlicht werden, was unter dem Selbstbestimmungsrecht der Klientel in der ergotherapeutischen Behandlung zu verstehen ist und wo dieses Recht bislang verankert war.

6.5.2 Therapeutische Beziehung als Rechtsverhältnis

Der ergotherapeutischen wie auch der ärztlichen Behandlung liegt ein **privatrechtlicher Behandlungsvertrag** zwischen Therapeutin und Klientin zugrunde. Es handelt sich um einen Dienstvertrag im Sinne des § 611 ff BGB (Bürgerliches Gesetzbuch). Dieser kommt in der Regel alleine dadurch zustande, dass sich die Klientin in die ergotherapeutische Behandlung begibt. Gesetzlich geregelt ist dabei in erster Linie nur die vertragliche Hauptpflicht: Dienstleistung gegen Geld. Die Vorschriften im BGB sind allgemein gehalten, gelten sie doch für alle Dienstverträge, d.h. für den Vertrag mit einer Therapeutin ebenso wie für den mit einer Architektin oder Reinigungsfrau.

Die spezifischen Sorgfalts- und Berufspflichten des ärztlichen und therapeutischen Behandlungsvertrages finden sich im BGB nicht. Aus anderen gesetzlichen Regelungen lassen sich teilweise Rückschlüsse auf die spezifi-

schen Charakteristika des Behandlungsvertrages ziehen – z.B. auf die Verschwiegenheitspflicht durch § 203 Abs. 1 Nr.1 StGB (Strafgesetzbuch).

Bei der Behandlung gesetzlich Versicherter werden die Rechte und Pflichten der ergotherapeutischen Leistungserbringer zusätzlich durch die **Rahmenempfehlungen und Verträge ihrer Spitzenorganisationen** mit den Krankenkassen, den Unfall- und Rentenversicherungsträgern konkretisiert (§ 125 SGB V). In diesen wird ausgehandelt, in welchem Umfang und Häufigkeit die Therapie angewendet werden soll, sie legen Inhalt und Umfang der Zusammenarbeit mit den verordnenden Vertragsärzten und die Höchstpreise für die Leistungen fest.

Weitere rechtliche Bindungen der Ergotherapeutin, die mittelbaren Einfluss auf das Behandlungsverhältnis haben, können sich aus deren **Anstellungsvertrag mit dem Träger einer Einrichtung** (Klinik, Tagesstätte, Wohnheim, Werkstatt für behinderte Menschen) ergeben.

> **Wichtig**
>
> Mangels einer spezifischen rechtlichen Kodifizierung des ärztlichen und therapeutischen Behandlungsvertrages war es bislang Sache der Gerichte, die Rechte und Pflichten der Vertragsparteien in der Behandlung heraus zu arbeiten.

Auch die Selbstbestimmungsrechte der Klientel und die sich hieraus ergebenden Pflichten der Ärztinnen und Therapeutinnen sind nicht durch Gesetze, sondern vorrangig von der Rechtsprechung entwickelt worden.

Im Gegensatz zu Gesetzen und Verordnungen sind diese Gerichtsentscheidungen nicht allgemeinverbindlich.

> **Wichtig**
>
> Rechtsprechung ist keine Rechtssetzung, sondern Rechtsanwendung.

Sie hat die Aufgabe, das lückenhafte und interpretationsbedürftige kodifizierte Recht auf den Einzelfall anzuwenden und damit zu präzisieren.

Ein Gerichtsurteil entfaltet bindende Wirkung unmittelbar nur zwischen den streitenden Parteien, bezogen auf deren konkreten Rechtsstreit. Weder andere Gerichte noch Behörden sind an die in einem Urteil festgelegte Auffassung gebunden. Faktisch haben jedoch vor allem **Grundsatzentscheidungen** der höheren Gerichte eine weitreichende Wirkung, sie tragen maßgeblich zur Herausbildung einer sog. „herrschenden Meinung" bei. Andere Gerichte und Behörden, die abweichend von dieser herrschen Meinung eine Mindermeinung vertreten wollen, sehen sich daher einer erhöhten Argumentationslast ausgesetzt.

So hat die Rechtsprechung über Jahre hinweg, unter dem Einfluss der höchstrichterlichen Rechtsprechung des Bundesgerichtshofs, die Rechte und Pflichten der Parteien im Behandlungsvertrag zunehmend konkretisiert.

6.5.3 Recht auf Selbstbestimmung in der Ergotherapie

Das **Selbstbestimmungsrecht der Klientel** in der Therapie und der ärztlichen Behandlung leitet die Rechtsprechung aus dem:
- grundrechtlich garantierten Schutz der menschlichen Würde und
- dem Recht auf körperliche Unversehrtheit und Freiheit der Person (Art 1 und 2 Grundgesetz) ab.

Die Rechtsprechung hatte sich bei der Entwicklung dieser Selbstbestimmungsrechte ganz vorrangig mit dem ärztlichen Behandlungsvertrag zu befassen, so dass zur nichtärztlichen Behandlung wenig Rechtsprechung vorhanden ist. Viele der entwickelten Grundsätze lassen sich jedoch auf den ergotherapeutischen Behandlungsvertrag übertragen.

Therapie zum Wohle, aber ohne oder gegen den Wunsch der Klientin?

Einwilligung in die Heilbehandlung („informed consent"). Eine Therapie kann wie jede Behandlung nur mit Einwilligung der Klientin erfolgen. Es ist Ausdruck des Selbstbestimmungsrechts der Klientin, selbst zu entscheiden, ob sie eine Behandlung oder Therapie wünscht. Dieser Grundsatz gilt auch, wenn die Entscheidung einer Patientin, eine Therapie abzulehnen, aus ärztlicher/therapeutischer Sicht unvernünftig erscheint (Laufs u. Uhlenbruck 1999).

> **Wichtig**
>
> Menschen haben ein Recht auf Nichtheilung.

Dieses Recht lässt sich nur realisieren, wenn die Klientin über die Chancen und Risiken einer Therapie und den bestehenden Alternativen **umfassend aufgeklärt** und ihr die Freiheit der **Wahl eingeräumt** wird. Auf der andern Seite muss die Therapeutin nur diejenigen Leistungen anbieten, die sie fachlich vertreten kann **(Freiheit der Methodenwahl)**. Eine Therapie ohne die Einwilligung der Klientin stellt einen Eingriff in ihre persönliche Integrität und Freiheit dar. Wird dabei körperlicher Zwang eingesetzt, kann des Weiteren die körperliche Integrität verletzt sein.

Therapie sogenannter einwilligungsunfähiger Menschen.

> **Wichtig**
>
> Eine **wirksame Einwilligung** setzt die Einwilligungsfähigkeit der Klientin voraus.

Für Erwachsene, die einwilligungsunfähig sind, muss die Einwilligung von einer gesetzlichen **Betreuerin**, für einwilligungsunfähige Kinder und Jugendliche von den **Sorgeberechtigten** abgegeben werden. Es stellt sich nun die Frage, wer **rechtlich einwilligungsfähig** ist. Durch die Rechtsprechung ist anerkannt, dass die Einwilligung in eine Heilbehandlung keine Geschäftsfähigkeit erfordert, die nach dem Gesetz in der Regel ab dem 18. Lebensjahr eintritt (BGHZ 29,33,36). Auch Minderjährige und Menschen mit sog. geistiger Behinderung und psychischer Erkrankung können daher durchweg einwilligungsfähig sein. Es genügt, dass die

Klientin eine **natürliche Einsichts-, Urteils- und Verständnisfähigkeit** besitzt, um Bedeutung und Tragweite der Behandlung erkennen und das Für und Wider gegeneinander abwägen zu können (BGH MDR 1981, 810). Streng abzugrenzen ist die mangelnde Einsichtsfähigkeit und damit eine rechtliche Einwilligungsunfähigkeit von einer mangelnden Einsicht: Wie dargelegt, ist es das Recht der Klientin, Entscheidungen zu treffen, die aus Sicht der Therapeutinnen unvernünftig erscheinen.

> **Wichtig**
>
> Die Einwilligungsfähigkeit ist von den Behandlerinnen immer im Einzelfall zu prüfen.

Die Indikation und Risiken einer komplizierten Operation oder die Notwendigkeit einer psychiatrischen Behandlung sind für Klientinnen viel schwerer zu erfassen als die Indikation und Ziele einer ergotherapeutischen Behandlung.

> **Wichtig**
>
> Ergotherapeutinnen können davon ausgehen, dass viele ihrer Klientinnen trotz einer für sie angeordneten gesetzlichen Betreuung in der Lage sind, über die ergotherapeutischen Ziele und Behandlungsmethoden selbst zu bestimmen.

Aufgabe der gesetzlichen Betreuer. Die gesetzlichen Betreuer haben im Rahmen der Gesundheitsfürsorge für die Betreuten den Auftrag, dazu beizutragen, dass Möglichkeiten genutzt werden, die Krankheit oder Behinderung zu beseitigen, zu bessern, ihre Verschlimmerungen zu verhüten oder ihre Folgen zu mindern (§ 1901 Abs. III BGB). Dabei haben sie ihre Entscheidungen **am Wohl der Betreuten** zu orientieren und an deren Wünschen, sofern diese deren Wohl nicht zuwiderlaufen. Das **Betreuungsrecht** gebietet es, die gesetzlich legitimierte Fremdbestimmung auf das zum Wohl der Betroffenen erforderliche Maß zu beschränken und ihnen die größtmögliche Eigenverantwortung zu belassen. In der Praxis zeigt sich allerdings, dass sowohl die Gerichte, die den Betreuungsumfang festlegen als auch die

Betreuerinnen selbst das erforderliche Maß der Fremdbestimmung sehr unterschiedlich definieren.

> **Wichtig**
>
> Menschen, für die eine gesetzliche Betreuung angeordnet ist, die aber in der Lage sind, einen eigenen Willen zu bilden, sollten ermutigt werden, eigene Entscheidungen gegenüber der gesetzlichen Betreuerin selbstbewusst zu vertreten.

Inhalt und Grenzen der ergotherapeutischen Aufklärungspflicht

Patientinnen und Klientinnen haben Anspruch auf eine abschließende Aufklärung über Diagnosen, Behandlung, deren Risiken und Alternativen. Ergotherapie ist eingebunden in einen therapeutischen Gesamtrahmen, der wesentlich von den Ärztinnen/Psychiatern festgelegt wird.

> **Wichtig**
>
> Die Aufklärung über medizinische Diagnosen, Ablauf und Risiken des gesamten Behandlungsverlaufs obliegt alleine den behandelnden Ärztinnen. Die **Ergotherapeutin** hat die Klientel grundsätzlich nur über Inhalte und Zielsetzung ihrer Therapie aufzuklären.

In der Praxis sehen sich Ergotherapeutinnen häufig vor das Problem gestellt, dass die Klientinnen (ggf. auch die Therapeutinnen selbst) die **ärztliche Aufklärung als unzureichend empfinden** und die Klientel von der Therapeutin weitere Informationen zur Gesamtbehandlung erbittet.

Im Idealfall wird die Ergotherapeutin an den Schnittstellen ihres Tätigkeitsfeldes (Übersicht hierzu bei Habermann 1999) mit den Vertretern der beteiligten Berufsgruppen (Ärztinnen, Therapeutinnen, Einrichtungsleitung etc.) ein gemeinsames Behandlungskonzept erarbeitet haben und Kommunikationsstrukturen vorfinden, in denen im Rahmen des Behandlungsablaufs auch die **Aufklärung der Be-**

troffenen durch die beteiligten **Fachdienste befriedigend koordiniert** werden kann. Eine solche Koordination ist im Interesse der **Selbstbestimmungsaufklärung** der Klientel erforderlich und wichtiger Bestandteil der **Strukturqualität** im Qualitätsmanagement (Habermann 1999).

Rechtliche Fragen entstehen dann, wenn diese Idealbedingungen nicht vorgefunden werden und sich auch nicht herstellen lassen.

> **Wichtig**
>
> Mangelnde Kommunikation kann schnell zu Lasten der Klientel gehen.

Die Klientin kann sich aufgrund unterschiedlicher Ursachen zu wenig informiert fühlen. Die **Hintergründe der Informationsdefizite** müssen deshalb zunächst im Gespräch mit der Klientin oder durch Rücksprache mit den behandelnden Ärztinnen in Erfahrung gebracht werden. Es können folgende Fälle unterschieden werden:

- **Fallgruppe 1:** Die behandelnde Ärztin hat Informationen (teilweise) vorenthalten.
- **Fallgruppe 2:** Die Klientel hat zu den erteilten ärztlichen Informationen Verständnisfragen.
- **Fallgruppe 3:** Die behandelnde Ärztin hat die Informationen abschließend erteilt. Sie bewertete und gewichtete aber in der Beratung der Klientel die Informationen anders, als dies die Ergotherapeutin getan hätte.
- **Fallgruppe 4:** Nach Auffassung der Ergotherapeutin sind die Tatsacheninformationen der Ärztin falsch.

In der ärztlichen Aufklärungspflicht gilt der Grundsatz: Ärzte sind zur Wahrheit verpflichtet, es sei denn, die Patientin verzichtet erkennbar auf ihr Recht zur vollständigen Information. Dieser Grundsatz ist uneingeschränkt auf die Ergotherapie zu übertragen:

> **Wichtig**
>
> Je genauer die Patientinnen nachfragen, desto detaillierter sind sie zu informieren.

Selbst Diagnosen lebensbedrohender Erkrankungen dürfen Ärztinnen nicht vorenthalten. Nur wenn konkrete Anhaltspunkte vorliegen, wonach diese Informationen die Betroffenen ernsthaft gefährden würden (z.B. berechtigter Anlass zur Vermutung, dass ein krebskranker Patient bei Kenntnis seiner Erkrankung Suizid begehen würde) ist eine Ausnahme möglich.

Patientinnen fällt es häufig schwer, auf Informationen zu bestehen. Die Ärztinnen sind vielleicht schlecht erreichbar, ihre Auskünfte schwer verständlich oder wage. Häufig haben die Patientinnen **Angst** vor der Wahrheit. Diese Angst wird von den Behandlerinnen oft missgedeutet. Fragen wie: „Nicht, Frau Doktor, das wird schon wieder?", legen Ärztinnen häufig fälschlicherweise dahingehend aus, dass diese Patientinnen die wahre Diagnose nicht hören wollen, d.h. (indirekt) auf die Aufklärung verzichten.

> **Wichtig**
>
> Die Ergotherapeutin darf keine weiterführenden Informationen erteilen, die nicht im unmittelbaren Zusammenhang mit der Durchführung der Therapie stehen.

Sie kann ihre Klientin jedoch durch gezielte Rückfragen auf mögliche Informationsdefizite aufmerksam machen und sie ermutigen, die aufgedeckten Informationslücken mit den behandelnden Ärzten zu klären. Um ihr die Angst vor weiteren Informationen der Ärztinnen zu nehmen, sollte die Ergotherapeutin der Klientin vor allem ermöglichen, ihre Ängste vor möglichen Diagnosen offen zu benennen und sich mit diesen auseinander zu setzen.

Die Ergotherapeutin darf:

- ärztliche Informationen erläutern, wenn diese für die Therapiedurchführung von Belang sind,
- medizinische Fachausdrücke übersetzen,
- Diagnosen verständlicher erklären.

Dabei muss sie darauf achten, die Diagnosen nicht abweichend von den ärztlichen Informationen zu werten, die Informationen nicht zu verfälschen oder durch ihre eigenen Rückschlüsse und Wertungen zu ergänzen.

Mit der Fallgruppe 3 (s.o.) gemeint sind Konstellationen, in denen die behandelnden Ärzte und die Therapeuten vorhandene Befunde und die sich hieraus ergebenden Behandlungsrisiken und -chancen unterschiedlich werten.

❯ Fallsituation

Der Orthopäde rät den Eltern eines gehbehinderten Kindes zu einer weiteren chirurgischen Korrektur der Fehlstellung. Die Ergotherapeutin wertet die Chancen einer solchen OP als zu gering, als dass sie die psychischen Belastungen für das Kind (erneute stationäre Unterbringung, Erwartungsdruck der Eltern in eine vollständige Heilung etc.) rechtfertigen würden.

Die Therapeutin ist hier **nicht befugt, über Operationsrisiken aufzuklären**. Sie wird aber psychosoziale Faktoren in der Therapie weit mehr beachten und bearbeiten als der Orthopäde und ist daher **berechtigt, ihre psychosozialen Befunde mitzuteilen,** auch wenn sich daraus Abweichungen zu dem orthopädischen Behandlungsziel ergeben.

Bestehende Bedenken im Rahmen einer Behandlung sollte die Ergotherapeutin zuvor den Fachärztinnen mitgeteilt und auf eine Abstimmung des Therapieziels hingewirkt haben. Ist diese nicht zu erreichen, kann die Ergotherapeutin die Klientel ermutigen, sich bei **Selbsthilfegruppen oder anderen Informationsstellen** ggf. durch Hinzuziehung anderer Fachleute **Entscheidungshilfen** zu beschaffen.

> **Wichtig**
>
> Bei dem Verdacht ärztlicher Fehlinformationen muss die Ergotherapeutin Rücksprache mit den betreffenden Ärztinnen halten.

Kann eine Klärung nicht herbeigeführt werden, ist die Ergotherapeutin nicht befugt, jenseits ihres originären Aufgabenfeldes gegenüber der Klientel die ärztliche Fachkompetenz in Frage zu stellen.

Patienten haben jedoch gegenüber Ärzten das **Recht, ihre Behandlungsunterlagen einzusehen** (BGH NJW 1983, 328; 2627; BGH NJW 1985, 674), um diese auf Behandlungs- und Diagnosefehler hin überprüfen zu lassen. Die Rechtsprechung schränkt dieses Recht in der psychiatrischen Behandlung ein: Hier kann die Einsicht ganz oder teilweise verweigert werden, wenn durch sie das Ziel der psychiatrischen Behandlung gefährdet würde (Lang 1997).

> **Wichtig**
>
> Überschreitet die Ergotherapeutin ihre Kompetenzen, so kann dies kassenzulassungsrechtliche, arbeitsrechtliche und/oder haftungsrechtliche Konsequenzen haben.

Krankenkassenzulassung. Durch **Kompetenzüberschreitungen** kann die Ergotherapeutin gegen die Regeln der Zusammenarbeit mit den verordnenden Vertragsärztinnen verstoßen. Diese sind in den Vereinbarungen der Spitzenverbände der Krankenkassen und Heilmittelerbringer geregelt. Die Anerkennung dieser Vereinbarungen ist eine der Voraussetzungen für die Kassenzulassung als Heilmittelerbringer (§ 124 Abs. II Nr. 4 SGB V). Ein **Widerruf der Zulassung** ist jedoch nur bei wiederholten oder besonders schwerwiegenden und offensichtlichen Verstößen gegen die Berufspflichten möglich. Denn gem. § 124 Abs.6 SGB V hat die Behörde – unter Berücksichtigung der Interessen der Ergotherapeutin – abzuwägen, ob der Widerruf geeignet, notwendig und erforderlich ist. Bei einmaliger Verletzung einer Berufspflicht ist ein Widerruf in aller Regel unverhältnismäßig, da eine Androhung des Widerrufs für den Fall der Wiederholung ausreicht.

Dienstrecht. Die **Überschreitung fachlicher Kompetenzen** kann arbeitsrechtlich sanktioniert werden. **Schwerwiegende Verstöße gegen Dienstpflichten** können die Arbeitgeber zur **Kündigung des Arbeitsvertrages** berechtigen (Verhaltensbezogene Kündigung). Auch im

Arbeitsrecht gilt jedoch der Grundsatz: Die Kündigung muss ultima ratio sein. In aller Regel wird daher bei Erstverstößen keine Kündigung, sondern lediglich eine Abmahnung als das mildere Mittel in Betracht kommen.

Haftung gegenüber der Klientel. Gegenüber der Klientel kommt eine Haftung nur in Betracht, wenn dieser durch die erteilten Auskünfte kausal ein (Gesundheits-)Schaden entstanden ist. Das ist nur denkbar, wenn die **Auskunft falsch oder jedenfalls therapeutisch nicht indiziert** war.

> **Fallsituation**
> Eine Klientin befindet sich wegen einer hochgradig endogenen Depression in psychiatrischer Behandlung. Die Ergotherapeutin teilt der Klientin mit, dass sie so gute Fortschritte gemacht habe, dass die Fortführung der psychiatrischen Behandlung ihrer Meinung nach nicht mehr notwendig ist. Die Klientin bricht daraufhin die stationäre und medikamentöse Therapie ab. 5 Wochen später begeht sie einen Suizidversuch.

Hier käme eine Haftung der Therapeutin für die Folgen der Selbstschädigung in Betracht. Dies setzt aber voraus, dass der Suizidversuch bei Fortsetzung der Behandlung aller Wahrscheinlichkeit nach unterblieben wäre und die Auskünfte der Ergotherapeutin nachweisbar (mit-)ursächlich für den Behandlungsabbruch waren.

Übergriffe in der Therapie

Auch das Strafrecht schützt das Selbstbestimmungsrecht, die körperliche und seelische Integrität der Betroffenen. So stellt in der ärztlichen Behandlung ein operativer Eingriff oder eine medikamentöse Therapie ohne wirksame Einwilligung der Patientinnen in der Regel eine **strafbare Körperverletzung** dar (§§ 223 ff Strafgesetzbuch).

Im Rahmen der Reform des sog. Sexualstrafrechts wurde 1998 in § 174 c StGB ausdrücklich der **sexuelle Missbrauch von Klientinnen** durch Berater, Behandler und Betreuer unter Strafe gestellt. Danach wird eine sexuelle Handlung, die der Täter an einer Klientin **unter Missbrauch des Beratungs-, Behandlungs- oder Betreuungsverhältnisses** vornimmt oder von ihr an sich vornehmen lässt, mit Freiheitsstrafe bis zu fünf Jahren oder Geldstrafe bestraft. Ebenso bestraft wird, wer sexuelle Handlungen an einer Person, die in einer Einrichtung für kranke und hilfsbedürftige Menschen stationär aufgenommen oder aufgrund behördlicher Anordnung in Verwahrung genommen wurde, **unter Missbrauch seiner Stellung als Betreuer oder Aufsichtspflichtiger** vornimmt oder von dieser an sich vornehmen lässt (§§ 174 a Abs. I und II StGB).

Diese Vorschriften sollen der Abhängigkeit vieler Klientinnen von ihren professionellen Helfern und der damit erhöhten Gefahr des Machtmissbrauchs durch die Behandler und Therapeutinnen Rechnung tragen. Insbesondere ist es für die Strafbarkeit nach §§ 174a und 174c StGB nicht erforderlich, dass das Opfer zu den sexuellen Handlungen durch Drohung oder Gewalt gezwungen wurde.

> **Wichtig**
>
> Mehrere Studien stützen die These, dass Mädchen und Frauen – aber auch Jungen und Männer – mit körperlicher oder geistiger Behinderung in noch höherem Maße von körperlicher und sexualisierter Gewalt bedroht sind als ihre nichtbehinderten Geschlechtsgenossen (Noack u. Schmid 1996; Zemp u. Pircher 1996; Weinwurm-Krause 1994; Senn 1988).

Andersbefähigte Frauen werden nicht nur als Frauen diskriminiert, sondern darüber hinaus aufgrund ihrer Beeinträchtigungen als hilfsbedürftig, wehrlos und gefügig stigmatisiert (Weissman u. Hack 1994). Nach Becker (1995) u. Noack/Schmidt (1996) wird die **Gefahr des Missbrauchs u.a. durch folgende Risikofaktoren erhöht:**

- Menschen mit Behinderungen werden meist dazu erzogen, sich anzupassen und pflegeleicht zu sein. Sie haben nicht gelernt, „Nein" zu sagen, ihre eigenen Grenzen zu setzen und diese zu verteidigen.
- Eine eigene Sexualität wird vor allem Frauen mit Behinderungen oder im Alter nicht zugestanden, das Thema tabuisiert, den Betroffenen ein Übergriff nicht geglaubt.
- Die Angewiesenheit auf pflegerische und therapeutische Hilfe, wirtschaftliche Abhängigkeit und wenig Kontaktmöglichkeiten zur Außenwelt außerhalb der Familie/Institution fördern die Entstehung tatsächlicher und emotionaler Abhängigkeit und schwächen die Möglichkeit der Gegenwehr.
- Das Bedürfnis nach Nähe und Zuwendung in Kombination mit der Abhängigkeit von fremder Hilfe birgt ein besonderes Missbrauchsrisiko (Hartmann 2000).
- Die strukturellen Machtverhältnisse in Institutionen bedingen zusätzliche Risikofaktoren für sexualisierte Übergriffe. Dort unterliegen die Betroffenen der Fremdbestimmung der Einrichtungsleitung und der Mitarbeiterinnen.

In vielen vollstationären Einrichtungen der Behindertenhilfe ist es keine Selbstverständlichkeit, dass behinderte Frauen ein abschließbares Einzelzimmer erhalten (Arnade 1999). Seit Jahren fordern behinderte Frauen die ausdrückliche Verankerung ihres Wahlrechts auf Pflege durch Personen des eigenen Geschlechts (Zinsmeister 2002 b). Durch den intensiven Körperkontakt, den die Pflege, aber auch Therapien zuweilen erfordern, sind die Möglichkeiten und Risiken von Grenzverletzungen erhöht. Weissman und Hack konstatieren, dass Frauen mit Behinderungen auch in der Therapie und Hilfsmittelversorgung allzu häufig ein Recht auf (sexuelle) Selbstbestimmung abgesprochen wird (Weissman u. Hack 1994).

In der Pflege und der wahrnehmungsorientierten Therapie ist ein intensiver Körperkontakt häufig notwendige Voraussetzung der Behandlung. Was für die professionellen Kräfte Routinehandlungen sind, stellt für die Betroffenen einen Verlust ihrer Intimität und körperlichen Integrität dar.

> **Wichtig**
>
> Der zu behandelnde Körper ist ein öffentlicher Körper. Die stetige Achtung der Würde und der körperlichen Integrität der Klientin ist eine wesentliche rechtliche wie auch moralische Verpflichtung der Therapeutinnen.

Berichterstattung und Schweigepflicht

Wesentlicher Bestandteil des Selbstbestimmungsrechts der Klientel ist ihr **Recht auf informationelle Selbstbestimmung**, d.h. der Schutz ihrer persönlichen Daten, den die Rechtsprechung aus Art. 1 in Verbindung mit Art. 2 Abs. 1 GG abgeleitet hat und der in verschiedenen **Datenschutzbestimmungen** gesetzlich konkretisiert wurde.

Allgemeine Grundlagen der Schweigepflicht

Die Verschwiegenheitspflicht der Ergotherapeutin ist eine vertragliche Nebenpflicht.

> **Wichtig**
>
> Die Therapeutin ist gegenüber der Klientin verpflichtet, über die Behandlung und das, was ihr durch die Behandlung über ihre Klientin bekannt geworden ist, Stillschweigen zu bewahren (Lüttgen 2000).

Hierunter fallen alle **Informationen, an deren Geheimhaltung ein schutzwürdiges Interesse bestehen kann.** Dazu gehören Untersuchungsbefunde ebenso wie wirtschaftliche, familiäre Verhältnisse oder nur die Mitteilung an Dritte, dass sich eine bestimmte Klientin in ergotherapeutischer Behandlung befindet (Rechtsgrundlage ist das Bundesdatenschutzgesetz, BDSG, vom 20.12.1980, BGBl 2954, und die entsprechenden Landesdatenschutzgesetze). Der Verstoß gegen diese Pflicht kann auch ordnungswidrig oder strafbar sein (§§ 85, 85 a SGB X, 203 Abs.1 Nr.1 und Abs.3 STGB).

Voraussetzung für die Strafbarkeit ist die unbefugte Offenbarung der persönlichen Daten. Befugt ist die Offenbarung, d.h. Weitergabe, von Informationen mit der Einwilligung der Klientin. Diese kann die Therapeutin von der Schweigepflicht entbinden.

Werden der Ergotherapeutin **Daten über die Klientin vom zuständigen Leistungsträger** (z.B. Krankenkasse, Rentenversicherungsanstalt) übermittelt, so darf sie gem. § 78 SGB X diese nur zu dem Zweck verarbeiten und benutzen, zu dem sie ihr befugt übermittelt wurden.

Die **Weitergabe klientenbezogener Informationen von der Ergotherapeutin an den Leistungsträger** ist nur dann rechtmäßig, wenn die Weitergabe für die Durchführung der gesetzlichen Aufgaben des Leistungsträgers erforderlich ist und das Gesetz deshalb die Übermittlung zulässt (z.B. in § 302 SGB V). Des Weiteren muss die Klientin im Einzelfall über die Übermittlung der Daten informiert werden. Ausgenommen hiervon ist die Verpflichtung zur Mitteilung bestimmter Erkrankungen nach dem Bundes-Seuchengesetz und dem Gesetz zur Bekämpfung der Geschlechtskrankheiten. Die vorgenannten Gesetze ermächtigen nur zur Weitergabe oder Verwertung von Daten, die für die Leistungsgewährung durch den Leistungsträger oder zum **Schutz der öffentlichen Gesundheit** erforderlich sind.

Weitergabe von Daten bei Verdacht auf sexuellen Missbrauch und Misshandlung.

❯ Fallsituation

Eine Ergotherapeutin entdeckt an ihrer 7-jährigen Klientin Hämatome, die auf Gewaltanwendung schließen lassen. Auf Nachfrage vertraut das Mädchen ihr an, zu Hause vom Vater wiederholt mit Gegenständen geschlagen und mehrere Male auch sexuell genötigt worden zu sein. Das Mädchen will aber nichts unternehmen, weil sie sich die Schuld gibt und Angst hat, durch eine Anzeige den Vater in Schwierigkeiten zu bringen und die Familie zu zerstören.

Die Ergotherapeutin überlegt, ob sie gegen den Vater Strafantrag stellen soll oder sogar muss.

Die Schweigepflicht gilt grundsätzlich auch gegenüber den Ermittlungsbehörden, d.h. der Polizei und Staatsanwaltschaft und vor Gericht. Als „ärztliche Gehilfen" haben Ergotherapeuten im Rahmen ihrer Schweigepflicht auch das **Recht, im Strafverfahren das Zeugnis zu verweigern** (§§ 53 a in Verbindung mit 53 StPO). Eine generelle Pflicht begangene oder geplante Straftaten anzuzeigen, gibt es hingegen nicht.

> **Wichtig**
>
> Zur Anzeige verpflichtet ist bislang nur, wer Kenntnis von bestimmten Verbrechen erlangt, die in § 138 StGB abschließend aufgeführt sind.

Hierunter fällt z.B. Mord oder Totschlag, nicht aber der Verdacht von sexuellem Missbrauch, Vergewaltigung, Körperverletzung oder Nötigung. Bei diesen Straftaten kann eine Strafanzeige oder eine Weitergabe des Tatverdachts an andere Stellen und Personen daher grundsätzlich nur mit **Einwilligung der Betroffenen** erfolgen – bei Minderjährigen in der Regel zusätzlich der der Eltern. Die Entscheidung einer erwachsenen Klientin, keine Anzeige zu erstatten, ist damit in aller Regel rechtlich bindend. Es kann sich aber speziell bei der Misshandlung von Kindern und Jugendlichen aus der Verantwortung bestimmter Berufsgruppen die Verpflichtung ergeben, bei Verdacht auf eine Straftat aktiv zu werden. Dies gilt, wenn es in der gesetzlichen oder vereinbarten Verantwortung der Betroffenen liegt, ein Kind vor weiteren drohenden Gefahren für sein Wohl zu beschützen. Einen solchen gesetzlichen Auftrag hat das **Jugendamt**, eine durch Vertrag begründete Verpflichtung kann **aufsichtspflichtige Personen und Stellen** treffen (z.B. Schul- und Heimleitung). Den Verfasserinnen ist bislang keine Gerichtsentscheidung bekannt, in der Ergotherapeuten oder verwandten Berufsgruppen eine vergleichbare Verantwortung zugesprochen wurde. Bei **Ärzten** wird eine solche Verpflichtung bejaht (Laufs u. Uhlenbruck 1999; Rieger 1985). Ärzte sind kraft ihres Auftrages für das körperliche und seelische Wohlergehen ihrer minderjährigen Klienten verantwortlich. Dies ließe sich unseres Erachtens **bei Vorliegen eines besonderen Vertrauensverhältnisses** zwischen Klientin und Therapeutin auch auf **Ergotherapeutinnen** übertragen. Die vorbezeichneten Berufsgruppen geraten bei dem Verdacht von fortlaufendem Missbrauch u.U. in eine gesetzliche **Pflichtenkollision.** Einerseits sind sie zu Stillschweigen verpflichtet, andererseits droht eine Verletzung von Schutzpflichten, durch die sie sich auch strafbar machen können. Das Gesetz verpflichtet hier die Geheimnisträger zu einer **Abwägung der widerstreitenden Interessen im jeweiligen Einzelfall.** So heißt es in § 34 StGB:

> „Wer in einer gegenwärtigen, nicht anders abwendbaren Gefahr für Leib, Leben, Freiheit, Ehre, Eigentum oder ein anderes Rechtsgut eine Tat begeht, um die Gefahr von sich oder einem anderen abzuwenden, handelt nicht rechtswidrig, wenn bei Abwägung der widerstreitenden Interessen, namentlich der betroffenen Rechtsgüter und des Grades der ihnen drohenden Gefahren, das geschützte Interesse das beeinträchtigende wesentlich überwiegt. Dies gilt jedoch nur, soweit die Tat ein angemessenes Mittel ist, die Gefahr abzuwenden."

Eine **Schweigepflichtsverletzung ist nach dieser Vorschrift nicht rechtswidrig** und damit straffrei:

- wenn ein Missbrauch oder eine Misshandlung noch gegenwärtig stattfindet,
- diese Gefahr und die damit verbundenen Folgen für die Klientin deren Interesse an der Geheimhaltung wesentlich überwiegen,
- und der begangene Verstoß gegen die Schweigepflicht angemessen war, um weiteren Missbrauch zu verhindern.

> **Fallsituation**
>
> Ein alleinerziehender Vater, den die Ärztin aufgrund konkreter Verdachtsmomente des wie-

derholten sexuellen Missbrauchs an seiner Tochter verdächtigt, verweigert die Entbindung der Ärztin von der Schweigepflicht, damit seine Tat unentdeckt bleibt. Die Ärztin darf bei pflichtgemäßer Güterabwägung gemäß § 34 StGB das Jugendamt informieren, damit dieses umgehend alle notwendigen Maßnahmen zum Schutz des Kindes veranlassen kann. Gäbe es eine sorgeberechtigte Mutter, so wäre zunächst diese von dem Verdacht des Missbrauchs zu informieren. Sie hat als weitere Sorgeberechtigte die Möglichkeit, das Kind umgehend dem Zugriff des Täters zu entziehen. Wenn die Mutter die Kooperation verweigert und die Fortsetzung der Misshandlung und des Missbrauchs konkret droht, kann die Einschaltung anderer Stellen angemessen sein.

Den Betroffenen, auch Kindern und Jugendlichen, muss zunächst erklärt werden, warum es wichtig ist, weitere Personen mit ins Vertrauen zu ziehen. Sie müssen auch erfahren, welche Personen mit einbezogen werden und welche Aufgabe und Funktion diese Personen haben. Die Klientin sollte schnellst möglich an eine geeignete Beratungsstelle überwiesen werden, die mit sexuell missbrauchten Kindern und Jugendliche Erfahrung hat und ihnen daher kompetente Unterstützung bieten kann.

6.6 Brauchen wir ein Patientenschutzgesetz und ein Gleichstellungsgesetz für andersbefähigte Menschen?

Würde, Freiheit und der Schutz vor Diskriminierung aufgrund einer Behinderung oder Erkrankung, des Geschlechts oder der Herkunft sind verfassungsrechtlich verbriefte Grundrechte der Klientel.

Welche Funktionen sollen daher Patientenschutzgesetze und Gleichstellungsgesetze erfüllen? Führt dies nicht zu einer weiteren Bürokratisierung des Gesundheitswesens und einer Beschränkung der therapeutischen Freiheit?

Die **Grundrechte verpflichten unmittelbar nur den Staat,** d.h. die Gesetzgebung, die Verwaltung und die Rechtsprechung der Bundes-republik Deutschland.

> **Wichtig**
>
> Die Staatsbürgerinnen und Staatsbürger sind in ihrem Verhältnis untereinander an die Grundrechte nicht unmittelbar gebunden.

6.6.1 Patientenschutzgesetze

Das gilt auch für das Rechtsverhältnis zwischen Therapeutin/Ärztin zu deren Klientin. **Geltung** entfalten die Grundrechte in dieser Vertragsbeziehung vielmehr erst, wenn im **Einzelfall** z.B. ein Gericht bestimmte Störungen eines Vertragsverhältnisses als grundrechtsverletzend qualifiziert (sog. **mittelbare Drittwirkung der Grundrechte**).

Es bedurfte vieler Jahre, bis die Gerichte im Rahmen verschiedener Streitigkeiten zwischen Patientinnen und vorrangig Ärzten die Selbstbestimmungsrechte der Klientel in der Behandlung aus dem Grundgesetz abgeleitet und hinreichend konkretisierten. Dennoch sind **Rechtsunsicherheiten** verblieben: Die Rechtsprechung ist sehr viel schwerer erschließbar als kodifiziertes Recht.

Die von der Rechtsprechung entwickelten Selbstbestimmungsrechte soll das geforderte **Patientenschutzgesetz** in Gesetze transformieren, um das **Rechtsverhältnis** zwischen Behandlerinnen und Patientinnen transparenter zu machen und den Betroffenen die **Rechtsdurchsetzung** zu erleichtern.

Ein konkreter Gesetzesentwurf des Bundesministeriums für Gesundheit liegt noch nicht vor. Es ist aber davon auszugehen, dass der Entwurf in erster Linie der bereits in der Rechtsprechung entwickelten herrschenden Meinung folgen wird. Eine weitreichende Änderung der geltenden Rechtslage ist daher nicht zu erwarten. Auf die **Arbeit von Ergotherapeuten** wird sich ein Patientenschutzgesetz wenig auswirken. Die derzeit diskutierten Regelungen betref-

fen vorrangig spezifisch ärztliche Pflichten und die ärztliche Haftung für Aufklärungs-, Diagnose- und Behandlungsfehler sowie Fragen der Sterbehilfe.

6.6.2 Behindertengleichstellungsgesetz

> **Wichtig**
>
> Das Grundrecht des Art. 3 Abs. 3 S.2 GG auf Schutz vor Diskriminierung wegen Behinderung bindet unmittelbar nur die staatlichen Institutionen.

Trotz des Diskrimierungsverbotes können deshalb private Unternehmen wie die Deutsche Bahn AG bislang nicht verpflichtet werden, bestehende Mobilitätsbarrieren für Behinderte umgehend zu beseitigen. Private Versicherungsgesellschaften können sich weigern, mit behinderten oder kranken Menschen Vorsorgeverträge, sei es in Form einer Lebensversicherung oder Krankenzusatzversicherung abzuschließen. Sie alle berufen sich auf ihr **Recht zur Vertragsfreiheit.**

> **Wichtig**
>
> Das Recht auf Vertragsfreiheit kann wirksam und effektiv zum Schutz von Minderheiten vor Diskriminierung durch **Gleichstellungsgesetze** eingeschränkt werden.

Gleichstellungsrechte finden sich bereits in zahlreichen Gesetzen. So wurde das verfassungsrechtliche Gebot, niemanden aufgrund seines Geschlechts zu diskriminieren, z.B. durch den Kündigungsschutz bei Schwangerschaft in das Arbeitsrecht übertragen und konkretisiert.

Sinn und Zweck von Gleichstellungsvorschriften ist es:

- Die Diskriminierung bestimmter Bevölkerungsgruppen zu benennen und sichtbar zu machen.
- Verfassungsrechtliche Diskriminierungsverbote in einfache Gesetze umzusetzen und auch im privaten Rechtsverkehr anzuwenden.

Das Behindertengleichstellungsgesetz ist ein wichtiger und notwendiger Schritt, um die gleichberechtigte Teilhabe von Menschen mit Behinderungen im öffentlichen Leben zu gewährleisten. In einem geplanten zivilrechtlichen Antidiskriminierungsgesetz soll darüber hinaus ihre gleichberechtigte Teilhabe am Waren- und Dienstleistungsverkehr geregelt werden. Das Ziel ist, dass Menschen aufgrund ihrer Behinderung z.B. nicht mehr willkürlich der Abschluss einer Lebensversicherung, der Zutritt zur Diskothek oder die ärztliche und therapeutische Behandlung verweigert werden darf.

Es bleibt zu wünschen, dass die **klientenzentrierte Arbeit von Ergotherapeutinnen** zukünftig ein breiteres **gesetzliches Fundament** erhält, durch das es ihnen erleichtert wird, trotz Sparmaßnahmen im Gesundheitsbereich die Selbstbestimmungsrechte ihrer Klientel zu stärken und zu verteidigen.

6.7   Zusammenfassung

ⓘ **Fazit**
- Die Ergotherapie ist als staatlich anerkanntes Heilmittel in ihrem Tätigkeitsfeld, ihrer Zielsetzung und Finanzierung rechtlich definiert. Gesetze und Verordnungen sind damit einerseits Grundlagen ihres therapeutischen Handelns, begrenzen aber andererseits auch den ergotherapeutischen Spielraum.
- Zielsetzung und Kompetenz der Ergotherapie deuten über das ihr gesetzlich zugewiesene Tätigkeitsfeld eines „Heilmittel" erbringenden „Medizinalfachberufes" hinaus. Gleichwohl bleibt die Ergotherapie in Deutschland vorerst aufgrund fehlender Berufsautonomie in ihrem Handeln an ärztliche Vorgaben gebunden.
- Durch das Recht können und sollen soziale Beziehungen nicht lückenlos geregelt werden. Kein Gesetz kann maßgeschneiderte Lösungen für konkrete Interessenkonflikte anbieten.

- Gesetze bilden Rahmenbedingungen und können im Widerspruch zu eigenen Moralvorstellungen stehen.
- Geltendes Recht kann die Entwicklung einer beruflichen Ethik nicht ersetzen.
- Die berufliche Ethik der Ergotherapie sollte dem Berufsbild entsprechend vor allem die Selbstbestimmung der Klientel sichern und Diskriminierung verhindern helfen.

Literatur

Arnade S (1997) Deutschland im Herbst 1997: Gewalt hat viele Gesichter. In Heiden H-G Die Gesellschaft der Behinderer. Aktion GG, Rowohlt Hamburg

Arnade S (1999) Gewalt gegen behinderte Mädchen und Frauen. In: Senatsverwaltung für Arbeit, Berufliche Bildung und Frauen (Hrsg.)Ratgeber für behinderte Mädchen und Frauen in Berlin. Senatsveraltung, Berlin S 164 (170)

Becker M (1995) Sexuelle Gewalt gegen Mädchen mit geistiger Behinderung. Edition Schindele, Heidelberg, S 80 ff

Combrink B, Radtke D, Spangle R (1999) Leben mit Assistenz. In: Wießner P Leben mit Behinderung. Leben mit HIV und AIDS. Eine Annäherung. Deutsche AIDS-Hilfe e.V. Berlin, S177

Degener T (1994) Das ambulante Pflegeverhältnis als Modell eines Sozialrechtsverhältnisses. Lang,Frankfurt a.M, Berlin, Bern, New York, Paris, Wien. S 23, S 40 ff

Deutscher Bundestag (1994) Beschluss zum Thema „Barrierefreies Reisen- Reisemöglichkeiten für behinderte Menschen" vom 23.6.1994. In: Sozialverband Reichsbund e.V. (Hrsg) 1997, Leitfaden für Behinderte, Handbuch zur Rehabilitation in Deutschland. Schriftenreihe des Reichsbundes, Bonn

Forum behinderter Juristinnen und Juristen (1995) Vorschläge für Gleichstellungsvorschriften. Kassel

Habermann C (1999) Schnittstellen. In Scheepers C, Steding-Albrecht U, Jehn P (Hrsg) Ergotherapie. Vom Behandeln zum Handeln. Thieme, Stuttgart, New York. S 115 119

Hagedorn R (1999) Theorie in der Ergotherapie eine konzeptionelle Grundlage für die Praxis. In: Jerosch-Herold C, Marotzki U, Hack BM, Weber P (Hrsg.) Konzeptionelle Modelle für die ergotherapeutische Praxis. Springer, Berlin Heidelberg, S 1–16

Hagedorn R (1999a) Praxismodelle der Ergotherapie. In: Jerosch-Herold C, Marotzki U, Hack BM, Weber P (Hrsg.) Konzeptionelle Modelle für die ergotherapeutische Praxis. Springer, Berlin, Heidelberg S 17–31

Hartmann S (2000) Sexuelle Gewalt an Mädchen und Jungen, Frauen und Männern mit Behinderung, Eine alltägliche Realität. Vortragsmanuskript, zu beziehen über Berufsverbände der Frauenärzte, Kinder- und Jugendärzte, Landesverband Bayern, München

Heiden HG (1996) Die Fakten liegen auf dem Tisch. Benachteiligung und Diskriminierung behinderter Men-

schen in der Bundesrepublik Deutschland. In: ders. (Hrsg)
Niemand darf wegen seiner Behinderung benachteiligt
werden. rororo, Reinbek bei Hamburg, S 20

Heiden HG(1997) Die Gesellschaft der Behinderer. Aktion
Grundgesetz, Rowohlt, Hamburg

Hermes G (1994) Behinderte Frauen auf dem Ausbildungs- und
Arbeitsmarkt. In dieselbe (Hrsg.): Mit Recht verschieden
sein. Forderungen behinderter Frauen an Gleichstellungsgesetze. bifos Kassel, S 52 (56f)

Hippokratischer Eid in einer Übersetzung von Deichgräber K
(1999), zitiert in Laufs A, Uhlenbruck, Handbuch des Arztrechts, C.H. Beck, München S 28

Kubny-Lüke B (1999) Geschichte der Ergotherapie. In
Scheepers C, Steding-Albrecht U, Jehn P (Hrsg) Ergo-
therapie. Vom Behandeln zum Handeln. Thieme, Stuttgart,
New York S 2–8

Kielhofner G, Mentrup C, Niehaus A (1999) Das Model of Human
Occupation (MOHO): Eine Übersicht zu den grundlegen-
den Konzepten und zur Anwendung. In: Jerosch-Herold C,
Marotzki U, Hack BM, Weber P (Hrsg.) Konzeptionelle
Modelle für die ergotherapeutische Praxis. Springer, Berlin,
Heidelberg, New York

Lang (1997) Das Recht auf informationelle Selbstbestimmung
des Patienten und die ärztliche Schweigepflicht in der
gesetzlichen Krankenversicherung, S 144 ff

Laufs A, Uhlenbruck W (1999) Handbuch des Arztrechts 2.Aufl.
C.H.Beck, München S 421

Lempke G (1989) Beschäftigungstherapie in der Psychiatrie.
Thieme, Stuttgart, New York, S 188

Lux U (1995) Frauen zwischen Behinderten- und Frauenbewegung. In: Barwig G, Busch C (Hrsg.) „Unbeschreiblich
weiblich", Frauen unterwegs zu einem selbstbewussten
Leben mit Behinderung, AG SPAK, München S 14

Lüttgen P (2000) Der ergotherapeutische Behandlungsvertrag.
Ergotherapie& Rehabiliation, 3: 24f

Meyer A (1977/1922) The Philosophie of Occupational Therapy.
AJOT (31) 1977 Nr. 10 S 639–642

Miles-Paul O (1999) Selbstbestimmt Leben – Eine Herausfor-
derung für uns und die Gesellschaft. In: Wießner P. (Hrsg.)
Leben mit Behinderung – Leben mit HIV und AIDS: Eine
Annäherung. Deutsche Aids-Hilfe, Berlin, S 169 (174 f)

Noack C, Schmid HJ (1996) Sexuelle Gewalt gegen Menschen
mit geistiger Behinderung. Eine verleugnete Realität.
VEEMB, Stuttgart

Reed K (1999) Das Model of Personal Adaption through
Occupation, in: Jerosch-Herold u.a. aaO, S 87

Rieger (1985) Lexikon des Arztrechts. 1985 RdNr. 1625

Scheepers C (1999) Ergotherapie heute. In: Scheepers C,
Steding-Albrecht U, Jehn P (Hrsg) Ergotherapie – vom Behandeln zum Handeln. Thieme Stuttgart, New York, S 25 ff

Senn CY (1988) Gegen jedes Recht. Sexueller Missbrauch und
geistige Behinderung. Ontarion Cananda, aus dem kana-
disch-englischen von Kandler-Schürmann A (1993), Dona
Vita, Berlin

Schlund GH (1999) Die ärztliche Schweigepflicht. In Laufs und
Uhlenbruck, Handbuch des Arztrechts, C.H.Beck, München
S 499 (535)

Weinwurm-Krause EM (1994) Sexuelle Gewalt und Behinderung. Kovac, Hamburg

Weissman S, Hack B (1994) Sexuelle Grenzverletzungen an
(behinderten) Mädchen und Frauen in der Familie, Praxis
Ergotherapie, Jhg. 7 (1), S 5 (9)

Zemp A, Pircher E (1996) Sexuelle Ausbeutung von Mädchen
und Frauen mit Behinderung, Band 10 d. Schriftenreihe der
Frauenministerin Österreich, Wien

Zifas J (1998) Die Normativität des Humanen. Zur Theorie der
Behinderung aus der Sicht von pädagogischer Anthropologie und Ethik. In: Eberwein H, Sasse A (Hrsg.) Behindert
sein oder behindert werden ? Interdisziplinäre Analysen
zum Behinderungsbegriff. Luchterhand, Neuwied, S 96 f
(115).

Zinsmeister J (2002) Der lange Weg zur Gleichstellung: behinderte Frauen und das neue SGB IX. In: STREIT – feministische Rechtszeitschrift, 1:3–10

Zinsmeister J (2002 b) Das Recht behinderter Frauen, von
Frauen gepflegt zu werden. In: info – informationsblatt der
'bundesorganisationsstelle behinderte frauen', Nr.11,
2002, bifos e.V. Kassel

Anhang

Zitierte Gerichtsurteile

BGHZ 29,33,36
BGH MDR 1981, 810
BGH NJW 1983, 328; 2627;
BGH NJW 1985, 674
BSGE 35,10 (12) Urt. V. 20.10.1972 m.w.N.

Abkürzungen

aaO	am angegebenen Ort
BGB	Bürgerliches Gesetzbuch
BGH	Bundesgerichtshof
BGHZ	Entscheidungen des Bundesgerichtshofs in Zivilsachen
BSG	Bundessozialgericht
BSGE	Entscheidungen des Bundessozialgerichts
GG	Grundgesetz für die Bundesrepublik Deutschland
MDR	„Monatsschrift für Deutsches Recht"
mwN	mit weiteren Nachweisen
NJW	„Neue Juristische Wochenschrift"
SGB	Sozialgesetzbuch
SGB V	Sozialgesetzbuch, 5.Buch
SGB IX	Sozialgesetzbuch, 9.Buch
SGB X	Sozialgesetzbuch, 10.Buch
SGB XI	Sozialgesetzbuch, 11.Buch
StGB	Strafgesetzbuch

Supervision –
Ein möglicher Beitrag zur ethischen
Praxis der Ergotherapie?

S. Weissman

„Aber wenn es ernst wird, merkt man sofort, dass die Theorien nichts taugen, weil ausgerechnet der eigene Fall nicht darin vorkommt, sondern immer nur schlichte Modelle, und die eigenen Fälle sind nicht schlicht, sondern einmalig und kompliziert; einmalig besonders auch in ihrer Unergründlichkeit, Undurchsichtigkeit, ihrer einmaligen Unverständlichkeit,..." (Birgit Vanderbeke, „Alberta empfängt einen Liebhaber")

7.1   Einführende Überlegungen

„Unter Supervision versteht man die (systematische) berufs- und tätigkeitsbegleitende Reflexion der Arbeit (...) mit dem Ziel der Erweiterung der persönlichen und beruflichen Kompetenz. Supervision ist also berufsbezogene Beratung. Sie dient der Unterstützung von Personen, die in ihrem (beruflichen) Handeln (oft schwierige) Beziehungen zu gestalten haben, die den Berufstätigen als ganze Person in Anspruch nehmen. Besonders in jenen Arbeitsbereichen, in denen die geforderte Qualifikation kommunikative Kompetenz, Kooperation, Teamfähigkeit und/oder Personalführung erfordert, ist Supervision als Angebot zur professionellen Reflexion unabdingbar. Niemand sollte ohne Supervision in und mit zwischenmenschlichen Beziehungen arbeiten: ein sozialpsychologischer Standard, der sich leider noch nicht in allen Bereichen durchgesetzt hat." (Schmid 1996, S 370)

Schrödter fasst unter den Begriff „Supervision" „alle Formen von Organisationsunterstützung und -beratung" und geht damit weit hinaus über das ursprüngliche **Verständnis von Supervision** als „Fallbesprechung" (Schrödter 1998, S 64). Tatsächlich umfassen Anfragen an Supervisoren mittlerweile weit mehr Anliegen, als die klassische „Fallsupervsion". Ein häufiger Anlass für eine Supervisionsanfrage sind Schwierigkeiten in der Zusammenarbeit im Team oder innerhalb der Organisation (also teamübergreifend).

Auch dann, wenn es sich von Seiten des Auftraggebers nicht ausdrücklich um „Organisationsberatung" handelt, spielen in jedem **Supervisionsprozess** folgende **drei Ebenen** zumindest eine implizite Rolle:

- Die Ebene der Strukturen der Organisation
- Die Ebene der konkreten Personen
- Die Ebene der Interaktion von Person(en) und Organisation (die „Schnittstelle" von Organisation und Person)

Problemstellungen und Fragen, die Supervisanden formulieren, entstehen häufig auf einer dieser Ebenen, haben aber gleichzeitig Auswirkungen auf die nicht explizit benannten anderen beiden Ebenen. Auf allen drei Ebenen sind berufsethische Aspekte und Fragestellungen immer ein Thema, da sie für das berufliche Selbstverständnis von Professionellen und für die eigene Fachlichkeit eine wesentliche Rolle spielen.

> **Wichtig**
>
> Supervision als Beratungsangebot für Professionelle zur Reflexion ihres Tätigseins muss auch ein Angebot sein, in dem berufsethische Fragen diskutiert werden können (und diskutiert werden sollten).

Darüber hinaus sehen sich Supervisanden aus unterschiedlichen Arbeitsfeldern mit jeweils spezifischen ethischen Dilemmata konfrontiert. Mitarbeiter in der Ausländerbehörde einer kommunalen Verwaltung treffen auf völlig andere ethische Fragestellungen als die Ergotherapeutin, die in der Intensivbetreuung schwerstkranker oder behinderter Menschen tätig ist. Mit welchen ethischen Problemen sich eine Person im Rahmen ihrer beruflichen Tätigkeit konfrontiert sieht, hängt zudem auch von den (oft nur implizit vorhandenen) ethischen Normen der **Institution** ab, in der die Betreffende tätig ist. Für Problemstellungen, die sich hieraus ergeben, braucht es für Professionelle einen Ort, an dem sie solche Fragen reflektieren können.

> **Wichtig** |
>
> Die Frage ist nicht, ob Supervision einen hilfreichen Beitrag zur ethischen Praxis der Ergotherapie leisten kann, sondern wie dies geschehen kann.

7.1.1 Zusammenhang von Menschenbild und Ethik

„**Ethik** (von griechisch ethos: Gewohnheit, Herkommen, Sitte), als Disziplin der Philosophie die wissenschaftliche Lehre von allem Sittlichen. Die Grundfragen der Ethik richten sich auf das Gute als Richtschnur rechten – und vernünftigen – Handelns. Die Prinzipien, an denen die Ethik ihre Aussagen methodisch und inhaltlich ausrichtet, sollten demnach ihrer Maxime entsprechend allgemein gültig und vernünftig einsehbar sein, also ohne Berufung auf höhere Autoritäten und Konventionen auskommen." (Microsoft® Encarta® Enzyklopädie 2000. © 1993–1999 Microsoft Corporation)

„Alle Ethik ist abhängig von einem Entwurf des Wesen des Menschen, der sowohl das Ziel des Lebens, als den Weg zu diesem Ziel weitgehend bestimmt." (Müller und Halder 1981)

> **Wichtig** |
>
> Ethische Fragen lassen sich verstehen als Fragen zu den anthropologischen Prämissen und den daraus ableitbaren Leitlinien und Maximen des eigenen (professionellen) Handelns als „rechtes und vernünftiges Handeln".

Die Frage, in welcher Weise Supervision einen Beitrag leisten kann zur ethischen Praxis der Ergotherapie, bedeutet also: wie kann im Rahmen von Supervision eine kritisch reflektierende Auseinandersetzung erfolgen mit dem der beruflichen Praxis zugrundeliegenden **Menschenbild** und den daraus folgenden **Maximen des beruflichen Handelns als normativen Leitlinien.**

„(Ein Menschenbild) ist eine von bestimmten Fakten und/oder Vorstellungen ausgehende bzw. in den Rahmen bestimmter wissenschaftlicher oder weltanschaulicher Methoden- oder Denksysteme gefügte Betrachtung oder Abhandlung über den Menschen." (Meyer 1976, zit. nach Hutterer-Krisch 1996, S 75)

„Mit dem Terminus „Menschenbild" werden die im Grunde metaphysischen Prämissen, die anthropologischen Vorannahmen über die „Natur", das „Wesen" des Menschen zusammengefaßt.... Die das Menschenbild konstituierenden Sätze sind Axiomen vergleichbar und bilden die Basis, auf der Theorien entwickelt werden. In diesem Sinne haben sie regulative Funktionen. Sie dienen in der Regel als Leitlinien für die Praxis und können, vice versa, selbst wenn sie nicht explizit formuliert sind, auch aus bestimmten Merkmalen der Praxis erschlossen werden." (Korunka 1992, S 72)

Hagehülsmann weist darauf hin, dass anthropologische Vorannahmen sowohl die Theorie als auch die Praxeologie entscheidend beeinflussen (zit. nach Hutterer-Krisch 1996, S 78).

> **Wichtig** |
>
> Grundlegend für die berufliche Praxis ist die Reflexion des Menschenbildes und der daraus abgeleiteten ethischen Standards, auf die das eigene Handeln gründet.

Damit ist sie auch **elementarer Bestandteil von Supervisionsprozessen,** denn hier geht es ja gerade um die Reflexion des eigenen beruflichen Tätigseins.

Zunächst haben im beruflichen Alltag „methodische Fragen" im Sinne effizienter Interventions- und Handlungsstrategien einen ungleich höheren Stellenwert als explizit „ethische Fragestellungen". Die Reflexion der Berufspraxis auf der Ebene des **methodischen Handelns** gilt als primärer Maßstab für Professionalität. Auch die Supervisorin wird in erster Linie nach ihren Fähigkeiten auf der methodischen

Ebene gefragt. Sie wird bewertet, nicht zuletzt nach der „Effizienz" ihrer Arbeit, im Sinne von Zielgerichtetheit. Wobei der Auftraggeber möglicherweise andere Ziele im Sinn hat, als die Supervisandin, wenn beide nicht identisch sind.

Die daraus ableitbare Ethik könnte **utilitaristisch** genannt werden: gut ist, was im Sinne der jeweiligen Zielsetzung nützlich ist. Professionelles Handeln folgt dann einem Pragmatismus, der in seinen ethischen Implikationen – verkürzt – lautet: „gut ist, was nützt". Der Zweck heiligt hier die Mittel. Zum Beispiel werden Methoden aus unterschiedlichen Denksystemen mit unterschiedlichen Modellannahmen (und Menschenbildern) zum Zwecke der Zielerreichung miteinander kombiniert, obwohl ihre **Grundprämissen** (zu denen das Menschenbild gehört) **nicht kompatibel** sind. Dieser Zusammenhang wird von Praktikern oft nur ungenügend reflektiert und berücksichtigt.

> **Wichtig** ▮
>
> Berufsethisch fragwürdig wird eine „pragmatische" Haltung dann, wenn sie alles gut heißt, was der Zielerreichung dient, ohne den manipulativen Gehalt einzelner Interventionstechniken ausreichend zu bedenken und in seiner Konsequenz zu berücksichtigen.

Auf das Spannungsverhältnis von – gewollter – Einflussnahme und der Gefahr der Manipulation komme ich später nochmals zurück.

7.1.2 Ethik und Fachlichkeit

Ethische Fragen kommen im Supervisionsprozess zur Sprache, wenn es sich um **ethische Dilemmata** handelt. Bailey et al. sprechen von einem „ethischen Dilemma", wenn

> „keine einzige offensichtlich befriedigende Wahlmöglichkeit oder Antwort für eine bestimmte Situation passt, oder wenn es nur weniger zufriedenstellende Alternativen gibt.... In einem echten ethischen Dilemma werden von einigen Betroffenen alle Reaktionsmöglich-

keiten als zumindest teilweise „falsch" oder wenig zufriedenstellend betrachtet." (Bailey et al. 1995, S 2)

In seinen Überlegungen zum Verhältnis von Fachlichkeit und Ethik innerhalb von Supervision und Beratung geht Müller über dieses enge Verständnis ethischer Fragestellungen hinaus. **Ethische Fragen** sind für ihn solche, bei denen es darum geht,

> „Fähigkeiten zu erwerben, die es gestatten, die Regeln eines menschlichen Umgangs auch dort noch aufrechtzuerhalten, wo es normalerweise schwierig und eine Zumutung wird, dies zu tun. Und umgekehrt: es sind Probleme, bei denen Fachlichkeit versagen muß, wenn sie sich nur instrumentell, nur als Technik begreift, statt als etwas, das zugleich persönlich vertretene Antwort ist." (Müller 1997, S 180)

Ethische Fragen sind diesem Verständnis nach **Kompetenzfragen**, die im Rahmen von Supervision diskutiert werden.

> **Wichtig** ▮
>
> Supervisionsprozesse lassen sich sowohl als **fachliche Prozesse**, als auch als **ethische Dialoge** zwischen Supervisorin und Supervisanden verstehen.

7.1.3 Theoretische Modelle als Grundlage fachlicher Kompetenz

Fachlich kompetentes Handeln stützt sich auf ein theoretisches Fundament. Jede (sozialwissenschaftliche) Theorie enthält modellhafte Annahmen zum **Menschenbild**, also eine Vorstellung darüber, wie Menschen „sind" (oder sein sollen). Aus diesen Modellannahmen leiten sich **Handlungsmaximen** ethischer wie methodischer Art für die jeweilige Praxis ab. Idealerweise begründet sich praktisches Tun aus theoretischen Modellen, die zueinander kompatibel sind – ansonsten würde die Praxis in sich widersprüchlich.

Zur Frage, wie **Veränderungen** effizient und wirksam zu erreichen seien, finden sich (mindestens) **zwei grundlegende Positionen**, die allerdings sowohl in den verschiedenen theoretischen Ansätzen als auch folgerichtig in der Praxis so eindeutig voneinander abgegrenzt kaum zu finden sind:

- **Veränderungsprozesse erfolgen zielgerichtet mit Blick auf eine angestrebte Problemlösung.** Intra- und interpersonale Prozesse werden mit Hilfe bestimmter Techniken von Außen beeinflusst, Interventionen werden als (mono- oder mulitikausal gedachte) „wenn-dann"-Beziehungen zur Erreichung eines bestimmten Ziels in Konzepte gefasst. Abläufe und Entwicklungsprozesse werden als prinzipiell **von Außen steuerbar** begriffen, das Vorgehen ist **problemorientiert** oder – ressourcenorientiert formuliert – „lösungsorientiert".
- **Im Zentrum des anvisierten Veränderungsprozesses stehen Personen**, nicht Fragestellungen und Probleme (bzw. die Suche nach Lösungen). Veränderungspotentiale der Personen sind von Außen beeinflussbar, jedoch **nicht beliebig steuerbar.**

In ihren allgemeinen Bemerkungen zu Modellen in der Ergotherapie unterscheidet Reed diese beiden Positionen als **mechanistisch** (1.) bzw. **organismisch** (2.) begründete Theorien. Sie bezieht sich dabei auf verschiedene philosophische (oder auch: wissenschaftstheoretische) „Denkschulen":

„Modelle und Theorien, die auf der organismischen Philosophie beruhen, gehen davon aus, daß Aktivität aus der Person heraus entsteht und daß das Individuum ein aktives und dynamisches Wesen darstellt.... Im Gegensatz dazu beruhen Modelle und Theorien der mechanistischen Philosophie auf der Annahme, daß individuelle Aktivität und Handlung das Ergebnis äußerer Kräfte sind, auf die das Individuum reagiert und antwortet.... Die meisten Modelle und Theorien der Ergotherapie basieren auf der Annahme, dass eine Person dazu in der Lage ist, bei der Bewältigung von täglichen Problemen eine aktive Rolle zu spielen und den Zustand der persönlichen Gesundheit und des Wohlbefindens zu beeinflussen." (Reed 1999, S 87)

Modelle und Theorien der Ergotherapie fühlen sich also eher der „organismischen Philosophie" verpflichtet.

> **Wichtig**
>
> Konzepte dazu, wie Impulse zur Veränderung von Personen gestaltet werden sollen, hängen von der jeweiligen Ausfassung darüber ab, wie Veränderungsprozesse bei Individuen erfolgen.

An dieser Stelle zeigen sich die – meist nur implizit formulierten – **anthropologischen Annahmen** der jeweiligen Theorie.

Modelle, die sich mehr dem **mechanistischen Ansatz** zugehörig fühlen, begreifen „den" Menschen eher als Faktizität (Gegebenheit, feststellbare Wirklichkeit). Menschliches Verhalten folgt diesen theoretischen Ansätzen nach bestimmten **„Gesetzmäßigkeiten"**. Es ist prinzipiell, d.h. mit einer bestimmten statistischen Wahrscheinlichkeit, vorhersagbar in seinem Ablauf und damit entsprechend beeinflussbar.

Der **organismischen Denkschule** verbundene Theorien betonen hingegen eher den „Mensch als Potenz", damit die **Selbstveränderungsmöglichkeiten** von Menschen (vgl. Herzog 1984). Dieser Auffassung zufolge ist das Verhalten von Menschen nicht prinzipiell vorhersagbar, da sich immer wieder neue, überraschende Entwicklungen ergeben können. Ähnlich wie Reed für die Ergotherapie favorisiert Herzog für die Psychologie theoretische Modellannahmen, welche von der Möglichkeit der Selbstveränderung von Menschen ausgehen:

„Will sich die Psychologie ein (selbst-)aufklärerisches Interesse erhalten,... so hat sie auf der Modellebene die Möglichkeit der (Selbst-)Veränderung des Menschen zu thematisieren. Im Menschenmodell ist die Potentialität des Menschen anzulegen." (Herzog 1984, S 308).

Herzog nennt explizit die Vertreter der **Humanistischen Psychologie** (wie Abraham Maslow, Fritz Perls und Carl Rogers), für die der Aspekt der **Veränderlichkeit** und **Prozesshaftigkeit** des Menschen grundlegend ist, wobei betont wird:

> „Die Humanistische Psychologie ist kein Ziel an sich, keine Doktrin.... Sie ist ein wachsender Bestand an Wissen in Bezug auf Fragen wie „Was macht ein menschliches Wesen aus und was kann aus dem Menschen werden?"... Die Humanistische Psychologie fragt, „Über welche Potenziale verfügt der Mensch?"„ (Jourard, zit. nach Herzog 1984)

Das Grundanliegen der Vertreter der Humanistischen Psychologie, nämlich zur Erweiterung des persönlichen Potentials von Menschen beizutragen, lässt sich nur unter Rückgriff auf ein bestimmtes Menschenbild verwirklichen.

Das Supervisionskonzept, das den folgenden Ausführungen zugrunde liegt, basiert auf dem personzentrierten Ansatz von Carl Rogers, der an dieser Stelle nochmals kurz vorgestellt wird.

7.2 Wirkweise, Menschenbild und ethische Implikationen des personzentrierten Ansatzes

7.2.1 Klientenzentrierter oder personzentrierter Ansatz – Anmerkungen zum Namen

Pörtner nennt es „Das Dilemma mit dem Namen" (Pörtner 1994) und weist zu Recht darauf hin, dass mit der wechselnden Geschichte des Namens auch die Frage der Identität des von Carl Rogers entwickelten Ansatzes verbunden ist:

> „Klientenzentriert, personzentriert, nicht-direktiv, das sind unschöne, sperrige und für Uneingeweihte wenig aussagekräftige Wortkonstruktionen – sowohl im Deutschen wie (in geringem

Maß) auch im Englischen. Keine der Bezeichnungen erfaßt eindeutig das, wofür sie stehen, keine kommt ohne zusätzliche Erklärungen aus. Alle treffen in gewisser Hinsicht auch auf andere Therapieformen zu."(Pörtner 1994, S 15)

Rogers verwendet die Begriffe „klientenzentriert" und „personzentriert" teilweise synonym (vgl. Rogers 1992). Insbesondere in der Anwendung des Rogers'chen Ansatzes außerhalb des therapeutischen Kontextes setzte sich der Begriff „personzentrierter Ansatz" („person-centered-approach") immer stärker durch. Der „personzentrierte Ansatz" ist in seinem Anwendungsbereich weiter gefasst, als der „klientenzentrierte Ansatz" oder gar die „nondirektive Gesprächspsychotherapie". Die Verengung des Namens hat eine Verengung des Ansatzes in seinen Aussagemöglichkeiten und in der Folge hinsichtlich seiner Anwendung in der Praxis überhaupt bewirkt.

So schreiben Law et al. unter Bezugnahme auf Rogers für die Ergotherapie:

> „Klientenzentrierte Praxis in der Ergotherapie geht davon aus, daß jede Person, die behandelt wird, sich selbst am besten kennt und daher den Schwerpunkt der Behandlung selbst festlegen sollte." (Law et al. 1999, S 162).

Die Autorinnen führen im Folgenden weiter aus, was unter „klientenzentrierter Praxis" in der Ergotherapie zu verstehen ist. Eine ausführlichere Diskussion (und damit Würdigung der Gedanken des Autorinnenteams) kann an dieser Stelle nicht erfolgen, dennoch sei festgehalten, dass auch hier die **Darstellung** des personzentrierten Ansatzes verkürzt erscheint.

Daran scheint die Rezeption von Rogers insgesamt zu kranken: „einfach" in der Aussage, jedoch mit hohen Anforderungen in Bezug auf die praktische Umsetzung verbunden, ist der personzentrierte Ansatz immer wieder in verschiedener Hinsicht sehr auf bestimmte Aspekte hin verkürzt worden – nicht zuletzt auch aus dem Bemühen heraus, ihn verstehbar und anderen „vermittelbar" zu machen. Deshalb erscheint Rogers entweder sehr technisch (wie beim „Verbalisieren von Gefühlsinhalten") oder sehr banal (im Sinne von „eine gute Therapeutin-Klientin-Beziehung ist die Basis"). „Personzentriert" meint jedoch weder bestimmte Technik(en) – wohl aber eine bestimmte Methodik – noch werden Trivialitäten zum Prinzip erhoben.

> **Wichtig**
>
> Personzentriert meint eine bestimmten Werten verpflichtete Grundhaltung, die eine Form der Beziehungsgestaltung nach spezifischen methodischen Regeln anstrebt.

Im Rahmen einer derart **gestalteten Beziehung** wird **Selbstveränderung** möglich. Fachlichkeit und eine (nicht zuletzt) ethische Grundhaltung gehen hier eine Verbindung ein.

7.2.2 Charakteristika und Wirkweise des personzentrierten Ansatzes

Rogers nennt eine Reihe für ihn grundlegender Charakteristika, um das **Spezifische des personzentrierten Ansatzes** deutlich zu machen und ihn von anderen therapeutischen Orientierungen zu unterscheiden. Dazu gehört an erster Stelle das von ihm postulierte **Menschenbild**, das zum einen die **Ganzheitlichkeit** von Menschen betont, zum anderen die grundlegende Bedeutung zwischenmenschlicher **Beziehungen**. Ein weiteres Charakteristikum liegt in der Betonung des Strebens nach Selbstverwirklichung, von Rogers auch „**Aktualisierungstendenz**" genannt:

> „Ich glaube, daß der klientenzentrierte Ansatz sich von anderen unterscheidet, weil er von anderen Prämissen ausgeht als viele Psychotherapieformen. Vor allem basiert er auf einer konstruktiven Aktualisierungstendenz des menschlichen Organismus als der motivierenden Kraft für die Psychotherapie.... Wir fanden..., daß man eine positive Kraft im Individuum erschließen kann, die ihrer Natur nach konstruk-

tiv und entwicklungsorientiert ist; wir nennen sie „Aktualisierungstendenz". Die Bezeichnung stammt nicht von mir. Ein weiteres Charakteristikum ist, daß dieser Ansatz ganz deutlich das medizinische Modell ablehnt, welches beinhaltet, nach einer Pathologie Ausschau zu halten, eine Diagnose zu entwickeln – eine spezifische Diagnose –, sowie ein behandlungsorientiertes Denken im Sinne einer Heilung.... Wir bevorzugen ein Modell, das auf persönliches Wachstum und Entwicklung gründet, eines das versucht, Wachstum und Entwicklung freizusetzen, anstatt an eine Pathologie zu denken, die zu heilen ist. Unsere Theorie entwickelt sich aufgrund unserer Erfahrung mit Klienten, sie ist keine willkürliche Theorie, die vorher entwickelt und an die dann die Klienten angepaßt wurden."
> (Rogers 1992, S 22)

Gerade was die beiden letzten Punkt angeht, distanziert sich Rogers damit von einer Handlungslogik, die sich kausalem Denken und dem hypothetisch-deduktiven Modell verpflichtet fühlt.

> **Wichtig**
>
> Die Entwicklung seiner (immer wieder als „wenig fundiert" kritisierten) theoretischen Grundlagen betreffend, enthält der personzentrierte Ansatz implizit eine Kritik am hypothetiko-deduktiven Paradigma.

Die **Handlungslogik des personzentrierten Ansatzes** lässt vielmehr eine Nähe zur **Methode der empirisch fundierten Theoriebildung** erkennen, wie sie später – in einem anderen Kontext – von Glaser und Strauss entwickelt wurde (vgl. hierzu Glaser und Strauss 1984; im Original von 1967).
Hutterer-Krisch weist darauf hin, dass innerhalb der Humanistischen Psychologie (zu der auch Rogers zugehört) die Wissenschaftler ihre Forschungsmethoden und Fragestellungen nach dem für sie zentralen Kriterium **Sinnhaftigkeit** auswählen. Es steht „im Gegensatz zur Betonung der Objektivität auf Kosten des Sinns.

Ein zentrales Anliegen wird in der Aufrecht-erhaltung von Wert und Würde des Menschen gesehen." (vgl. Hutter- Krisch 1996, S 91).

Betont wird – hier wie dort – die **Subjektivi-tät der wahrgenommenen Realität innerhalb einer konstruktivistischen Perspektive.**

> **Wichtig**
>
> Bedeutungen und Sichtweisen (innere Einstellungen, die handlungsleitend sind) werden innerhalb zwischenmenschlicher Beziehungen vermittelt; im Rahmen von Beziehungen werden sie auch verändert.

Individuelle Veränderung setzt somit soziale Beziehungen voraus, wobei hier von einem **wechselseitigen Veränderungsprozess** aller Be-teiligten ausgegangen wird. Soziale Beziehun-gen wirken entwicklungsfördernd im Sinne der von Rogers postulierten Selbstaktualisierungs-tendenz, wenn sie durch folgende **drei grundle-gende Variablen** gekennzeichnet sind: Empa-thie, Akzeptanz/ nicht-wertende Anerkennung und Kongruenz.

Empathie im personzentrierten Sinne ist ein kreativer Akt interpretativer Zusammenarbeit. Das bedeutet gerade kein objektives Verstehen meines Gegenübers. Ich „übersetze" vielmehr die Äußerungen meines Gegenübers in ihren von mir verstandenen Bedeutungsgehalt und rekonstruiere sie damit in einer (hoffentlich) treffenderen Weise:

> „Früher heiliggesprochene Selbstdarstellungen und andere verfestigte Interpretationen... wer-den durch (aktives Zuhören) innerhalb einer nicht bedrohlichen Beziehung umgestaltet." (Land 1992, S 272).

Damit wird es meinem Gegenüber möglich, mit neuen Bedeutungsinhalten zu experimentieren und (innere und äußere) Veränderungs-möglichkeiten zu erkennen, die bislang noch nicht wahrgenommen wurden.

(Nicht wertende) Akzeptanz meint eine vor-sätzlich nicht ab- oder verurteilende Haltung einer Person gegenüber. Dies beinhaltet, von den eigenen Sichtweisen und Werthaltungen im

Moment abzusehen und sich ohne Vorurteil der Erlebniswelt des Gegenübers anzunähern im Bemühen, dessen Andersartigkeit oder „Fremdheit" im Vergleich zur eigenen Person zu verstehen.

Kongruenz zeigt sich, wenn ich zu dem ste-hen kann, was mich und mein Handeln im Augenblick bestimmt als Supervisorin (Bera-terin, Therapeutin). Was Rogers für Therapie formuliert, lässt sich auf den Supervisions-prozess übertragen:

> „Wir meinen damit, daß die Gefühle, die den Therapeuten bestimmen, ihm zur Verfügung stehen, daß er sie bewußt werden lassen kann, daß er fähig ist sie zu leben, und zwar in der Beziehung, und daß er fähig ist, sie mitzuteilen, wenn das angezeigt ist. Daß bedeutet, daß er seinem Klienten unmittelbar persönlich begeg-nen (encounter) kann, sodass ein ganzer Mensch auf einen anderen Menschen trifft." (Rogers, zitiert in Biermann-Ratjen et al. 1997, S 26ff.)

Zusammenfassend lauten die **wichtigsten anthropologischen Grundprämissen des per-sonzentrierten Ansatzes** folgendermaßen:

- Im Mittelpunkt steht die **Person** in ihrer je-weils **individuellen Eigenheit;** Ausgangs-punkt personzentrierten Vorgehens sind Personen, nicht Probleme.
- Betont wird die **Eigenverantwortlichkeit** von Menschen – sowohl als persönliches Recht, wie auch als individuelle Verpflichtung –, **die grundsätzlich jeder Person** zugestanden wird.
- Angenommen wird eine Personen innewoh-nende **Tendenz zur Weiterentwicklung** (**„Selbstverwirklichung")** zur „fully functio-ning person". Darunter wird eine Person verstanden, die innere (und äußere) Wider-sprüche aushalten und sich mit ihren Poten-tialen voll entfalten kann, die enge zwi-schenmenschliche Beziehungen eingehen kann, über entwickelte Fähigkeiten zu Selbstverantwortlichkeit und Selbstentfal-tung (als kontinuierlichem Prozess) verfügt

und auf Machtausübung über andere verzichten kann.

- Weiterentwicklung zur „fully functioning person" erfolgt im **Rahmen sozialer Beziehungen,** die beruflicher und persönlicher Art sein können.

> **Wichtig**
>
> Veränderung erfolgt dem personzentrierten Theorieverständnis nach durch Verstehen.

Dabei bedeutet Verstehen weder „intuitives" Verstehen, noch ist es gleich zusetzen mit Empathie, die häufig als „einfühlendes Verstehen" erklärt wird. Kritisch sei an dieser Stelle dazu angemerkt, dass in der Literatur nicht immer eindeutig unterschieden wird zwischen **Empathie als Teil der personzentrierten Grundhaltung** und **Verstehen als methodisches Vorgehen.**

> „Empathie, Taktgefühl, Offenheit, Achtung und Respekt gehören zu den selbstverständlichen, wenngleich sehr anspruchsvollen und störanfälligen, stets nur näherungsweise realisierbaren Voraussetzungen von Verstehensbemühungen; sie sind Voraussetzung wie Folge und Ausdruck gelingenden Verstehens." (Schrödter 1998, S 68)

> **Wichtig**
>
> Verstehen, das Selbstveränderungsprozesse initiieren soll, meint ein methodisches und regelgeleitetes Vorgehen.

> „Wie gestaltet sich, in Stichworten und auf Praxis und Theorie von Beratung und Supervision hin gedacht, der Verstehensprozeß? Gehen wir davon aus, daß irgendein Phänomen des Interesses unterschieden und benannt ist und wir uns in lebendiger Interaktion mit ihm befinden. Lebendige Interaktion kann hier die Lektüre eines Kriminalromans, ein Gespräch über den Gartenzaun oder eine Therapiesitzung heißen. Wichtig ist, daß sozusagen ein „Fall" konstruiert ist, der für gewisse Dauer unsere Aufmerksamkeit, unser Interesse oder unsere Neu-

gierde anregt; ein „Fall", dessen Sinn und Bedeutung sich für uns nicht sofort und sogleich abschließend erschließt. Einfach, aber nicht verkürzend ausgedrückt: wir wollen genauer wissen, was vor sich geht. Was tun wir jetzt? Schematisch beschrieben: Wir beobachten und mobilisieren intuitiv, lose und spontan Bruchstücke unseres persönlichen sozialen und vielleicht auch fachlichen Regel-/ Kontextwissens und probieren schrittweise zu „Verstehen", was heißt, wir versuchen eine typisierenden Annäherung an ein „Modell" oder ein „Konzept" der Strukturen des Phänomens;... Wir machen unsere Erfahrungen und bringen diese probeweise in die Form sprachlicher Beschreibungen, sie gelungen zu finden oder zu erfinden markiert eine ganz besondere Kunst. Das Ganze geht weiter und wir gelangen irgendwann und mit einigem großen Glück und Geschick zu besonders prägnanten Strukturen oder Mustern, die immer wieder erleb- oder beobachtbar erscheinen; die uns sozusagen als typisch für den jeweiligen Fall gelten." (Schrödter 1998, S 69)

Veränderung vollzieht sich diesem Verständnis nach – z.B. im Rahmen von Supervision und Beratung – charakteristischerweise nicht dadurch, dass dem Gegenüber „Wissensbestände" und Sichtweisen aus anderen (Denk-)Systemen „übergestülpt" oder durch andere, „bessere" Konzepte ersetzt werden. Statt dessen arbeiten die Beteiligten **in einem gemeinsamen Prozess, bei dem bislang hilfreiche Interpretationen zugunsten neuer Perspektiven erweitert werden,** indem sie von der Supervisandin neu gesehen werden und dadurch entsprechend verändert werden können. (Was Schrödter hier beschreibt findet sich in der interpretativen oder rekonstruktiven Sozialforschung unter dem Stichwort „methodisch kontrolliertes Fremdverstehen"; vgl. hierzu Bohnsack 1991, Kelle 1994, sowie Glaser & Strauss 1984).

7.2.3 Ethische Implikationen des personzentrierten Ansatzes

> **Wichtig** ▮
>
> Personzentrierte Ethik ist eine humanistische Ethik (vgl. Hutterer-Krisch 1996, S 28 ff).

Die Verwirklichung der Individualität von Personen, die Entfaltung menschlicher Möglichkeiten, ist ein hoher Wert bzw. ein anzustrebendes Ziel innerhalb einer humanistischen Ethik. Dem entspricht das Postulat der „Selbstaktualisierung" bzw. der Entwicklung zur „fully functioning person" im personzentrierten Ansatz. Das **Kriterium** für ein ethisch wünschenswertes Verhalten ist das Wohl bzw. der Nutzen, den das Individuum, die Person aus diesem Verhalten zieht. In diesem Sinne ist eine humanistische Ethik **personzentriert**, und nicht primär orientiert an Regeln und Normen, die dem Nutzen einer höheren Autorität dienen. Als unethisch gilt ein Verhalten, das Menschen in ihren Entfaltungsmöglichkeiten behindert.

> **Wichtig** ▮
>
> Eine humanistische Ethik meint nicht uneingeschränkte Selbstverwirklichung, sondern Verantwortlichkeit im Umgang mit sich selbst **und** anderen Personen.

Dies ist innerhalb einer humanistischen Ethik eine Verpflichtung. Ausdrücklich wird die **Selbstaktualisierungstendenz** im Kontext von Beziehungen gesehen und findet hier auch ihre Begrenzungen:

> „Der Mitmensch ist... prinzipiell der Andere, der mir Fremde, der mich staunen macht und dem ich mich gegenüber finde und –... – zu stellen habe, ihn weder vereinnahmend, noch zurückstoßend.... Daraus ergibt sich ein neues – nichtindividualistisches – Verständnis von Selbstverwirklichung als Verwirklichung in und aus den Beziehungen, in denen der einzelne lebt."(Schmid 1996, S 523)

Andere in ihrer Eigenheit achten und ihrer Individualität Raum geben beinhaltet wiederum eine Verpflichtung zur Bewahrung der **eigenen** Individualität, also zur **Authentizität**. Denn individuelle Eigenheiten und Differenzen können nur dann klar zum Tragen kommen, wenn Personen sich authentisch in ihrem Verhalten zeigen. Wagen sie es, sich so zu zeigen, wie sie in Übereinstimmung mit ihrem Inneren sind, statt sich Vorgaben von Außen anzupassen, ist **Kongruenz** mit eingeschlossen.

> **Wichtig** ▮
>
> Die personzentrierte Ethik ist eine kommunikative Ethik, in der es nicht primär um die Anwendung festgeschriebener Normen auf bestimmte Situationen geht, sondern vielmehr darum, in einem gemeinsamen Prozess Verständigung über mögliche Wege zu suchen.

Eine personzentrierte Ethik legt Wert auf den **Prozess des gemeinsamen Aushandelns von Handlungsmaximen im Rahmen eines sozialen Beziehungsgefüges** (auf Mikro- oder auf Makroebene). Damit ähnelt das Ethikkonzept des personzentrierten Ansatzes dem Konzept der „Moral der Fürsorglichkeit". Der Begriff der **„Moral der Fürsorglichkeit"** wurde von Gilligan geprägt (vgl. Gilligan 1984). In ihrer Untersuchung zur Geschlechtsspezifik der moralischen Entwicklung (im Anschluss an die Theorie Kohlbergs), unterscheidet Gilligan die bei Männern häufiger zutreffende „Moral der Gerechtigkeit" von einer eher bei Frauen zu beobachtenden „Moral der Fürsorge":

> „Während die Fürsorglichkeitsmoral sich auf die Verantwortlichkeit für andere bezieht, interpersonell und flexibel ist, kann die Gerechtigkeitsmoral durch eine rigide, abstrakte, situationsunabhängige Orientierung an Rechten und Pflichten charakterisiert werden." (Wirtz 1996, S 328)

Sowohl in der von Gilligan beobachteten Fürsorglichkeitsmoral, wie im personzentrierten Ansatz geht es bei **moralischen Ent-**

scheidungen ausdrücklich nicht um das starre Befolgen bestimmter Normen oder Regeln, sondern um **situationsangemessene und personzentrierte Entscheidungen.**

7.3 Personzentrierte Supervision

Die Entscheidung für bzw. gegen ein bestimmtes theoretisches Konzept als Grundlage der eigenen professionellen Praxis beinhaltet eine Entscheidung für bzw. gegen ein bestimmtes – in der Theorie selbst oft nicht ausdrücklich benanntes – **Menschenbild.**

> „Die Entscheidung für den PCA [person-centered approach, S.W.] impliziert eine humanistische Überzeugung und die Verpflichtung auf humanistische Essentials wie die Selbstaktualisierungstendenz (Autonomie, Wachstum), die besondere Bedeutung zwischenmenschlicher Begegnung und das Menschenbild der fully functioning person." (Terjung 1990, S 124)

Personzentrierte Supervisonsprozesse verstehen sich ausdrücklich als nicht-technokratisch, damit korrespondiert das berufliche Selbstverständnis der Supervisorin (was wiederum im methodischen Handeln sichtbar wird):

> „Ein [Supervisor, S.W.], von dem erwartet wird, daß er ein technisch versierter Experte ist, wird bei allzu bereitwilliger Erfüllung dieser Erwartung zum Vertreter eines „psychosozialen engineering", der auf jedes beschriebene Problem eine spezifische Reaktion parat hat oder entwickeln kann.... Mit fortschreitender Entwicklung derartiger Interventionstechnologien wird die Person zunehmend zum „Nichts-als-Mechanismus", der alles Rätselhafte, Individuelle und alle Autonomie und Eigenwilligkeit (scheinbar) verloren hat." (Frenzel 1992, S 222)

7.3.1 Grundlegendes

Schlechtriemen und Wulf weisen darauf hin, dass der personzentrierte Ansatz unter Super-

visoren (noch) relativ wenig verbreitet ist. Häufiger zu finden sind beispielsweise psychoanalytische, gruppendynamische oder systemische Konzepte, in jüngerer Zeit auch Vertreterinnen „lösungsorientierter" Ansätze und NLP.

Die Autoren bemerken zu Recht, dass ein konsequent personzentriertes Supervisionskonzept eine **wesentliche qualitative Erweiterung** zu den bereits verbreiteten Ansätzen darstellt (vgl. Schlechtriemen und Wulf 1996). Sie zeigen auf, warum die personzentrierte Haltung als Grundlage eines gelingenden Supervisionsprozess gesehen werden kann. Weiter führen sie aus, welche Rolle Verstehen, Kongruenz und Akzeptanz für die Supervision haben können. Die Autoren betonen nachdrücklich, dass **personzentrierte Supervision weit mehr ist als die Reflexion der helfenden Beziehung.** Vielmehr stellen sich Fragen zu den Themen „Institution und Arbeitsfeld" und „Berufsrolle und Berufsidentität" sowie Fragen der Zusammenarbeit.

Ziele im Rahmen eines personzentrierten Supervisionsprozesses könnten sein:
- Unterstützung beim Entwickeln bzw. Entdecken konstruktiver Umgangsformen
- Vermittlung und modellhaftes Vorleben von Achtung und Akzeptanz im Umgang mit Fremdheit und Andersartigkeit
- Die Befähigung unterschiedlicher Berufsgruppen zur konstruktiven Zusammenarbeit und zur gegenseitigen Nutzung ihrer jeweiligen Kompetenzen.

Auf den **emanzipatorischen Gehalt** des den Ansatz konstituierenden Menschenbildes wurde bereits hingewiesen. Dieser Aspekt kommt auch in Supervisionsprozessen zum Tragen:

> „Gerade in der Supervision gewinnen die Grundhaltungen eine emanzipatorische Funktion für die Supervisanden und dies betrachten wir als einen fundamentalen Baustein eines personzentrierten Supervisionskonzepts." (Schlechtriemen und Wulf 1996, S 40)

Scobel führt die Bedeutung der Grundvariablen Wertschätzung/Akzeptanz, Kongruenz und Empathie/einfühlendes Verstehen im Rahmen von Supervision folgendermaßen aus:

> „Wertschätzung/Akzeptanz in der Supervision. Es gilt, in den Supervisionssitzungen ein Klima der Angstfreiheit und der gegenseitigen Achtung zu schaffen. Das ist meiner Erfahrung nach in aller Regel ein langwieriger Prozeß, der vom Supervisor gestaltet werden muß. Es geht also nicht so sehr (wie in der Psychotherapie) um die Akzeptanz des einzelnen, sondern insbesondere um eine tolerante Arbeitsatmosphäre, die notfalls auch durch eine klare Eingrenzung überschießender Destruktion bei Supervisanden gesichert werden muß. Supervisoren dürfen sich hier nicht zieren, ethisch vertretbare Gruppenregeln zugunsten von Angstfreiheit und gegenseitiger Anerkennung durchzusetzen." (Scobel 1998, S 111)

Wichtig

Scobel weist ausdrücklich auf ethische Leitlinien hin und macht deutlich, dass personzentriert arbeiten keineswegs bedeutet, „non-direktiv" zu sein.

Er fährt fort:

> „Häufig wird man/frau als Supervisor mit der unbewußten Erwartung konfrontiert, besonders wenn es sich um interpersonelle Konflikte von Supervisanden im Team, auf Station oder in der Gruppe handelt, die Position des Richters bzw. Schiedsrichters einnehmen zu sollen. In solchen Fällen muß sich der personzentrierte Supervisor erweisen, ob er/sie in der Lage ist, Wärme und Wertschätzung zu praktizieren, ohne sich zu Schwarz-Weiß-Bewertungen, d.h. für Verurteilungen der einen Seite und positive Urteile für eine andere Konfliktpartei hinreißen zu lassen." (Scobel 1998, S 111)

Standhaftigkeit in der personzentrierten Grundhaltung muss gerade in **Konfliktsituationen** immer wieder trainiert werden. Im Umgang mit Konfliktsituationen – zu denen auch ethische Dilemmata gezählt werden können –, kommt Scobels Ansicht nach der **Kongruenz** als Grundhaltung wesentliche Bedeutung zu:

> „Je genauer und ehrlicher Wahrnehmungen während der Supervisionssitzung ausgesprochen und ausgetauscht werden, desto weniger muß nach der Sitzung ausgesprochen und ausgetauscht werden, desto weniger muß nach der Sitzung getuschelt und geschludert werden.... Es gilt die Regel: Was Supervisorinnen/Supervisoren ohne Täuschungsmanöver vorleben, wird als Modell akzeptiert."(Scobel 1998, S 111)

Der Verstehensprozess als „kontrolliertes Fremdverstehen" beinhaltet in der Supervision auch **vermittelndes Verstehen und Übersetzungsarbeit,** insbesondere in Zusammenhängen, in denen unterschiedliche Berufs-, damit Sprach- und Sprechwelten aufeinandertreffen.

Inwieweit ein personzentriertes Supervisionskonzept als ausreichende (theoretische) Fundierung supervisorischer Praxis zu sehen ist, wird kontrovers diskutiert (vgl. hierzu die Beiträge in Straumann 1998). Kinzinger merkt beispielsweise einschränkend an:

> „In supervisorischen Prozessen ist... ein Optimismus in Bezug auf die Lernfähigkeit und Veränderungsbereitschaft der SupervisandInnen ohne Zweifel wichtig und hilfreich, jedoch ebensowenig ausreichend wie die alleinige Umsetzung der „GT- Variablen" Kongruenz, Empathie und Wertschätzung. Diese sind ohne Zweifel auch für Supervisionsprozesse wichtige „Interaktionsbedingungen", reichen jedoch als alleiniges Rüstzeug für supervisorische Prozesse keineswegs aus."(Kinzinger 1998, S 56)

Seinem Verständnis nach bedarf es sowohl theoretisch-methodischer Ergänzungen, als auch entsprechender Feldkompetenzen, um Supervisionsprozesse effizient gestalten zu können. Insbesondere dem **Vorhandensein** bzw. dem **Mangel an Feldkompetenz** von Supervisoren wird immer wieder eine große Bedeutung zugemessen:

„Ideale Supervisorinnen und Supervisoren verfügen über Beratungskompetenz und Feldkompetenz. Sie beraten nur dort, wo sie sich auskennen; was nicht unbedingt bedeutet, dass man dort hauptberuflich gearbeitet haben muß." (Belardi 1997, S 153)

Ich halte dieses Argument für diskussionswürdig, teile es jedoch in dieser Absolutheit nicht. Personzentrierte Supervisoren verfügen über **Beratungs-** und **Prozesskompetenz**; ihre Rolle ist die von **Klärungshelfern**, die inhaltlich nicht (oder wenig) Stellung beziehen. Über ein „Insiderinnenwissen" bezüglich der verschiedenen Lebenswelten und Lebenszusammenhänge, in denen sich meine Klienten/Supervisanden bewegen, verfüge ich in der Regel nicht. Auch in der Psychotherapie kann ich einen Großteil des Lebenshintergrundes meines Gegenübers nicht aus eigenem Erleben oder aus selbst erworbenen Erfahrungen in eben diesen Zusammenhängen verstehen. Ein Verständnis hierfür erst zu entwickeln, ist Teil eines sorgfältigen Explorationsprozesses. Dies ist in Supervisionsprozessen nicht anders. In gewisser Weise erwerbe ich mir über die sorgsame und genaue Exploration beispielsweise des institutionellen Kontextes, in dem Supervisanden tätig sind, ein Stück „Feldkompetenz".

> **Wichtig**
>
> Eine Supervisorin reicht nie an die Feldkompetenzen ihres Gegenübers heran, sondern bleibt in erster Linie immer Expertin für den Prozess.

Dadurch verfügt sie über einen Externenstatus für spezifische Möglichkeiten der Außensicht, die verloren gingen, wenn sie dem jeweiligen System sehr stark verbunden wäre. Unbestritten verfügt sie aber über wesentliche Fachkompetenzen nicht, die Supervisanden in ihrer täglichen Arbeit brauchen. Wichtig erscheint, dies den Supervisanden **vor** der Kontraktbildung klar zu benennen. So können sie entscheiden, ob sie sich besser an eine Kollegin wenden, die

über Berufserfahrung in eben dem Bereich verfügt, für den Supervision erfragt wird (ähnlich wie sich eine Klientin für eine Therapeutin entscheiden mag, die im Hinblick auf das Thema der Klientin „Betroffene", also Expertin mit entsprechender „Feldkompetenz" ist).

7.3.2 Ethische Leitlinien personzentrierter Supervision

Ethische Fragen stellen sich Supervisoren in **zweifacher Hinsicht:**
- Sie haben den ethische Standards ihrer Profession zu gehorchen (einer „Berufsethik")
- Sie sind in der Supervision gefordert, Hilfestellung zu geben in der Auseinandersetzung mit (berufs-)ethischen Fragen der Supervisanden.

Was den ersten Punkt angeht, fühlen sich Supervisoren ethischen Leitlinien verpflichtet, die als eine Art „Verhaltenskodex" betrachtet werden können. Er lässt Supervisanden erkennen, welche Werte und Maßstäbe „ihre" Supervisorin für sich als verbindlich anerkennt.

Weitere ethische Verpflichtungen bestehen von Seiten der Supervisorin:
- Gegenüber dem Auftraggeber, der nicht notwendigerweise identisch ist mit den Supervisandinnen
- Gegenüber den Klienten der Supervisanden, die von den Ergebnissen der Supervision betroffen sind

> **Wichtig**
>
> Supervisoren haben Modellfunktion, ihre Handlungsmaximen spielen in Supervisionsprozessen eine wesentliche Rolle.

„Supervisoren haben... in der jeweiligen Supervisionssitzung eine leitende Position, ob sie wollen oder nicht, besonders auch eine gewissensleitende bzw. normative Funktion in der Gruppe." (Scobel 1998, S 110)

Ein aktueller Entwurf der **ethischen Richtlinien der Gesellschaft für wissenschaftliche Gesprächspsychotherapie** (GwG) bezieht sich auf Fragen der Qualifikation und Fachkompetenz, den Umgang mit Daten, sowie den Schutz von Klienten im Sinne der Prinzipien des personzentrierten Ansatzes. In der Formulierung der Richtlinien wird dabei auf die Grundvariablen Bezug genommen, die von Rogers in der Gestaltung wachstumsfördernder Beziehungen als grundlegend betrachtet wurden. Damit fließt das Menschenbild in die ethischen Standards mit ein, die als aus diesem Menschenbild und den daran anschließenden Überlegungen abgeleitet verstanden werden können:

> „Klientzentrierte PsychotherapeutInnen und Personzentrierte BeraterInnen sind sich bewußt, daß Verlauf und Ergebnis ihrer Arbeit entscheidend durch ihre Haltung gegenüber den Klienten/Klientinnen beeinflußt sind. Sie verpflichten sich deshalb, alles zu unterlassen bzw. zu beheben, was Empathie, Wertschätzung und Kongruenz beeinträchtigen könnte. Diese Fähigkeiten dürften in der Regel dann beeinträchtigt werden, wenn neben der therapeutisch/beraterischen Beziehung andere Formen der Beziehung bestehen, wie Verwandtschaft, Freundschaft, wirtschaftliche oder anders geartete Abhängigkeiten." (Gesprächspsychotherapie und Personzentrierte Beratung 2/99, S 20)

Ethisch vertretbares (professionelles) Handeln in diesem Sinne achtet zudem die persönliche Integrität von Menschen und fördert die Selbstaktualisierungstendenz. Grundlegend ist auch das Autonomiepostulat, aus dem sich die – grundsätzliche – Verantwortlichkeit für das eigene Leben ableiten lässt (im Rahmen der zur Verfügung stehenden Gestaltungsmöglichkeiten).

Daraus ergibt sich bereits ein **grundlegendes Dilemma für Supervisoren** im Zusammenhang mit der Frage nach der Einflussnahme. Bereits der missverständliche Begriff „nondirektiv" im Zusammenhang mit personzentrierten Arbeiten birgt die Gefahr, dass die Supervisorin die Frage nach den (langfristigen) Folgen ihres Handelns möglicherweise nicht entsprechend reflektiert. In Abwandlung von Watzlawick könnte man sagen, **„man kann nicht nicht beeinflussen"**. Was ist Einflussnahme, wann beginnt Manipulation? Fühlt man sich den anthropologischen Prämissen des personzentrierten Ansatzes verpflichtet und hält dessen Werte für relevant, entsteht die Schwierigkeit, dass Einflussnahme an sich möglicherweise schon den fundamentalen Wert der Selbstbestimmung verletzt. Gleichzeitig ist die Initiierung von Veränderungsprozessen – und damit Einflussnahme – aber genau die Aufgabe der Supervisorin.

> „Die Erkenntnis, daß Beratung normalerweise – direkt oder indirekt – mit der bewußten Beeinflußung menschlicher Einstellungen, Werte und Verhaltensweisen zu tun hat, schafft eine Vielzahl ethischer Probleme." (Lippitt G und Lippitt R 1999, S 123)

Ein Ausweg aus diesem Dilemma könnte darin liegen, dass ich als Supervisorin zum einen meine Überzeugungen und Wertvorstellungen offen lege und als die **meinen** kenntlich mache, d.h. Supervisanden können sich hier prinzipiell von meinen Grundhaltungen unterscheiden. Daraus ergibt sich, dass ich meine Werte und Zielsetzungen ein Stück zurückstelle; im Mittelpunkt stehen die Werte der Supervisanden. Zum anderen überprüfe ich meine Interventionen immer wieder daraufhin, ob die Gestaltung der Arbeitsbeziehung von mir so angelegt ist, dass Supervisanden von ihrer Wahlfreiheit Gebrauch machen können (bzw. diese Möglichkeit in sich entwickeln können). Dies schließt **Transparenz in bezug auf meine Methoden** mit ein.

Terjung hat im Rahmen ihres Konzeptes für Organisationsberatung entsprechende Handlungsmaximen für personzentrierte Berater formuliert, die in ihrer Konkretheit über den Entwurf der Ethikrichtlinien der GwG noch hinausgehen. Organisationsberatung und Supervision werden hier nicht klar voneinander unterschieden. Da in Supervisionsprozessen immer der institutionelle Kontext der Supervisanden, die „Organisation" eine Rolle spielt (dies gilt auch für die Einzelsupervision!) halte ich die von Terjung entwickelten Maximen für übertragbar auf Prozesse, in denen der Arbeitsauftrag nicht **explizit** auf die Beratung einer Organisation oder einer organisatorischen Einheit abzielt.

Die Autorin nennt die Maximen ihres Handelns in Beratungsprozessen ausdrücklich **„ethische Leitlinien"** (Terjung 1998, S 201ff.), die sie im Anschluss an das von Rogers postulierte Menschenbild als **Prämissen** formuliert. Die Autorin unterscheidet nicht klar zwischen anthropologischen Grundannahmen und den daraus ableitbaren ethischen Maximen. Genau genommen formuliert Terjung **Annahmen über Menschen und Organisationen**, dies sind noch keine Handlungsleitlinien:

- „Menschen sind von Natur aus konstruktiv und kooperativ, sie wollen erfolgreich sein bei ihrer Arbeit und sie haben Lust, sich weiterzuentwickeln."
- „So wie sich die Mitarbeiterinnen und Führungskräfte als Personen zeigen, so ist die Organisation."
- „Welt ist immer Welt in den Köpfen von Menschen; Organisation ist immer Organisation in den Köpfen von Menschen."
- „Es gibt keine objektive Welt und keine objektive Organisation. Menschen tragen subjektive Abbilder in sich und das Verstehen der Welt und von Organisationen ist ein subjektiver und emotionaler Prozess."
- „Wirklichkeit in Organisationen wird nicht durch irgendwelche objektiven Verhältnisse oder Rahmenbedingungen hervorgebracht, sondern durch zwischenmenschliche Kommunikation."
- „Organisationen sind veränderbar durch Kommunikation."

Aus diesen Annahmen über Menschen und Organisationen lassen sich **Handlungsleitlinien** schlussfolgern.

So begründet sich daraus z.B. die Notwendigkeit ständiger Klärungsprozesse in der Zusammenarbeit auf kollegialer und institutioneller Ebene. Konflikte in Teams haben häufig damit zu tun, dass die zwischenmenschliche Kommunikation aufgrund subjektiv unterschiedlicher Sichtweisen missverständlich wird. Häufig werden diese Unterschiede in der jeweiligen Perspektive nicht ausgedrückt. So sind beispielsweise Regeln des Miteinanders, Spielregeln der Zusammenarbeit keine objektiven, damit zwingenden Gegebenheiten, sondern müssen im Rahmen sozialer Beziehungen ausgehandelt werden.

> **Wichtig** ▮
>
> Kommunikation, „miteinander reden" verändert nicht nur die Person als einzelne, sondern bewirkt prinzipiell auch Veränderungen auf der Ebene des Teams und der gesamten Institution.

Kommunikation, zueinander in Beziehung treten, ist eine unerlässliche Voraussetzung, damit es überhaupt zu Veränderungen kommen kann.

Eingangs wurde auf das **nicht-technokratische Selbstverständnis** personzentrierter Supervision hingewiesen. Es stellt an alle Beteiligten **hohe Anforderungen**:

- An die Supervisorin, weil sie sich nicht hinter ihrem Expertinnenwissen zurückziehen kann, damit verletzbar und angreifbar wird.
- An die Supervisanden, denen abverlangt wird, sich auf einen Prozess einzulassen, der sie als ganze Person fordert und meist keine schnelle Lösung bietet.

Üben Supervisanden personzentrierte Prinzipien und Leitlinien vor dem Hintergrund des beschriebenen Menschenbildes, steht dies möglicherweise im Gegensatz zu den Zielen und Leitbildern der Organisation, in deren Rahmen sie tätig werden. Neben der individuell-persönlichen Ebene hat Supervision also auch die Ebene der Organisation zu berücksichtigen.

Einen Ansatz bietet hier Hohner mit seinem Konzept einer **ethikorientierten Personalentwicklung**, das die Organisationsebene explizit mit einbezieht. Leitend ist für ihn dabei die Frage, wie Entwicklungsprozesse so gestaltet werden können, dass sie den Interessen aller Beteiligten entsprechen, ohne dabei in Konflikt zum Gesamtinteresse der Institution zu treten. Dabei weist er darauf hin, dass „gerade in ethisch-moralischer Hinsicht auch Fragen zu stellen sind, die weit über aktuelle, kurzfristige Interessen hinausragen" (Hohner 1998, S 209).

Hohners Konzept ist mit den Prinzipien des personzentrierten Ansatzes gut vereinbar (ohne dass er sich auf Rogers bezieht). Ethikorientierte Personalentwicklung beschreibt er folgendermaßen:

> „Sie ist erstens charakterisiert durch eine kontrolltheoretischen Entwicklungsbegriff auf interaktionistischer Basis, zweitens durch eine Entwicklungsintention, die gleichermaßen die Person(en) wie die Organisation berücksichtigt, drittens durch eine systematische Kompatibilitätsanalyse unterschiedlicher und gemeinsamer Interessen, Ansichten und Wünsche und viertens durch kooperative und konsensorientierte Methoden der Entwicklungsdiagnostik und Prozeßgestaltung." (Hohner 1998, S 211)

"Kontrolltheoretisch" meint, dass „faktische und wahrgenommene Restriktionen und Handlungsspielräume der jeweiligen Umwelt mit den jeweiligen personalen Potentialen systematisch in Verbindung" gebracht werden (Hohner 1998).

Hier finden sich **Parallelen zu den anthropologischen Prämissen des personzentrierten Ansatzes:** das Rahmenmodell als solches ist mit der Theorie der Veränderung von Rogers vereinbar, ebenso die Schlussfolgerungen in bezug auf die Methodik, nämlich partizipative, auf Konsensfindung ausgelegte Prozesse zu gestalten.

7.4 Personzentrierte Supervision und ethische Praxis der Ergotherapie

7.4.1 Ethische Standards in der Ergotherapie

„Die Ethik der World Federation of Occupational Therapists beschreibt das geeignete Verhalten von Ergotherapeuten in allen Fachbereichen der Ergotherapie." (Deutscher Verband der Ergotherapeuten (Hrsg) 1997) [Gesamttext siehe Anhang]

Mit diesem einleitenden Satz wird das **Ziel der ethischen Richtlinien** umrissen. So allgemein gehalten wie diese Formulierung, sind letztlich die Standards selbst, was zunächst nicht zu kritisieren ist [Zu weitergehender Diskussion siehe Rudloff in diesem Band].

Die Leitlinien umreißen in erster Linie **Kriterien und Leitbilder** hinsichtlich der erwünschten **Qualität** professionellen Handelns für Ergotherapeuten im Allgemeinen, insofern könnte hier von einer (vage formulierten) Verklammerung von Fachlichkeit und Ethik gesprochen werden.

Es fehlt jedoch eine Ausführung der theoretischen und damit der anthropologischen Prämissen ergotherapeutischer Praxis. Hierin unterscheiden sich beispielsweise die ethischen Richtlinien des GwG-Entwurfs sehr deutlich von den Standards für Ergotherapeutinnen.

> **Wichtig**
>
> Die Explikation der anthropologischen Prämissen stellt die Voraussetzung für die Formulierung ethischer Leitlinien dar.

Auf der anderen Seite zeigt sich hier eine **grundsätzliche Schwierigkeit**, die entsteht, wenn ethische Maximen für eine Berufsgruppe formuliert werden, **ohne** dass sich automatisch alle Mitglieder dieser Gruppe gleichen theoretischen Modellen und/oder Paradigmen verpflichtet fühlen. Dieses Dilemma ist keineswegs spezifisch für die Ergotherapie. Es zeigt sich z.B. auch und gerade für den – was den Ausbildungshintergrund und die theoretischen und methodischen „Vorlieben" angeht – sehr heterogenen „Berufsstand" der Supervisoren. So behilft sich beispielsweise die Deutsche Gesellschaft für Supervision (DGSv) in ihrer Berufsordnung damit, dass sie sich – implizit – auf rechtsstaatliche Prinzipien und die Allgemeinen Menschenrechte bezieht. (Ähnliches ließe sich zur Berufsordnung des BDP für Psychologinnen sagen.)

Es ist schwierig, sich für die **Formulierung ethischer Standards** auf einen bestimmten theoretischen Rahmen festzulegen, da die Möglichkeit von Weiterentwicklungen und Veränderungen offen bleiben soll. Auf dem „neuesten" fachlichen und theoretischen Stand zu sein, gilt zu Recht als wichtiges Merkmal fachlich qualifizierten Handelns. Wenn aber, wie oben dargestellt, die Grundlagen ethischer Überlegungen in den jeweiligen impliziten oder expliziten Vorstellungen vom Menschsein liegen, dann besteht ein **Zusammenhang von theoretischem Modell, dem darin enthaltenen Menschenbild und den daraus ableitbaren ethischen Maximen.**

> **Wichtig**
>
> (Berufs-)Ethik, Theorie und Methodik bedingen einander.

Daher wünsche ich mir in der Formulierung ethischer Leitlinien einen **ausdrücklichen Hinweis** darauf, dass die Wahl bestimmter Methoden aus der Entscheidung für (oder gegen) ein bestimmtes **theoretisches Modell** folgt. Diese Wahl bedeutet immer auch eine Entscheidung für oder gegen bestimmte **anthropologische Grundannahmen,** aus denen sich dann die ethischen Leitlinien ableiten.

> **Wichtig**
>
> Fachwissen und Berufsethik lassen sich nicht trennen oder unabhängig voneinander diskutieren.

7.4.2 Ethische Fragestellung aus der ergotherapeutischen Praxis im Rahmen personzentrierter Supervision

Eine Reihe in Supervisionsprozessen auftauchende „typische" Problemstellungen, die zunächst nicht als explizit ethische Fragen formuliert werden, z.B. Konflikte im Team oder im Umgang miteinander, lassen sich durchaus als **(berufs-)ethische Fragen** verstehen. So lauten die **ethischen Richtlinien für Ergotherapeuten in bezug auf kollegiales Verhalten** folgendermaßen:

> „Verantwortung innerhalb des Ergotherapeuten-Teams sowie des interdisziplinären Teams. Ergotherapeuten zeichnen sich innerhalb eines Teams durch die Bereitschaft zur Kooperation und Mitverantwortung im Sinne der Unterstützung der medizinisch und psychosozial gestellten Zielsetzung aus. Dazu gehört auch die regelmäßige Berichterstattung über den Verlauf von Behandlungen sowie die Weitergabe von Informationen, die für die Arbeit innerhalb des Teams von Bedeutung sind." (Deutscher Verband der Ergotherapeuten (Hrsg) 1997)

Im Alltag können sich in diesem Zusammenhang beispielsweise Probleme stellen, die sich aus der Stellung von Ergotherapeuten als „nicht-ärztliches" Personal in der Institution „Klinik" ergeben. Fragen vom **Umgang mit Macht (bzw. Ohnmacht)** und Hierarchien sind hier zu diskutieren. Hier tauchen zudem die Fragen auf nach den ethischen **Rahmenbedingungen** des hilfeleistenden Systems, die der Umsetzung ethischer Standards förderlich oder auch hinderlich sein können (vgl. hierzu den Sammelband von Blickle 1998).

Wichtig

Die Umsetzung ethischer Richtlinien ist nicht allein abhängig vom Verhalten einzelner Personen, deren Handeln sich möglicherweise Prioritäten unterzuordnen hat, die ihren eigenen (ethischen) Idealen widersprechen.

Beispielsweise könnte ein **Dilemma** auftauchen, wenn eine Ergotherapeutin sich in einer Klinik für Intensivpflege der zeitaufwendigen Zuwendung und Versorgung schwerstkranker Patienten als oberster Handlungsmaxime verpflichtet fühlt, obwohl sich daraus Konflikte mit dem „reibungslosen Ablauf" des Klinikalltags ergeben. Das hat Auswirkungen auf die Frage, wie kostengünstig bzw. kostenintensiv die angebotene Leistung ist. Dies ist eine sehr wesentliche Fragestellung mit **ethischen Folgeproblemen,** da es immer notwendiger wird, sich mit betriebswirtschaftlichen Überlegungen auseinander zu setzen. Die betroffene Ergotherapeutin erlebt diese Situation für sich als persönlichen, ethischen Konflikt, den aufzulösen sie sich im Rahmen der formalen Klinikstrukturen möglicherweise nicht befähigt sieht.

Wichtig

Ethische Fragestellungen sind bereits dadurch sehr komplex, dass sie im größeren Kontext gesehen werden müssen.

Auch hier wird deutlich, dass es unerlässlich ist, die Prozesse auf allen der drei oben genannten Ebenen (der Ebene der Strukturen der Organisation, der Ebene der Personen und der Ebene der Schnittstelle zwischen Person und Organisation) in bezug auf das Dilemma zu verstehen.

Wichtig

Ein Verstehen zu ermöglichen, die Komplexität nachvollziehbar und damit besser handhabbar zu machen, ist bereits ein grundlegender Teil des Supervisionsprozesses.

Bailey et al. (1995) diskutieren eine Reihe möglicher ethischer Dilemmata, die im Rahmen der ergotherapeutischen Praxis entstehen können. Sie betrachten sie sowohl unter dem Aspekt rechtlicher Überlegungen, als auch unter dem Aspekt, welche ethischen Prinzipien in einer konkreten Situation angewendet werden könnten. Anhand von Fallbeispielen werden Fragen diskutiert wie: Was mache ich, wenn eine Patientin eine bestimmte Behandlung verweigert, die therapeutisch notwendig wäre und von den Angehörigen dringend erwünscht ist? Wie verhalte ich mich als Ergotherapeutin, wenn ich zur Erfüllung bestimmter Auflagen des Kostenträgers eine therapeutische Intervention durchzuführen habe, die im vorliegenden Fall nicht sinnvoll bzw. nicht notwendig ist? Wie ist mit Angehörigenentscheidungen für die Patientin umzugehen, wenn diese selbst zu einer autonomen Entscheidungsfindung nicht in der Lage ist (vorübergehend oder vermutlich endgültig)? Welche Patienten werden vorrangig behandelt, z.B., wenn eine personelle Unterversorgung der Einrichtung besteht?

Zu didaktischen Zwecken geben sie für die **Diskussion der Dilemmata** ein Vier-Fragen-Schema vor (Bailey et al. 1995, VI):

- „Wer sind die Beteiligten an dem Dilemma?
- Welche anderen Fakten oder Informationen werden noch gebraucht?
- Was könnte getan werden?
- Was sind die möglichen Konsequenzen der jeweiligen Handlung?"

Die Autoren nennen folgende **relevante ethische Prinzipien,** die im Rahmen der ergotherapeutischen Praxis zum Tragen kommen könnten. Die Kriterien für die Auswahl dieser Prinzipien machen sie nicht deutlich.

- **Das Prinzip der Wohltätigkeit:** „In unserem Zusammenhang heißt das: die ErgotherapeutIn hat die Pflicht zum Wohle der PatientIn zu handeln."
- **Das Prinzip keinen Schaden zuzufügen:** „Mehr als alles andere gilt, nicht zu schaden."

- Das Prinzip des Nutzens: „Wir sollen so handeln, dass wir das größte Wohl und den geringsten Schaden erzeugen."
- Das Prinzip der Verteilungsgerechtigkeit: „Verteilungsgerechtigkeit fragt: Ist jeder dazu berechtigt, die Begünstigungen der Gesundheitsfürsorge zu bekommen und wenn ja, gilt dies für jeden in gleichem Maße?"
- Das Prinzip der Selbstbestimmung: „Menschen, die zu rationalem Verhalten in der Lage sind, haben das Recht auf Selbstbestimmung."(Bailey et al.1995, 54 ff)

Das Vier-Fragen-Schema kann als **Strukturierungshilfe** dienen, um über ethische Fragen überhaupt erst einmal ins Gespräch zu kommen – im Rahmen von Supervision oder auch außerhalb. Die ethischen Prinzipien halte ich für hilfreich als **Orientierungspunkte** in der Auseinandersetzung mit dem Thema „ethische Dilemmata im Berufsalltag" überhaupt.

Allerdings hätten Supervisanden zu klären, was genau **ihre** Standpunkte und Haltungen sind, sich also um eine „persönliche Antwort" zu bemühen, um die Formulierung von Müller (1997) nochmals aufzugreifen. Eine reine Anwendung entsprechender Regeln und Normen auf den jeweiligen „Fall", käme dem Praktizieren einer „Ethik (oder Moral) der Gerechtigkeit" im Sinne Gilligans gleich. Aus personzentrierter Sicht würde diese Art an Dilemmata heranzugehen zu kurz greifen.

Als personzentrierte Supervisorin gehe ich grundsätzlich **nicht** davon aus, dass es für bestimmte ethische Dilemmata, mit denen sich eine Ergotherapeutin konfrontiert sieht, ein ganz **bestimmtes** Verhaltensmodell gibt, das von Außen vorgegeben werden sollte oder sogar als „richtig" zu bewerten ist. Handlungsmöglichkeiten werden von Supervisanden **entwickelt**. Die „Richtigkeit" einer Entscheidung hängt u.U. von einer Vielzahl von Faktoren ab, z.B.: Wer ist beteiligt, wer ist in welcher Form und in welchem Ausmaß wovon genau betroffen, welche Möglichkeiten stehen zur Verfügung.

> **Wichtig**
>
> Ethisches Verhalten im personzentrierten Sinne ist gleichbedeutend mit eigenverantwortlichem Handeln.

Ethische oder gesetzliche Richtlinien entbinden niemanden davon, selbstverantwortlich das eigene Handeln unter dem Aspekt ethischer Verpflichtungen im jeweiligen Einzelfall zu reflektieren, um den eigenen Weg zu finden. (Der sich zu einem späteren Zeitpunkt als der „falsche" erweisen kann.)

> **Wichtig**
>
> Ein Supervisionsangebot sollte so gestaltet sein, dass ein Reflektieren der ethischen Aspekte professionellen Handelns unter Betonung der Selbstverantwortlichkeit gefördert wird.

Als personzentrierte Supervisorin kann ich meine **eigenen Grundhaltungen und Prinzipien modellhaft einbringen,** wobei ich darauf zu achten habe, dass meine Grundsätze nicht unreflektiert übernommen werden. Wichtig wäre mir vielmehr, Supervisanden über die Transparenz meiner Grundsätze und Werte einen „Orientierungspunkt" zu geben, zu dem sie ihre eigenen Sichtweisen und bisherigen Erfahrungen in Beziehung setzen können. Als Supervisorin bemühe ich mich einen (Beziehungs-)Raum zu gestalten, der es Supervisanden möglich macht, ihre ethischen Überlegungen angstfrei und ohne bewertet zu werden im Austausch mit anderen zu reflektieren.

Als Supervisorin sehe ich mich für einen **Prozess verantwortlich, der die Weiterentwicklung** der Supervisanden fördert, **nicht für die Inhalte** des Reflexionsprozesses. Durch die Offenlegung meiner Werte und Grundhaltungen greife ich dennoch implizit inhaltlich in den Prozess ein. Dabei tauchen möglicherweise im Supervisionsprozess selbst immer wieder Situationen auf, die Aspekte ethischer Dilemmata in sich tragen.

Beispielsweise könnte ich entdecken, dass eine bestimmte Handlung oder Einstellung meiner Supervisandin zu einer bestimmten Fragestellung mit meinen Werten kollidiert. Damit stellt sich eine ethische Frage im „Hier-und-Jetzt" des Supervisionsprozesses und kann dort bearbeitet werden. Die Reflexion dieses Dilemmas erfolgt in der Supervision nach personenzentrierten Prinzipien, die ich auch für mich anwende. Das heißt ich zeige mich in der jeweiligen Situation kongruent mit dem, was mich gerade als ethische Frage oder Überlegung beschäftigt. Ich trage also meinen Auseinandersetzungsprozess modellhaft in die Supervision hinein. Gleichzeitig bemühe ich mich um die nicht-wertende Anerkennung der Position meines Gegenübers, in dem Wissen, dass meine Werthaltungen und Prämissen nicht grundsätzlich besser sind, als die der anderen. Damit lasse ich die Entscheidung und die Verantwortung für das eigene Handeln wie auch für die Prämissen dieses Handelns bei meinem Gegenüber. Auch daraus können im Einzelfall Konflikte entstehen, die mich ggf. zu einer situativen Abkehr von mir wichtigen Maximen bewegen.

7.5   Abschließende Bemerkungen

Personzentrierte Supervision stellt einerseits an Supervisoren und an Supervisanden sehr **hohe Ansprüche,** da allen Beteiligten abgefordert wird, mit „nichts" als mit der eigenen Person zu arbeiten. Andererseits ist der personzentrierte Supervisionsansatz dadurch in seinen Grundzügen ein sehr **demokratischer Ansatz:** Er geht von der prinzipiellen Gleichheit aller Beteiligten aus, indem Expertenwissen nicht grundsätzlich über die eigene Erfahrung gestellt wird, und **Eigenverantwortlichkeit** nicht nur gefördert, sondern auch **gefordert** wird.

In seinen lesenswerten Überlegungen zu einem personzentrierten Konzept für Supervision und Organisationsberatung merkt Schrödter an:

„Ich habe im übrigen Zweifel, ob wir für Theorie und Praxis der Organisationsunterstützung oder Beratung und Therapie ein fixiertes Menschenbild brauchen. Nicht selten führt es zu schematisierenden Bekenntnissen nach der Unterscheidung gut/böse, konstruktiv/destruktiv, welche eher dem Stereotyp eines theologischen, als einem beraterischen Diskurs angemessen sein dürfte." (Schrödter 1998, S 87ff.)

Ich halte seine Bemerkung für bedenkenswert, insbesondere seinen Hinweis darauf, dass ein Sich-Berufen auf ein bestimmtes Menschenbild dazu (ver-)führen kann, sich auf der Seite derjenigen zu „wissen", die es „gut" und „richtig" machen. Ich plädiere dennoch aus fachlichen und (berufs-)ethischen Gründen dafür, immer wieder zu klären, wie die eigenen Vor-Annahmen darüber lauten, wie Menschen (vermeintlich) sind oder sein sollten und immer wieder klar Position zu beziehen. Gleichzeitig halte ich es für wichtig, in **kontinuierlich** selbstkritischer Distanz zu dem zu bleiben, was für mich **im Moment** leitend ist.

> **Wichtig**
>
> Professionelles Handeln im Einklang mit ethischen Maximen ist ein prinzipiell offener Prozess, der ständige Weiterentwicklung bedeutet.

Auch die Formulierung anthropologischer Grundannahmen ist letztlich ein Versuch, die Welt mit Hilfe von Konzepten besser zu verstehen. Und **Verstehensprozesse** – auch darauf weist Schrödter sehr richtig hin – **sind prinzipiell nie abgeschlossen,** sondern unterliegen „wie seine „Objekte" und die aufgeworfenen Fragen, Raum, Zeit und Geschichte" (Schrödter 1998, S 72).

7.6   Zusammenfassung

❶ Fazit

- Supervision ist ein Beratungsangebot für Professionelle, die den Wunsch nach Erweiterung ihrer persönlichen und fachlichen Potentiale haben.
- Supervision auf der Grundlage des personzentrierten Ansatzes von Carl Rogers ist ein hilfreiches Angebot zur Reflexion ethischer Fragen der beruflichen Praxis professioneller Helfer.
- Ein personzentriertes Supervisionskonzept kann zur Auseinandersetzung mit und in der Umsetzung von ethischen Standards beitragen.

Literatur

Bailey DM (1995) Schwarzenberg S.L. (eds), Ethical and Legal Dilemmas in Occupational Therapy. Philadelphia

Belardi N (1997) Supervision in sozialer Arbeit und Beratung. In: Deter D, Sander K, Terjung B (Hrsg) Die Kraft des Personzentrierten Ansatzes. Praxis und Anwendungsgebiete. Köln 1997 S 145ff.

Biermann-Ratjen EM, Eckert J, Schwartz HJ (1997) Gesprächspsychotherapie. 8. Aufl, Stuttgart

Bohnsack R (1991) Rekonstruktive Sozialforschung. Einführung in Methodologie und Praxis qualitativer Forschung. Opladen

Blickle G (Hrsg) (1998) Ethik in Organisationen. Göttingen

Deutscher Verband der Ergotherapeuten (Hrsg) (1997) Satzung und Ethik

Frenzel P, Schmid P, Winkler M (Hrsg) (1992) Handbuch der personzentrierten Psychotherapie. Köln

Frenzel P (1992) Das Rad neu erfinden. Leitfäden zur Entwicklung Personzentrierter Technik in der Psychotherapie. In: Frenzel P, Schmid P, Winkler M (Hrsg) Handbuch der personzentrierten Psychotherapie. Köln, S 209ff.

Gilligan C (1984) Die andere Stimme. München

Glaser B, Strauss A (1984) Die Entdeckung gegenstandsbezogener Theorie: eine Grundstrategie qualitativer Sozialforschung. In: Hopf Ch et al. (Hrsg) Qualitative Sozialforschung. Stuttgart, S 91ff.

Gesellschaft für wissenschaftliche Gesprächspsychotherapie (GwG) (1999) Ethische Richtlinien in Gesprächspsychotherapie und Personenzentrierte Beratung 2:20

Herzog W (1984) Modell und Theorie in der Psychologie. Göttingen

Hohner HU (1998) Perspektiven für eine ethikorientierte Personalentwicklung. In: Blickle G (Hrsg) Ethik in Organisationen. Göttingen, S 209 ff

Hutterer-Krisch R (1996) Zum Verhältnis von Ethik und Psycho-

therapie. In: Hutterer-Krisch R (Hrsg) Fragen der Ethik in der Psychotherapie. Wien, New York, S 17 ff

Jerosch-Herold Ch et al. (Hrsg) (1999) Konzeptionelle Modelle für die ergotherapeutische Praxis. Berlin

Kelle U (1994) Empirisch begründete Theoriebildung. Zur Logik und Methodologie interpretativer Sozialforschung. Weinheim

Kinzinger W (1998) Vergleich der Begriffe „Selbstaktualisierung der Person bei C. R. Rogers" und „Selbstorganisation von Systemen" und ihre Bedeutung für die Theoriebildung eines Supervisionskonzeptes auf personzentrierter Grundlage. In: Straumann U, Schrödter W (Hrsg) Verstehen und Gestalten. Beratung und Supervision im Gespräch. Köln, S 53 ff

Korunka Ch (1972) Der Mensch ist gut, er hat nur viel zu schaffen. Werte und Menschenbild in der Personzentrierten Psychotherapie. In: Frenzel P, Schmid P, Winkler M (Hrsg) Handbuch der personzentrierten Psychotherapie. Köln, S 71ff

Land DA (1992) Manchmal spiele ich Weisen, die noch nie zuvor gehört habe. Wirksamkeit von Psychotherapie als Dekonstruktion. In: Frenzel P, Schmid P, Winkler M (Hrsg) Handbuch der personzentrierten Psychotherapie. Köln, S 263 ff

Law M et al. (1999) Das Kanadische Modell der Occupational Performance und das Canadian Occupational Performance Mesasure. In: Jerosch-Herold Ch et al. (Hrsg) Konzeptionelle Modelle für die ergotherapeutische Praxis. Berlin, S 156 ff

Lippitt G, Lippitt R (1999) Beratung als Prozess. Was Berater und Kunden wissen sollten. Leonberg

Microsoft® Encarta® Enzyklopädie 2000. © 1993–1999 Microsoft Corporation

Müller B (1997) Professionalität und Ethik in Beratung und Supervision. In: Wege zum Menschen. 4: 179 ff

Müller M, Halder A (1981) Kleines Philosophisches Wörterbuch. Freiburg

Pörtner M (1994) Praxis der Gesprächspsychotherapie. Interviews mit Therapeuten. Stuttgart

Reed KL (1999) Das Model of Personal Adaptation through Occupation (Modell persönlicher Anpassung durch Betätigung). In: Jerosch-Herold Ch et al. (Hrsg) Konzeptionelle Modelle für die ergotherapeutische Praxis. Berlin, S 83 ff

Rogers C (1975) Psychologie als subversive Wissenschaft. In: Psychologie heute 6: 49 ff

Rogers C (1992) Die beste Therapieschule ist die selbst entwickelte. Wodurch unterscheidet sich die Personzentrierte Psychotherapie von anderen Ansätzen? In: Frenzel P, Schmid P, Winkler M (Hrsg) Handbuch der personzentrierten Psychotherapie. Köln, S 21 ff

Rogers C, Schmid P (1998) Person-zentriert. Grundlagen von Theorie und Praxis. Mainz

Scobel A (1998) Standortbestimmung „Supervision". In: Straumann U, Schrödter W (Hrsg) Verstehen und Gestalten. Beratung und Supervision im Gespräch. Köln, S 109 ff

Schlechtriemen M, Wulf Ch (1996) Überlegungen zu einem personzentrierten Supervisionskonzept. In.: GwG Zeitschrift, 104: 38 ff

Schmid P (1996) Personzentrierte Gruppenpsychotherapie in der Praxis. Die Kunst der Begegnung. Paderborn

Schrödter W (1998) Verstehen, Selbstaktualisierung und Selbstorganisation – Schlüsselkonzepte für Beratung und Supervision? In: Straumann U, Schrödter W (Hrsg) Verstehen und Gestalten. Beratung und Supervision im Gespräch. Köln, S 63 ff

Straumann U, Schrödter W (Hrsg) (1998) Verstehen und Gestalten. Beratung und Supervision im Gespräch. Köln

Terjung B (1990) Person-Centered Approach und Organisationsentwicklung. In: Behr M et al. (Hrsg) Jahrbuch der personzentrierten Psychologie und Psychotherapie. S 123 ff

Terjung B (1998) Von der Vision zur Supervision. In: Straumann U, Schrödter W (Hrsg) Verstehen und Gestalten. Beratung und Supervision im Gespräch. Köln, S 201 ff

Vanderbeke B (1999) Alberta empfängt einen Liebhaber. Frankfurt

Wirtz U (1996) Feministische Ethik und Psychotherapie. In: Hutterer-Krisch R (Hrsg) Fragen der Ethik in der Psychotherapie. Wien, New York, S 328 ff

Anhang

Zitate im Original

Die Übersetzung erfolgte durch die Autorin S. Weissman (Abschnitt 1.2, S. 112)

> „no single obvious satisfactory choice or answer is appropriate for a certain situation, or when there are only less- than- satisfactory alternatives....In the true ethical dilemma, all responses are considered at least partly „wrong" or less satisfactory by some of the participants." (Bailey et al. 1995, S 2)

(Abschnitt 1.3, S. 114)

> „Humanistic psychology is not a goal, not a doctrine... It is a growing corpus of knowledge relating to the questions, „What is a human being, and what might man become"... Humanistic psychology asks, „What are the possibilities of man?"„ (Jourard zit. nach Herzog 1984)

(Abschnitt 4.2, S. 126)

> „Who are the players in the dilemma?"
> What other facts or information are needed?
> What actions might be taken?
> What are the possible consequences of each action? (Bailey et al. 1995, VI)

(Abschnitt 4.2, S. 126–127)

> „The principle of beneficence: „Stated in our context: the occupational therapist has a duty to act for the patient¥s good".
> The principle of nonmaleficence: „Above all, do no harm".
> The principle of utility: „We should act in such a way as to bring about the greatest benefit and the least harm".
> The principle of distributive justice: „Distributive justice asks: Is everyone entitled to receive health care benefits, and, if so, is everyone entitled to the same amount?"
> The principle of autonomy: „rational human beings have the right to be self- determining". (Bailey et al. 1995, S 4ff.)

Kulturelle Sensibilität in der Ergotherapie

B. Märzweiler, S. Ulbrich-Ford

8.1   Einleitung

In unseren Städten ist die Welt zusammengerückt. Auf kleinem Raum existieren Menschen unterschiedlichster Herkunft und Prägung miteinander und nebeneinander. Ein gutes Beispiel dafür sind Städte wie Köln, Zürich oder Wien. Das Leben mit Fremden ist dort kein Provisorium mehr, es ist zu einer zentralen Gestaltungsaufgabe geworden. Aber wie miteinander leben, das Unbekannte integrieren und doch beim Eigenen bleiben?

Wichtig	

Ein positives Miteinander vieler Kulturen in einem Land fordert eine aktive Auseinandersetzung mit dem Fremden.

Auch die Ergotherapie muss auf diese Situation der Multikulturen reagieren und sich ihrer Gestaltungsaufgabe in diesem Bereich bewusst werden.

Nicht zuletzt die Modelle wie z.B. Bieler Modell, Australien OPM (vgl. Ergotherapie 4/1997, Beguin H. et al.1995, Jerosch-Herold Ch. et al. 1999) zeigen die **Relevanz von kultureller Prägung** für die Rollen, Handlungen und Aktivitäten, generell für das Alltagsleben der Patienten. Wenn die Ergotherapie Handlungskompetenzen optimal fördern will, wird der Therapeut nicht nur über die physische, sensorische oder soziale Umgebung der Patienten Bescheid wissen, sondern auch deren **kulturelle Umwelt** in das Therapiekonzept miteinbeziehen müssen.

Aktivitäten des täglichen Lebens werden durch landesübliche Bräuche, religiöse Rituale und Vorschriften geprägt. Werthaltungen, Gedanken oder Wahrnehmungen unterscheiden sich ebenfalls innerhalb der Kulturen. Das Handeln einer Person und die Therapie werden von diesen Faktoren geprägt. Ein konkretes Beispiel aus dem Berufsalltag einer Ergotherapeutin soll das verdeutlichen.

> **Fallsituation**
> „Bei Herrn B. aus Jamaica machte ich nach einem Hausbesuch die Feststellung, dass eine Drehung des Bettes um 90 Grad sehr sinnvoll wäre, da er dadurch den Alarmknopf an der Wand sowohl vom Bett als auch, sollte er stürzen, vom Boden aus erreichen könnte. Herr B. war jedoch mit dieser Veränderung absolut nicht einverstanden. Ich wusste, dass Herr B. Moslem war, brachte aber diese Tatsache keineswegs mit seinem mürrischen „Nein" zur Bettumstellung in Zusammenhang. Ich versuchte, ihm weiter ins Gewissen zu reden, nicht wissend, worum es ihm eigentlich ging und deshalb auch vergeblich" (Sophie Ulbrich 1996 in London, Homerton Hospital.)

Worin lag hier das **„kulturelle Missverständnis"**? Der Therapeutin war nicht bewusst, dass es für einen islamischen Gläubigen ein Problem sein kann, mit den Füßen Richtung Osten, d.h. Richtung Mekka zu liegen. Deshalb hat sich der Patient gegen die Bettdrehung gewährt. Zusätzlich fiel es ihm offenbar schwer, sein Anliegen zu artikulieren.

8.2   Situationsanalyse am Beispiel der Städte Köln, Zürich und Wien

Wie brisant dieses Thema auch im deutschsprachigen Gebiet geworden ist, soll anhand dreier Städte in Deutschland, der Schweiz und Österreich gezeigt werden (◻ Abb.8.1–8.3).

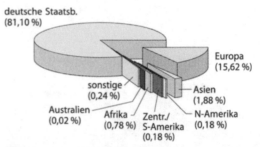

◻ **Abb. 8.1.**   Kulturen in Köln, Stand 1999

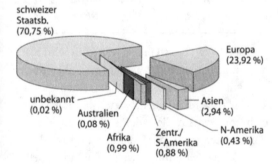

schweizer
Staatsb.
(70,75 %)

Europa
(23,92 %)

unbekannt
(0,02 %)   Australien
(0,08 %)

Asien
(2,94 %)

N-Amerika
(0,43 %)

Afrika
(0,99 %)   Zentr./
S-Amerika
(0,88 %)

◻ **Abb. 8.2.** Kulturen in Zürich, Stand 1999

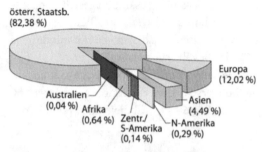

österr. Staatsb.
(82,38 %)

Europa
(12,02 %)

Australien
(0,04 %)   Afrika
(0,64 %)

Asien
(4,49 %)

Zentr./
S-Amerika
(0,14 %)   N-Amerika
(0,29 %)

◻ **Abb. 8.3.** Kulturen in Wien, Stand 1999

Das **Bevölkerungsprofil** in den Städten Köln, Zürich und Wien sieht folgendermaßen aus (Angaben aus: Amt für Statistik, Einwohnerwesen und Europaangelegenheiten, Köln; Statistisches Amt der Stadt Zürich; Statistisches Zentralamt Wien; Mit **Ausländer** sind Menschen ohne Staatsbürgerschaft des jeweiligen Aufenthaltslandes gemeint):

▬ **Köln:** Köln hat insgesamt 1.014.837 Einwohner. Der Anteil an ausländischer Bevölkerung beträgt 19%. Mehr als ein Drittel davon sind aus der Türkei, den zweitgrößten Teil bilden Menschen aus Italien.. Mehr als ein Drittel des asiatischen Bevölkerungsteils stammt aus dem Iran.

▬ **Zürich:** Zürich wird von insgesamt 360.704 Menschen bewohnt. Der Anteil an Ausländern beträgt hier 29,3%. Die meisten Menschen des europäischen Ausländeranteils kommen aus Jugoslawien, Italien und Deutschland, gefolgt von Spanien und Portugal.
Von den Menschen aus Asien kommt fast die Hälfte allein aus Sri Lanka.

▬ **Wien:** Bei einer Gesamtbevölkerungszahl von 1,6 Millionen besteht ein Ausländeranteil von 17%. Der Großteil der ausländischen Bevölkerung aus Europa stammt aus Jugoslawien, gefolgt von Bosnien-Herzegowina, Polen und Kroatien. Die meisten Menschen vom asiatischen Kontinent stammen aus der Türkei.

Das Leben innerhalb einer multikulturellen Gesellschaft kann unterschiedlich aussehen (Dyck 1998, S 69f):

▬ Emigranten werden **assimiliert**, d.h. sie beginnen wie die ansässige Mehrheit zu leben und verlieren ethnische Eigenheiten.

▬ Alle Gruppen mit ihren Eigenheiten vereinigen sich und bilden einen **Schmelztiegel**, eine neue einzigartige Kultur.

▬ Die Bevölkerung lebt ein **ethnisches Mosaik**. Die verschiedenen kulturellen Gruppen existieren Seite an Seite, sie interagieren miteinander, erhalten jedoch die ethnische Vielfalt.

In unseren Städten vermischen sich die Modelle. Als Ergotherapeutin wird man sich Gedanken darüber machen, welches Modell für den eigenen Arbeitsort am ehesten zutrifft, da nach der Art des Zusammenlebens (a, b, oder c) sich die Erwartungshaltungen von Patienten, die Notwendigkeit der Auseinandersetzung und die Dringlichkeit der Informationsbeschaffung ändern können.

8.3   Ergotherapie und Kultur

Jede **Kultur** hat Bräuche und Rituale, die in den Alltag der Menschen hineinragen und alltägliche Handlungen mehr oder weniger mitbestimmen (Maletzke 1996, S 16).

> **Wichtig**
>
> „Kultur wird vereinfacht verstanden als die Art und Weise, wie die Menschen leben und was sie aus sich selbst und ihrer Welt machen. Sie beinhaltet Glauben, Werte und Normen, welche Standard und Verhaltensregeln formen, die das tägliche Leben der Menschen gestalten". (Dyck 1998, S 68)

8.3.1 Islam, Judentum und Hinduismus im therapeutischen Alltag

Religion ist ein Baustein von Kultur. Er wird hier heraus gegriffen, nicht als einziger, aber doch sehr gut fassbarer Bestandteil derselben.

Um zu verdeutlichen, warum im Folgenden insbesondere auf die religiösen Praktiken und Vorschriften im Islam, Judentum und Hinduismus Bezug genommen wird, sind in Tabelle ◘ 8.1 die auf den einzelnen Kontinenten vorkommenden **Religionsbekenntnisse** (vgl. O'Brien 1994, S 16f.) zusammengestellt. Angegeben werden die jeweils größten Glaubensgemeinschaften, d.h. diejenigen mit mindestens 66% der Bevölkerung als Anhänger.

Die Übersicht über spezifische Gepflogenheiten verschiedener religiöser Kulturen (◘ Abb. 8.4, S. 136–137) will diejenigen **religiös-kul-**

◘ **Tabelle 8.1**   Religionsbekenntnisse in ihrer kontinentalen Verteilung

Kontinent	Religionsbekenntnis
Amerika	Nordamerika: Christentum
	Zentral-/Südamerika: Christentum
	Kuba: staatlicher Atheismus
Europa	Christentum
	Bosnien-Herzegowina: Christentum und Islam
	Albanien: Islam
Afrika	Nördliches Afrika: Islam
	Nigeria und Äthiopien: Islam und Christentum
	Südliches Afrika: Christentum
	Einzelne Staaten: indigene Glaubensrichtungen
Asien	Arabische Staaten, Türkei, Bangladesch, Malaysia, Indonesien: Islam
	Israel: Judentum
	China, Taiwan, Singapur: traditionelle chinesische Religion
	Indien: Hinduisums
	Sri Lanka, Japan, Thailand, Vietnam, Laos, Kambodscha: Buddhismus
	Nordkorea: staatlicher Atheismus
	Südkorea: Buddhismus und Christentum
	Philippinen: Christentum

turellen **Aspekte des alltäglichen Lebens** aufgreifen, die in der ergotherapeutischen Arbeit relevant werden (vgl. Barden 1992, Handbuch für das Personal des Krankenhauses Addenbrook 1996, Pfaffenholz 1998). Dabei bleibt zu beachten, dass für Außenstehende das Verständnis anderer Religionen stets nur vordergründig und der Wissensstand letztlich lückenhaft bleiben wird. Die Aufstellung ist v.a. aus Erfahrungen in der Praxis entstanden und will keine religionswissenschaftliche Abhandlung sein.

Meist werden Kultur und Religion eines Patienten nicht von vorrangiger Bedeutung für die Therapie sein.

> **Wichtig**
>
> In vielen Fällen ist es hilfreich, ein paar Grundinformationen zur Religion des Patienten abrufbar zu haben und zu wissen, worauf man als Therapeut achten kann.

Adaption der Wohnung

Die ergotherapeutisch adaptierte **Wohnung** für einen muslimischen Patienten wird beispielsweise eine Dusche statt einer Badewanne vorweisen. Nicht nur weil die Dusche zugänglicher ist, sondern eben auch aus kulturellen Gründen der **Hygiene**. Desweiteren ist auf Waschmöglichkeit in der Toilette zu achten und auf einen geeigneten, gut zugänglichen sauberen Platz für die täglichen rituellen Waschungen vor dem Gebet. Beim ADL Training mit einem Muslimen sollte man als Therapeutin im Hinterkopf behalten, dass es für saubere Tätigkeiten, wie das Essen, und für unsaubere Tätigkeiten, wie das Waschen, jeweils eine bevorzugte ausführende Hand gibt. In der Regel wird die rechte Hand bei Mahlzeiten und die linke Hand für den Hygienebereich benutzt.

Koch- und Esstraining

Wenn in der Ergotherapie ein Kochtraining durchgeführt wird, gilt es die jeweiligen **Speisevorschriften** zu beachten. Das betrifft nicht nur die Art der Speisen, sondern auch deren Zubereitungsart und Lagerung. Ein orthodoxer Jude wird Milch- und Fleischspeisen nicht nur getrennt voneinander essen, sondern diese auch gesondert zubereiten, aufbewahren und nicht unmittelbar hintereinander verzehren. Um einem ostasiatischen Patienten beim Essen therapeutisch zu unterstützen, kann es angebracht sein, statt der Benutzung von Messer und Gabel, das Hantieren mit Stäbchen zu üben bzw. auf den Umgang mit dem Löffel auszuweichen, da dieser in den meisten Kulturen bekannt ist.

Religiöse Rituale

Selbst **unmittelbar religiöse Rituale** wie das Beten können für die Ergotherapie bedeutend werden.

So ist das Gebet für Muslime mit einer ganzen Reihe von Bewegungen verbunden: vom Stand weg begibt sich der Beter in den Kniestand, dann in den Fersensitz bevor er in einer Rumpfbeugung den Kopf zum Boden neigt. Einen Hüft-, Knie- oder Wirbelsäulenpatienten muss man hier auf den Gelenkschutz aufmerksam machen. Die Bewegung des ganzen Körpers beim Gebet ist ein wichtiger Bestandteil desselben und nicht nur eine fromme Zusatzübung. Ein muslimischer Patient wird versuchen, möglichst rasch die dafür nötigen körperlichen Funktionen wiederzuerlangen. Der Muslim ist beim Gebet in Richtung Osten, nach Mekka gewandt. Hier sollte man als Vorübergehender beachten, dem Betenden nicht „im Wege zu stehen", d.h. den Blick nach Mekka nicht zu verstellen.

Die **Berücksichtigung von Himmelsrichtungen** kann für Therapeutinnen auch in anderer Hinsicht von Bedeutung sein. Das Beispiel des Patienten aus Jamaika (siehe Einleitung) zeigt eine solche Bedeutung: für viele Muslime gilt, dass das Fußende des Bettes oder auch die Anlage der Toilette nicht nach Osten ausgerichtet sein darf.

Ein besonderes Geschick ist beim jüdischen Beter für das Anlegen der Gebetsriemen nötig. Es handelt sich dabei um zwei lange, schmale Lederriemen, die auf spezielle Art um den linken Arm und das Handgelenk gewickelt wer-

Islam	**Judentum**	**Hinduismus**

HYGIENE:

• Zum Waschen wird fließendes Wasser bevorzugt • Nach dem Toilettgang ist das Händewaschen besonders wichtig • Für die Frauen ist es üblich, sich im Schambereich und unter den Achseln zu rasieren	• Nach dem Toilettgang wäscht man sich unter fließendem Wasser	• Fließendes Wasser wird bevorzugt

DIÄT:

• Es wird *halal* Fleisch gegessen, d.h. gesegnetes Fleisch und von speziell geschlachteten Tieren • Schweinefleisch und Alkohol werden gemieden • Speisen, die in Tierfett zubereitet wurden, werden gemieden • Manche essen keinen Käse	• Die Speisen müssen *koscher* sein, d.h.: +) Verwendung von Fleisch speziell geschlachteter Tiere +) Fleischprodukte werden von Milchprodukten getrennt, auch gesondert aufbewahrt +) Es wird kein Schweinefleisch gegessen, auch nur bestimmte Arten von Meerestieren • Ist keine koschere Mahlzeit vorhanden, wird oft vegetarische Kost bevorzugt	• Viele sind Vegetarier oder auch Veganer (keine Eier oder Milchprodukte) • Hindus, die Fleisch essen, verzichten auf Rind • Auch Schweinefleisch wird gemieden

GEBET und RELIGIÖSE VORSCHRIFTEN:

• Es wird fünfmal täglich gebetet. Zeiten: 1. bei Sonnenaufgang; 2. wenn die Sonne im Zenit steht; 3. wenn der Schatten gleiche Größe zum Gegenstand hat; 4. bei Sonnenuntergang; 5. bei völliger Dunkelheit Das Gebet wird Richtung Mekka durchgeführt. • Vor dem Gebet findet eine rituelle Waschung statt. • Manche muslimischen Frauen tragen ein Kopftuch. • Auf sittliche Bekleidung wird Wert gelegt. (Männer sind für gewöhnlich mindestens von den Knien bis zum Bauchnabel bekleidet.)	• Zentrales Ereignis der Woche ist das Gebet in der Synagoge am Sabbat: - Die Vorleser führen mit der rechten Hand den Lesestab über die Zeilen der Tora - Orthodoxe Schriftgelehrte legen die Gebetsriemen an • Männer tragen eine Kopfbedeckung • Orthodoxe Frauen achten sehr auf sittliche Kleidung und Bedeckung ihres Haares	• Streng Gläubige beten zu Beginn jedes Tages und vor jeder Mahlzeit

◨ **Abb. 8.4.** Ergotherapeutisch Relevantes und Wissenswertes über die Gepflogenheiten in verschiedenen religiösen Kulturen

Islam	**Judentum**

TABUS:

> - In östlichen Kulturen gestaltet sich der Umgang mit andersgeschlechtlichen Personen zurückhaltend. Mitunder kann es ein Problem sein, wenn ein Mann von einer Frau therapiert wird und umgekehrt.
> - In manchen Kulturen kann Berührung im Sinne einer Begrüßung als unangebracht gesehen werden.
> - Besonderer Wert wird auf einen sehr respektvollen Umgang mit alten Menschen gelegt.

- Vor einem betenden Moslem sollte man nicht vorübergehen, weil ihm damit die Sicht nach Osten (Mekka) verstellt wird. - Es wird darauf Wert gelegt, nicht mit den Füßen Richtung Osten zu liegen oder zu schlafen. Ähnliches kann für die Ausrichtung der Toilette gelten.	- Orthodox jüdische Frauen und Mädchen tragen keine Hosen, auch keine Trainingshosen - Mitunter wird die Berührung eines Kindes bei gleichzeitigem Betrachten des Körpers als unsittlich interpretiert

FESTE und
FEIERTAGE (Auswahl)

- Freitag: Versammlungstag, Gebet in der Moschee - Ramadan: große Fastenzeit mit anschließenden Festtagen - Opferfest - Neujahr - Geburtstag Mohammeds Das Datum der Feste verschiebt sich von Jahr zu Jahr.	- Sabbat: jeder Samstag, strenge Arbeitsruhe - Pessach: im Frühling - Rosh Hashnah: jüdisches Neujahr, im Herbst - Yom Kippur: im Herbst, verbunden mit Fasten - Hanukkah: im Winter Das Datum der Feste verschiebt sich von Jahr zu Jahr.

▢ Abb. 8.4. (Fortsetzung)

---

den. Die funktionellen Fertigkeiten dazu können in der Therapie eingeübt werden. (Das Anlegen der echten Gebetsriemen wird der Beter jedoch kaum in Anwesenheit des Therapeuten durchführen; es ist eine zutiefst religiöse Handlung.)

Umgang zwischen Mann und Frau, Umgang mit alten Menschen

Wie in der Übersicht (▢ Abb. 8.4) erwähnt kann der **Umgang zwischen Mann und Frau**, männlicher Patient und weibliche Therapeutin und umgekehrt, ein Problem darstellen. Es ist nicht selbstverständlich, von einem andersgeschlechtlichen Therapeuten behandelt oder berührt zu werden. Es ist darüber hinaus keineswegs selbstverständlich sich vor Fremden auszuziehen und nackte Körperteile zu zeigen; dessen muss man sich als Therapeut bewusst sein. Nach praktikablen Lösungen sucht man am besten im Gespräch.

"Wer alt ist, ist weise" sagt ein afrikanisches Sprichwort und drückt dabei die **Wertschätzung alter Menschen** aus. Muslime können es als Respektlosigkeit interpretieren, wenn man sich als jüngerer in ein Gespräch alter Menschen einmischt. Desgleichen ist es verpönt, vor einem alten Menschen den Weg zu kreuzen.

Feste und Feiertage

Festzeiten und Feiertage sind für die Ergotherapie insofern relevant, als sich auch diese im Alltag auswirken können.

Es ist durchaus möglich, dass ein Muslim, der es sonst nicht so genau mit den religiösen Vorschriften nimmt, während der großen Fastenzeit, dem Ramadan, zu beten und zu fasten beginnt. Beim Fasten wird von Sonnenaufgang bis Sonnenuntergang weder gegessen noch getrunken. (Kranke sind zwar vom Fasten ausgenommen, manche werden sich jedoch trotzdem dafür entscheiden.)

8

Andererseits können Feste und Feiertage als Ansporn zu baldigem Therapieerfolg nützen. Wie man bei uns als Christ „zu Weihnachten zu Hause sein" möchte, kann es für chinesische Patienten sehr wichtig sein, das Neujahr im Familienkreis zu verbringen. Der Patient ist dadurch bestens für die Therapie motiviert.

> **Religiöse Vorschriften und Subkultur**

Menschen, die in einer ihnen fremden Kultur leben, bilden bereits eine **Subkultur** und sind mitunter von ihren ursprünglichen Traditionen abgekommen. Es stellt sich die Frage, ob die bisher erwähnten kulturspezifischen Handlungen für Menschen, die schon länger in einer fremden Kultur leben, überhaupt noch von Bedeutung sind.

Hierzu wurde im Rahmen der Entstehung dieses Buchbeitrages eine **Umfrage** durchgeführt. Zielgruppe der Befragung sollten Personen folgender Religionsgemeinschaften sein: Islam, Judentum und Buddhismus. Über Schulen und Glaubensgemeinschaften wurde versucht, Kontakt zu dieser Zielgruppe aufzunehmen. Von insgesamt 130 ausgeteilten Fragebögen wurden 86 zurückgesendet. Die größte Anzahl dieser Rückläufe kam aus dem islamischen Kulturbereich (51 Fragebögen). Für die **Auswertung** wurden diese 51 Datensätze herangezogen. Die befragten Personen stammen großteils aus der

Türkei, vereinzelt aus den USA, Bangladesh, Iran und dem ehemaligen Jugoslawien. Die Studie ist selbstverständlich nicht repräsentativ für den gesamten Islam in Wien. Die genannten

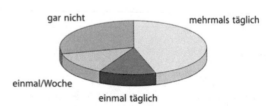

❑ **Abb. 8.6.**   Beten. Insgesamt 22 von 51 Befragten beten mehrmals täglich, 14 beten gar nicht

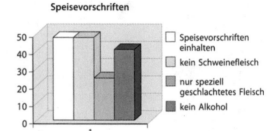

❑ **Abb. 8.7.**   Speisevorschriften einhalten. Von 51 Befragten geben 48 an, sich an die in ihrem Kulturkreis üblichen Speisevorschriften zu halten. Ebenso viele essen kein Schweinefleisch

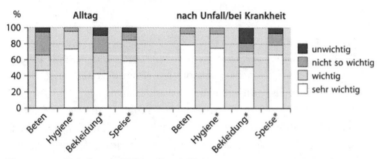

❑ **Abb. 8.5.**   Einhaltung religiöser Vorschriften. Am wichtigsten scheinen die hygienischen Vorschriften zu sein. Hingegen sind Bekleidungsvorschriften von weniger großer Bedeutung. Bei Krankheit oder Unfall verändert sich

der Stellenwert dahingehend, dass alle vorgegebenen Vorschriften und Praktiken (Beten, Hygiene, Speisevorschriften, Bekleidungsvorschriften) noch mehr in den Vordergrund rücken

Kulturzentren werden eher von religiös orientierten und kulturverbundenen Menschen besucht und von dieser Gruppe liefern die Ergebnisse der Untersuchung einen guten Gesamteindruck.

Die Fragen betrafen hauptsächlich **religiöse Vorschriften und deren Stellenwert** im normalen Alltag und im Falle von Krankheit oder Unfall (◘ Abb. 8.5).

Unter anderem wurde genauer nach der Gebetspraxis und der Einhaltung der Speisevorschriften gefragt (◘ Abb. 8.6 und 8.7).

8.3.2 Möglichkeiten interkultureller Missverständnisse

Neben Einflüssen, die verschiedenen Religionen auf das Alltagsleben von Menschen ausüben, gibt es noch andere Kategorien, in denen sich Kulturen voneinander unterscheiden, sog. **Strukturmerkmale** (Maletzke 1996, S 42).

> **Wichtig**
>
> Jedes Strukturmerkmal birgt in sich die Möglichkeit kultureller Missverständnisse.

Solche Strukturmerkmale sind:
- Raum- und Zeiterleben
- Wahrnehmung
- Die Art zu Denken
- Sprache
- Soziale Gruppierungen
- Wertorientierungen
- Nonverbale Kommunikation

Diese **strukturellen Unterschiede** sind es, die die Kommunikation und das Verständnis zwischen Menschen verschiedener Kulturen erschweren.

> **Wichtig**
>
> Strukturmerkmale bilden in ihrer Gesamtheit das spezifische Profil einer Kultur.

Kommunikation

Die **Sprache** ist wohl jenes Strukturmerkmal, welches als erstes und am offensichtlichsten zu Missverständnisse führt. Außer der gesprochenen Mitteilung ist es die **nonverbale Kommunikation**, die das gegenseitige Verstehen häufig erheblich erschwert. Einem Missverständnis auf der Ebene der nonverbalen Kommunikation kommt man viel schwerer oder gar nicht auf die Spur.

Argyle (1990) unterscheidet folgende **Formen der nonverbalen Kommunikation**:
- Kinesics (Körpersprache)
- Haltung, Stehen, Sitzen
- Kopfbewegungen
- Gesichtsausdruck (Mimik)

Jeder Punkt ist potentielle Quelle von Missinterpretationen.

Ein **Beispiel zu unterschiedlicher Interpretation** von Körpersprache soll die Bedeutung nonverbaler Kommunikation im Klinikalltag verdeutlichen.

Wenn Europäer von sich sprechen, zeigen sie auf ihre Brust, Japaner hingegen auf ihre Nase. Ähnliches kann auch von Beheimateten anderer Teile Asiens beobachtet werden:

> **❯ Fallsituation**
>
> „Ich hatte eine vietnamesische Patientin nach einem Schlaganfall. Da wir keiner gemeinsamen Sprache mächtig waren, gestikulierte die Patientin sehr viel. Wenn sie mit den Fingerspitzen auf die Stirn deutete, ging ich davon aus, sie hätte Kopfschmerzen. Eine Tatsache, die mir nach einem Schlaganfall auch nicht ungewöhnlich erschien. Im Nachhinein bin ich nicht mehr sicher, ob sie nicht doch von sich gesprochen hat." (Sophie Ulbrich 1996 London, Homerton Hospital)

Zur nonverbalen Kommunikation zählt auch der Winkel oder Abstand, indem ich mich während eines Gespräches zu einer Person befinde und positioniere.

> „Wie so manches Tier sein eigenes Territorium eingrenzt, steckt auch der Mensch seinen Wirkungsbereich ab und schafft sich privaten Raum". (Morris D 1978, S 126)

Die Art und Weise, wie er das tut und wie sich dieser **persönliche Raum** ausdehnt, variiert von Kultur zu Kultur. In deutschen Büros werden in der Regel die Türen geschlossen gehalten, womit man „bitte nicht stören" signalisiert. Offene Türen gelten für Deutsche als Zeichen von Nachlässigkeit und Mangel an Ordnung. Im Mittelmeerraum kann man in dichtbesetzten Cafes, Bahnen oder Bussen beobachten, dass Menschen problemlos nahe zusammenrücken. Die gewünschte räumliche Distanz wird anders gesetzt als es Nordeuropäer tun. So wird auch in Lateinamerika die **Interaktionsdistanz** viel enger gesteckt als in den vereinigten Staaten (Maletzke 1996, S 6of). Man würde einen lateinamerikanischen Patienten wohl grob missverstehen, wenn man ihn – ausgehend vom eigenen kulturspezifischen Distanzverhalten – im Klinikalltag als distanzlos beschreibt.

Soziale Gruppierungen bzw. Selbständigkeit

Gerade in der Ergotherapie, wo die **Autonomie** eines Menschen eine zentrale Rolle spielt, muss sich die Therapeutin bewusst sein, dass es nicht für alle Menschen erstrebenswert ist, vollkommen selbständig zu sein [vgl. Proot et al. in diesem Band]. Für alte Menschen in anderen Kulturen mag es selbstverständlich sein von der Familie gepflegt zu werden und sie würden es bspw. als unnatürlich empfinden, nach einem Krankenhausaufenthalt allein leben zu sollen.

Zeit und Zeitkonzepte

Es gibt **Zeitkonzepte**, die für Mitteleuropäer nur schwer vorzustellen sind. Manche Kulturen gehen von einzelnen Zeitkapseln aus, in die sie wechseln, oder von Zeitlöchern, von denen sie sich weg oder auf die sie sich hin bewegen. Sie richten sich nicht nach **Terminen**, sondern vielmehr nach **passenden Zeitpunkten** für entspre-

chende Tätigkeiten. Die Wahrscheinlichkeit einem Patienten mit einem grundlegend anderen Zeitkonzept zu begegnen ist eher gering. Wichtig erscheint es jedoch, über den **kulturspezifischen Umgang mit der Zeit** nachzudenken.

> Ein afrikanisches Sprichwort lautet: „Die Europäer haben die Uhr erfunden, die Afrikaner die Zeit."

Als Ergotherapeutin vereinbart man Termine mit Patienten. Häufig kommt es zu Spannungen und Schwierigkeiten, wenn die Patienten nicht pünktlich erscheinen. Für Mitteleuropäer heißt **Pünktlichkeit** soviel wie auf die Minute genau erscheinen. Viele Kulturen sehen das anders. Für den Lateinamerikaner ist es nicht unüblich 45 Minuten „zu spät" zu kommen, selbst wenn es sich um eine geschäftliche Angelegenheit handelt. Missverständnisse ergeben sich im Klinikalltag oft daraus, dass man seine Art, mit Pünktlichkeit umzugehen, auch vom Patienten erwartet. Man fühlt sich persönlich verletzt, wenn ein Patient eine halbe Stunde zu spät kommt oder interpretiert, die Therapie sei ihm nicht wichtig. Der Afrikaner wird in dieser Situation vielleicht ganz unbekümmert denken:

> „Es ist nicht wichtig wann ich komme, wichtig ist, dass es mir möglich war, überhaupt zu kommen." (Interview Janarius Seruwagi, aus Uganda 10. Okt. 1999, Videoaufnahme anläßlich des Ergotherapiekongresses, Wien Nov. 1999)

Wahrnehmung

Der rein physiologische Vorgang der Wahrnehmung, z.B. ein optischer Reiz trifft auf die Netzhaut, unterscheidet sich wohl kaum von Kultur zu Kultur. Dennoch sind die Art und Weise wie mit dem Wahrgenommenen umgegangen wird und wie es interpretiert wird verschieden.

In Alaska beispielsweise kennt man erheblich mehr Worte für das Weiß des Schnees als bei uns, aus dem einfachen Grund, weil Landschaft und klimatische Verhältnisse die dortige Bevölkerung aufmerksamer und sensibler für Schnee machen.

Die **kulturell unterschiedliche Interpretation von wahrgenommenen Reizen** lässt sich gut an dem Beispiel von **Farben** und ihrer Bedeutung aufzeigen. Während die Farbe grau in Europa als eher langweilig, trist und unbedeutend gesehen wird, assoziieren einzelne nordamerikanische Indianerstämme mit grau freudige Ereignisse und Stimmungen. Rot ist nicht überall die Farbe von Leidenschaft und Liebe und Grün nicht die Farbe der Hoffnung. Rot kann eine Trauerfarbe (zeitweilig in Indien) und Grün ein Zeichen von niedrigem Charakter (im indonesischen Schattenspiel) sein. Kulturen geben den einzelnen Farben ihre eigene Bedeutung. In der Ergotherapie, wo viel mit Farben und ihrer Symbolkraft gearbeitet wird, führt unterschiedliche Farbdeutung leicht zu Fehlinterpretationen und Missverständnissen.

8.4　Ethische Überlegungen

Das Thema der kulturellen Sensibilität wirft, wie wohl im Zuge der hier vorgelegten Informationen und Erörterungen schon deutlich wurde, eine ganze Reihe von **ethischen Fragen** auf. Zwei naheliegende kritische Überlegungen sollen deshalb hier explizit beleuchtet werden.

(1) Befindet man sich als kulturell sensible Therapeutin nicht auf dem gefährlichen Terrain ethnisch fixierter Klischees oder gar rassistischer Vorurteile?

„Ergotherapeutinnen sollen deutlich machen, dass es ihnen um das Wohlergehen der Empfängerinnen/Empfänger ihrer Arbeitsleistungen geht' (AOTA, 1994a, p 1037). Diese Aussage erinnert uns daran, dass unsere Leistungen unvoreingenommen und gerecht bereitgestellt werden müssen." (Hansen 1998, S 822)

Als Ergotherapeutin ist man vielfältig aufgefordert, Sorge um das **Wohlergehen des Patienten** zu tragen und gleichzeitig darauf zu achten, jedem Patienten die **gleiche Behandlung** zukommen zu lassen [vgl. hierzu DVE-Berufskodex im Anhang sowie die Beiträge von Hack, Rudloff und Götsch in diesem Band]. Dazu gehört es auch, den einzelnen Patienten mit der gleichen Haltung und **Vorbehaltlosigkeit** zu begegnen.

Mit dem **Anspruch zur kulturellen Sensibilität,** zur Informationsbeschaffung über andere Kulturen und zum Vergleich mit der eigenen, setzt man sich der **Gefahr** aus, Patienten vorschnell mit fixen Eigenschaften zu versehen und ihnen eine Rolle aufzuzwängen, die an ihren tatsächlichen Bedürfnissen vorbeigeht.

Andererseits gehört es jedoch auch zu den therapeutischen Aufgaben, Patienten **individuell zu behandeln** und ihre **Bedürfnisse**, die stets in kulturelle Kontexte eingebettet sind, zu erkennen. Um sich aber der kulturellen Prägung der Bedürfnisse bewusst zu werden und individuell geäußerte Erwartungen und Wünsche auch entsprechend reflektieren zu können, ist eine Vorinformation über Kulturen, ihre Gemeinsamkeiten und Unterschiede eine unabdingbare Voraussetzung.

Aufgrund ihrer Ausbildung und Erfahrung aktiviert die Ergotherapeutin als Vorannahme eine ganze Palette möglicher Probleme und medizinischer Störungsbildern, wenn sie die Diagnose einer Patientin, z.B. Schlaganfall, vernimmt. Das hilft ihr, auftretende Symptome gezielt zu überprüfen. In anderen Situationen wird ihr gerade das Wissen um den kulturellen Background des Patienten zu einem differenzierteren Behandlungs- und Beratungsansatz verhelfen können.

> **Wichtig**
>
> Kulturelle Sensibilität soll gerade nicht Vorurteile schaffen.

Kulturelle Sensibilität bedeutet vielmehr:

- **Sich für andere Kulturen zu interessieren.** Dabei wird kein lückenloses Wissen verlangt. Für einen Außenstehenden ist es ohnehin schwierig, fremde Kulturen zu begreifen. Bei auftretenden Unklarheiten erweist es sich als günstig, wenn der Therapeut beim Patienten oder Bekannten einfach nachfragt und eigene Unsicherheiten anspricht. Man kann davon ausgehen, dass ein solches Vorgehen Interesse für die Person und ihre Kultur bezeugt und daher von den Gesprächspartnern positiv gewertet wird.
- **Sich bewusst zu sein, dass es innerhalb einer Kultur eine Anzahl von Schattierungen gibt.** Menschen gehen sehr unterschiedlich mit ihren Traditionen, Bräuchen oder religiösen Gepflogenheiten um. In der Therapie wird immer das Individuum mit seinen Bedürfnissen im Vordergrund stehen. Nicht jeder Moslem betet fünfmal am Tag, nicht jeder Katholik fastet an Karfreitag. Die Informationen über Kulturen und Religionen im dritten Abschnitt dieses Buchbeitrags bieten einen Rahmen zur besseren Orientierung.
- **Sich vor Augen halten, dass auch die Therapeutin von ihrer Herkunft geprägt ist.** Sie beobachtet und interpretiert Menschen in ihren Verhaltensweisen von mitteleuropäischem Horizont aus. Die Ergotherapeutin kann es z.B. nicht als selbstverständlich voraussetzen, dass Selbständigkeit und Autonomie im Alltag, in jeder Kultur einen so hohen Stellenwert hat wie in Teilen Europas.

- **Sich dem Erklärungsmodell des Patienten zu nähern.** Es gibt Erklärungsmodelle für Krankheiten, Unfälle und Situationen, in denen sich Menschen befinden. Diese können kulturspezifisch, individuell verschieden sein. Nicht in jeder Kultur gehen Menschen von biomechanischen bzw. chemischen Prozessen im Körper aus, wenn sie nach dem Grund für ihren aktuell unbefriedigenden Zustand suchen. So kann es für sie schwierig sein, Therapiemethoden, die auf solcher Ursachensuche beruhen, zu akzeptieren. Es wird im Klinikalltag jedoch auch berichtet, dass Patienten nach einer medikamentösen Therapie verlangen und eine Ergotherapie ihnen nicht sinnvoll und zielführend erscheint. Selbst unabhängig von jeder kulturellen Sensibilität, ist es im Rahmen therapeutischer Beratung und Behandlung günstig, sich zu fragen und miteinander zu klären, ob das eigene Erklärungsmodell mit dem der betreffenden Patienten übereinstimmt.

(2) Sollte die Therapeutin auf kulturelle oder religiöse Bedürfnisse eingehen? Oft steht man im Berufsalltag vor dem Problem, eine **kulturelle Notwendigkeit** von einem anders geprägten **individuellen Bedürfnis** unterscheiden zu müssen. Ein Beispiel soll diese schwierige Frage verdeutlichen.

▶ **Fallsituation**

Frau A, 62 Jahre alt, Diagnose Arthritis, Herzerkrankung und Adipositas, wird mit folgenden Symptomen in die Ergotherapie überwiesen: funktionelle Einschränkungen in fast allen Gelenken, besonders Hüfte, Knie und Schulter; Atemlosigkeit bereits bei geringer körperliche Betätigung; morgens starker Harndrang aufgrund der Medikation.

Soziale Situation: Frau A lebt mir ihrem Lebensgefährten, zwei erwachsenen Söhnen, einer 16-jährigen Tochter, Schwiegertochter und Enkeltochter in einem Haushalt. Im Erdgeschoss befindet sich ein Vorraum, ein Esszimmer, eine

Küche und eine Toilette im Hof. In den ersten Stock führen 17 Treppenstufen. Hier befindet sich ein Bad mit integrierter Toilette, das Zimmer der Patientin und das Zimmer eines Sohnes. Im obersten Stockwerk sind die restlichen Schlafzimmer, allerdings ohne Waschmöglichkeit. Beim Hausbesuch stellt die Ergotherapeutin fest, dass Frau A in ihrer Wohnung mit einem Stock mobil ist, jedoch große Schwierigkeiten hat, über die Treppe in den ersten Stock zu kommen. Die Patientin braucht für das Waschen minimale Hilfestellung einer Person. Morgens wird die Toilette von Frau A mehrmals und dringend benötigt, oft über zwei Stunden lang.

Die Patientin und ihre Familie sind strikte Muslime. Zum Tagesablauf gehört das fünfmalige Gebet mit vorheriger ritueller Waschung, bei der ihr nur eine Frau Hilfe leisten darf.

Frau A und ihre Familie wollen einen Ausbau der Wohnfläche im Erdgeschoss, um dort Dusche und Toilette unterbringen zu können. Die Familie wünscht sich, dass die Therapeutin bei ihren Überlegungen in Erwägung zieht, dass das Bad im ersten Stock den restlichen Familienmitgliedern mehr zur Verfügung stehen muss.

Ist diese Praxis des rituellen Gebetes Indikation genug für einen solchen Wohnungsumbau oder handelt es sich um einen bloßen Wunsch der Familie A? Würde es sich nicht um eine muslimische Familie handeln, würde die Ergotherapeutin u.a. folgende Problemlösungen überlegen:

▬ Das Medikament könnte so verabreicht werden, dass Frau A die Toilette erst am späten Vormittag benützt, wenn die Familie das Bad weniger benötigt.

▬ Frau A könnte im Erdgeschoss schlafen und mit einem eingebauten Treppenlift einmal am Tag in den ersten Stock gelangen.

Soll die kulturelle Notwendigkeit des fünfmaligen Gebetes berücksichtigt werden und anderen Bedürfnissen gleichgestellt werden? Diese

Fragen bleiben hier zwangsläufig offen, weil sie weder kurz noch in eindeutiger Weise zu klären sind.

> **Wichtig** |
>
> Notwendigerweise wird eine Problemstellung in der konkreten Situation jeweils neu zu überlegen und mit den Beteiligten entlang offengelegter und nachvollziehbarer Kriterien zu erörtern sein.

8.5 Resümee

Die Therapeutin ist aus sehr verschiedenen Gründen aufgefordert, **kulturell sensibel** zu sein.

▬ **Um die kulturellen Bedürfnisse von Patienten zu erkennen.** Beispiel: Für einen islamischen Patienten die Therapiezeit am Freitag um 14h herum anzusetzen ist ungünstig, da gleichzeitig das Gebet stattfindet.

▬ **Um für Patienten relevante Therapieziele zu verfolgen.** Beispiel: Die therapeutische Zielsetzung eines Insultpatienten, der nur darauf wartet, von seiner Familie aufgenommen und betreut zu werden, wird anders aussehen, als die Zielsetzung einer Person, in deren Kultur es gefragt ist, seinen Alltag ohne fremde Hilfe bewältigen zu können.

▬ **Um das Verhalten von Patienten differenziert interpretieren zu können.** Beispiel: Wenn ein Patient öfter zu spät zur Therapie kommt, muss der Therapeut nicht sofort an Desinteresse seitens des Patienten denken. Es gibt Kulturen, in denen Menschen ein anderes Zeitgefühl haben bzw. Zeit eine andere Rolle spielt.

▬ **Um das Wohlbefinden des Patienten zu gewährleisten.** Beispiel: Manche Muslime sind es gewohnt, mindestens vom Nabel bis zum Knie bekleidet zu sein. Erfordert die Therapie mehr Freizügigkeit, sollte der Therapeut dieses Thema vor der Behandlung ansprechen.

— **Um sich selbst unangenehme Situationen zu ersparen.** Beispiel: Der Therapeut bereitet für das Kochtraining mit einer jüdischen Patientin Schweinefleisch vor. Die Patientin wird damit nichts anfangen können und vielleicht sogar unangenehm berührt sein.

Als Ergotherapeutin ist man durch den beruflichen Auftrag vielseitig bemüht, den Patienten zur optimalen Bewältigung ihres Alltags zu verhelfen.

> **Wichtig**
>
> Das Wissen um diesen Alltag und seine kulturellen Aspekte ist eine entscheidende Komponente in der ergotherapeutischen Behandlung.

8.6 Abschließende Bemerkungen

> **Wichtig**
>
> Es gilt im Bewusstsein zu behalten, dass die Kultur nicht das einzige Erklärungsmodell für Verhalten sein darf.

Wenn ein afrikanischer Patient es vermeintlich versäumt hat anzurufen, um einen Termin abzusagen, hat er die Therapeutin womöglich ganz einfach nicht erreicht. Das hat dann nichts mit einer „afrikanischen Pünktlichkeit" zu tun.

> **Wichtig**
>
> Es liegt an der Ergotherapeutin, kulturelle Bedürfnisse zu erkennen und sich ggf. in Therapie und Beratung angemessen darauf einzustellen.

Nicht zuletzt im Interesse eines „guten Arbeitsklimas" kann es auch zur Aufgabe werden, **kulturelle Gemeinsamkeiten zu entdecken** und sich auf diese zu konzentrieren, obwohl oder gerade weil wir von Natur aus die Neigung haben, eher die Unterschiede zu bemerken und weiter zu erforschen.

„...ähnlich wie ein Tourist der in ein fremdes Land kommt. Der Reisende lässt sich mehr von dem wenigen beeindrucken, was ihm unbekannt ist, und ignoriert vieles, was er gut kennt." (Morris 1978, S 15).

In jedem Fall ist die Beschäftigung mit fremden Kulturen ein wichtiges und nicht zuletzt sehr spannendes Gebiet innerhalb der Ergotherapie. Dieser Beitrag soll deshalb zu weiterer Auseinandersetzung in diese Richtung anregen und ermuntern.

8.7 Zusammenfassung

❶ Fazit

- Durch das Zusammenleben verschiedener Kulturen entsteht für Ergotherapeuten die Notwendigkeiten, sich mit den kulturellen Aspekten auseinander zu setzen, die das tägliche Leben ihrer Patienten betreffen.
- Jede Kultur ist geprägt von Strukturmerkmalen. Diese betreffen: Wahrnehmung, Raum-Zeiterleben, Denken, verbale- und nonverbale Kommunikation, soziale Gruppierungen und Wertorientierungen. Jedes Strukturmerkmal kann zu kulturellen Missverständnissen führen. Kennt die Ergotherapeutin wesentliche Strukturmerkmale, kann die Befundaufnahme und Therapie besser auf die Bedürfnisse des Patienten ausgerichtet werden.
- Kulturelle Sensibilität soll Vorurteile mindern, die eigenen Prägungen bewusst machen, Respekt und Akzeptanz fördern und zu einer Annäherung der Erklärungsmodelle von Krankheit führen.
- Ethische Konflikte können gelöst werden, wenn die Therapeutin in einem Verständigungsprozess die Gemeinsamkeiten betont sowie individuelle und kulturelle Besonderheiten wahrnimmt und achtet.

Literatur

Argyle M (1990) Bodily communication. 2nd ed, International Universities Press, New York

Barden I (1992) Glauben – Leben – Pflege im Judentum, Christentum und Islam. Lambertus, Freiburg i. Br.

Beguin H et al. (1995) Das Bieler Modell: Ein Modell zum Entwickeln und Evaluieren ergotherapeutischer Maßnahmen, Ergotherapie 9/1995 CH, 21ff

Dana R (1998) Understanding Cultural identity in Intervention and Assessment. Sage Publications, California

Dyck I (1998) Multicultural society. In: Jones D et al. (ed) Sociology & Occupational therapy. An integrated approach. Churchill Livingstone, London, S 67 – 80

Ergotherapie – Fachzeitschrift des Verbandes der dipl. Ergotherapeuten Österreichs (1997) Schwerpunkt Theorien und Modelle 4/1997

Grooper R (1996) Culture and the clinical encounter, An intercultural Sensitizer for the health Professions. Incultural Press, Yarmouth Maine

Hansen R (1998) Ethics in Occupational Therapy. In: Neistadt M, Crepeau EB (ed) Willard & Spackmans Occupational Therapy. Raven Publisher, Lippincott, S 819 – 827

Jerosch-Herold C et al. (Hrsg) (1999) Konzeptionelle Modelle für die ergotherapeutische Praxis, Springer Heidelberg, Berlin 1999

Krankenhaus Addenbrook (1996) Religious an Cultural Beliefs handbook. A guide for staff. Eigendruck, Addenbrook

Maletzke G (1996) Interkulturelle Kommunikation. Zur Interaktion zwischen Menschen verschiedener Kulturen. Westdeutscher Verlag, Opladen

Morris D (1978) Der Mensch mit dem wir leben. Ein Handbuch unseres Verhaltens. Knaur, München

O`Brien J (1994) Weltatlas der Religionen. Dietz, Bonn

Pfaffenholz A (1998) Was macht der Rabbi...? Das Judentum. dtv, München

Anhang

Zitat im Original

(Abschnitt 8.4, S. 141)

„Occupational therapy personnal shall demonstrate a concern for the wellbeing of the recipients of their services' (AOTA, 1994 a. p. 1037). This statement reminds us that our services must be provided equitably."(Hansen1998, S 822)

Elternarbeit in der pädiatrischen Ergotherapie: „Im besten Interesse für den Patienten"?

L. U. Melzer

9.1   Einleitung

Die Professionalisierungsbemühungen der deutschen Ergotherapie im Fachbereich Pädiatrie haben sich in den vergangenen Jahren in der Aus- und Weiterbildung hauptsächlich auf die Auseinandersetzung mit Therapiemethoden und Behandlungskonzepten beschränkt. Übergeordnet beginnt seit einiger Zeit eine zunehmende Diskussion über verschiedene „konzeptionelle Modelle der Ergotherapie" (Jerosch-Herold et al. 1999). Diese unternehmen den Versuch, spezifische Konzepte der Ergotherapie zu definieren, Zusammenhänge zwischen diesen zu formulieren und modellbezogene Methoden der Befunderhebung und Intervention zu entwickeln. Bei einer allzu einseitigen methoden- und assessmentorientierten Fokussierung kann die Gefahr bestehen, dass der Blick für prinzipielle Fragen in der Ergotherapie zu kurz kommt (Marotzki und Hack 1999).

> **Wichtig**
>
> In der pädiatrischen Ergotherapie ist die Elternarbeit ein zentraler Bestandteil des therapeutischen Handelns.

Sie ist dabei nicht schlicht „Behandlungstechnik" oder „zielsichere Methode", sondern Elternarbeit wirft immer wieder **prinzipielle Fragen** zum professionellen Selbstverständnis, zur therapeutischen Haltung und zu grundlegenden Orientierungsmaßstäben auf. Elternarbeit bedarf in verstärktem Maße einer grundsätzlichen Einordnung in größere Zusammenhänge.

Dieser Beitrag soll eine **Einführung zu ethisch relevanten Fragestellungen** bieten, mit denen Ergotherapeuten sich ihm Rahmen ihrer Elternarbeit konfrontiert sehen können.

Im ersten Abschnitt wird die Frage nach den **Orientierungsmaßstäben** ergotherapeutischer Elternarbeit vor dem Hintergrund der derzeitigen gesellschaftlichen Umbauprozesse gestellt. Es wird diskutiert, ob auf dem Boden einer Destabilisierung der Lebensbedingungen von Familien eine Orientierung an einzelnen Therapiemethoden und Praxismodellen überhaupt möglich ist.

Darauf folgend werden die **therapeutischen Grundhaltungen** Respekt, Objektivität, Neutralität und Verantwortung entlang verschiedener Handlungsfelder ergotherapeutischer Elternarbeit beleuchtet.

Abschließend wird dann noch einmal auf die grundsätzliche **Bedeutung einer ethisch reflektierten Elternarbeit** in der Ergotherapie, insbesondere im Zusammenhang mit dem derzeitigen Umbau und der zunehmenden Ökonomisierung des Gesundheitswesens, eingegangen.

9.2   Risikogesellschaft

In den letzten Jahrzehnten hat sich die vormals klassische Industriegesellschaft radikal verändert. Wir sprechen von einer nachmodernen oder postindustriellen Gesellschaft, von einer Wissens- oder Kommunikationsgesellschaft und auch von der modernen Industriegesellschaft. Aber all diese Bezeichnungen sind nicht mehr in der Lage, die Lebenssituationen der Mitglieder dieser Gesellschaften umfassend zu beschreiben. Wir befinden uns in einer Dauermodernisierung, die vormals stabile Faktoren für Lebensperspektiven und Lebensplanung ständigen Veränderungen unterwirft (Gil 1993).

> **Wichtig**
>
> Ergotherapeutische Elternarbeit kann sich den permanenten gesellschaftlichen Veränderungen nicht entziehen (der Begriff der Elternarbeit steht im folgenden Text stellvertretend für die Arbeit mit allen möglichen Bezugspersonen, die zum Zeitpunkt der ergotherapeutischen Behandlung Verantwortung für das Kind tragen, wie z.B. Väter, Mütter, Großeltern, Pflegeeltern etc.).

9.2.1 Wo ist die typische Familie?

Stabile Bestandteile unserer Ausbildungen waren und sind Konzepte von der **klassischen Familie**: Vater, Mutter, Kinder. Davon ausgehend haben wir gelernt, auf Abweichungen von dieser Norm und auf damit möglicherweise einhergehende Probleme und Störungen bei der Entwicklung des Kindes und der Familie zu schließen. Das Bild der klassischen Familie gibt heute aber nur **eine** von vielen möglichen Formen des Zusammenlebens wieder. Es entwickelt sich eine **ständig wachsende Vielfalt** von neuen Möglichkeiten, die neben der klassischen Familie bestehen.

> **Wichtig**
>
> "Die alte Form der Familie und Ehe als Bündelungsmöglichkeit von Lebensplänen und Biographien ist gesprengt worden." (Gil 1993, S 168)

Aber auch die **Situation innerhalb der Familie** ist diesem ständigen Wandel unterworfen. Die Erwerbsarbeit als Wirkungsfeld der Männer und die Familie als Wirkungsfeld der Frauen bildeten die Säulen der klassischen Industriegesellschaft. Bei heute gleichen Bildungsvoraussetzungen für Männer und Frauen löst sich diese Einteilung zunehmend auf. Die Fragen nach individuellen Wünschen für Selbstverwirklichung und Partnerschaft, Fragen nach dem Kinderwunsch sowie den Vorstellungen über Familie und eigene wirtschaftliche Lebensbedingungen stellen sich vor diesem Hintergrund neu.

Kinder leben heute mit alleinerziehenden Müttern oder Vätern, die zudem berufstätig sind, oder in Familien, in denen ein Elternteil wiederverheiratet ist, mit Geschwistern aus den vorherigen Ehen sowie in Pflege- oder Adoptivfamilien. Viele Frauen bekommen ihr erstes Kind nach dem 35. Lebensjahr; mehrere Geschwisterkinder sind selten.

Menschen in unserer Gesellschaft haben heute vermeintlich alle Möglichkeiten und sind lebenslang zur Flexibilität verdammt, da die Möglichkeiten sich ständig ändern können. Demzufolge erhöhen sich sowohl die Risiken für den Einzelnen als auch für die unterschiedlichen Formen des Zusammenlebens (Gil 1993).

Praxis. Bei der Erhebung der Anamnese stelle ich häufig die Frage: **Gibt es besondere Lebensumstände, welche die Entwicklung ihres Kindes beeinflusst haben könnten?** Diese Frage wird immer seltener mit „nein" beantwortet. Die Tatsache, dass ein Kind Therapie benötigt, wirft für die Familien die Frage nach den Ursachen der Probleme des Kindes schon im Vorfeld auf. Während noch vor 10 Jahren den Lebensumständen nur im Einzelfall besondere Bedeutung zugemessen wurde, bilden Familien heute vielfältigste Hypothesen darüber, welchen Einfluss bestimmte Lebensumstände für die Entwicklung des Kindes hatten. Mütter schreiben psychischen Belastungsfaktoren schon während der Schwangerschaft einen größeren Einfluss zu. Ängste in Bezug auf die Stabilität der Beziehungen, wirtschaftliche Faktoren, aber auch Zukunftsängste, die die eigenen beruflichen Möglichkeiten mit Kind betreffen, werden genannt. Besonders Frauen befinden sich in dem scheinbar ständigen Zwiespalt, ihren Kinderwunsch und ihr Bedürfnis nach beruflicher Selbstverwirklichung vereinbaren zu können. Berufstätige Mütter, deren Kind wegen Entwicklungsproblemen zur Ergotherapie kommt, stehen in einem ständigen Prozess der Selbstreflexion. Sie fragen sich, ob ihre Berufstätigkeit mitverantwortlich für die Probleme des Kindes ist.

9.2.2 Familien in der Individualisierungs- und Flexibilisierungsfalle

(Der Begriff Familie steht im folgenden Text stellvertretend für alle möglichen Formen des alltäglichen Zusammenlebens, in denen sich die jeweiligen Personen aufeinander beziehen.)

Gil spricht von einer Individualisierungs- und Flexibilisierungsspirale im privaten Lebensraum, welche die einzelnen Partnerschaften und Interaktionen überfordert (Gil 1993). Wachsende Wahlmöglichkeiten und Entscheidungszwänge (bzgl. Ausbildung, Beruf, Mobilität, Arbeitszeitformen etc.), die durch gesellschaftliche Entwicklungen vorangetrieben werden, erhöhen das Konfliktpotential; Austragungsort und Vermittlungsebene ist der private Bereich.

> „[Die] Konflikthäufigkeit steigt; die Privatsphäre wird zum Ort, an dem die Widersprüche der durchmodernisierten Markwirtschaft sich manifestieren."(Gil 1993, S 149f.)

Familien müssen mit diesen **Widersprüchen** leben und stets aufs neue individuelle **Maßstäbe** für ihre Handlungen entwickeln.

Ebenso schnell wie die Lebensperspektiven können sich dabei auch die (gemeinschaftlichen und individuellen) **Werte** verändern, die zur Orientierung dienen bei der Wahl von Perspektiven und dem Treffen von Entscheidungen.

Leben in der „Risikogesellschaft" (Beck 1986) hat Auswirkungen auf die vielfältigen Formen des Zusammenlebens. Die dazu und darin notwendigen Entscheidungen und Handlungen können nicht als zeitlebens stabil bzw. längerfristig unverändert angesehen werden. Die Bedingungen, unter denen Kinder heute aufwachsen, haben sich entsprechend einschneidend verändert.

> **Wichtig**
>
> Die (ethisch) komplexen und unübersichtlichen Handlungs- und Entscheidungssituationen, mit denen Menschen in der Risikogesellschaft konfrontiert sind, wirken sich auf die ergotherapeutische (Beratungs-) Arbeit aus.

9.2.3 Beratungsrezepte als Antwort auf die Vielfalt der Lebensformen und Lebenssituationen?

Wie gehen Ergotherapeuten damit um, dass die althergebrachten Normierungen familiärer Verhältnisse und ihrer Wirkung auf die kindliche Entwicklung, angesichts der Vervielfältigung der Lebensmöglichkeiten kaum mehr Orientierung geben können?

Zusätzlich besteht das Dilemma, dass es wenig **berufsspezifische Methoden** oder Konzepte gibt, an denen wir die beratende und begleitende Elternarbeit orientieren könnten. In der Ausbildung findet bisher eine Einführung zu (psychotherapeutischen) Methoden der **Gesprächsführung** statt. Es fehlt aber häufig eine Übersetzung der Inhalte für den konkreten ergotherapeutischen Einsatz bzw. eine weiter gehende spezifische, theoretische und praktische Qualifizierung zur **ergotherapeutischen Beratung**. Viele Kolleginnen bemühen sich aus dem Handlungsdruck der Praxis heraus innerhalb berufsfremder Zusatzausbildungen um die Aneignung der notwendigen beraterischen Kompetenzen. Solche Zusatzausbildungen sind sicherlich eine wertvolle Ergänzung zur ergotherapeutischen Grundausbildung. Die Vermittlung der theoretischen und methodisch-praktischen Aspekte von Beratung und Begleitung sowie von selbst-reflexiven Kompetenzen ist hierbei jedoch einem grundlegend anderen therapeutischen Bezugsrahmen bzw. beraterischen Auftrag untergeordnet. Eine berufsspezifische, d.h. an den **ergotherapeutischen Grundannahmen über den Menschen und seine Entwicklungsmöglichkeiten** orientierte Auseinandersetzung mit Beratungskonzepten wird nur selten in Gang kommen können. Es liegt nahe, auch im Rahmen der ergotherapeutischen Arbeit jene Sichtweisen schon früh auf Kind und Familie zu übertragen, die den Denksystemen dieser anderen Bezugsrahmen und Aufträge entsprechen, und trotz auftauchender **Widersprüche** im ergotherapeutischen Behandlungszusammenhang weiter Schritt für Schritt dem Gelernten wie einer „**Bauanweisung**" zu folgen.

> **Wichtig** █
>
> Eine berufsspezifische Weiterqualifizierung kann zusammen mit einem entsprechenden (berufs-)ethischen Diskurs zur Elternarbeit dazu beitragen, dass eine eingeschränkte oder einseitige Sichtweise und eine unangemessen starre („methodengläubige") Vorgehensweise verhindert werden.

Die Verlockung, therapeutische Entscheidungen ausschließlich an den pragmatischen Bausteinen berufseigener und berufsfremder Theorie- oder Modellkonzeptionen zu orientieren und diese als „**Handlungsrezepte**" aufzufassen, ist groß und verständlich. Wir möchten ja „richtig" handeln. Dabei kann uns eine folgerichtige Orientierung an vorgegebenen Erklärungs- und Handlungsmustern (z.B. Beratungs- oder Erziehungsmodellen) Sicherheit geben und von vielfältigen situativen Entscheidungen entlasten. Wenn wir aber dem Anspruch gerecht werden wollen, uns „im besten Interesse für den Patienten" und gleichzeitig objektiv kompetent zu verhalten, erfordert dies von jedem Ergotherapeuten eine **komplexere Auseinandersetzung und eine größere emotionale Anstrengung**. [Zum Aspekt der Verknüpfung von Ethik und Kompetenz s. auch Weissman in diesem Band].

Die Risikogesellschaft mit ihrer wachsenden Vielfalt von Lebensformen und Werten lässt kaum mehr verallgemeinernde Regeln zu, an denen ethische Entscheidungen orientiert sein können.

> **Wichtig** █
>
> Wir können in der komplexen Risikogesellschaft nur ethisch vertretbar handeln, wenn wir den Einzelnen als Experten seiner Lebenssituation ernst nehmen.

In der Beschreibung unserer **Berufsethik und Praxis** (DVE 1997) wird unter dem Absatz Verantwortung gegenüber dem Patienten ausgeführt, dass wir den persönlichen Wünschen und Fähigkeiten der Patienten in der Behandlung und deren individuellen Situationen Rechnung tragen sollen [vgl. Anhang]. Damit vertreten wir nicht nur einen **ethischen Standard**, sondern eröffnen eine **qualitative Möglichkeit**, an der wir die Ergebnisse der therapeutischen Entscheidungen und Handlungen überprüfen können.

Das Interesse an den alltäglichen persönlichen Erfahrungen einer Familie mit ihrem Kind unter dem Einfluss ihrer derzeitigen Lebenssituation ist ein wesentlicher Bestandteil unserer therapeutischen Arbeit. Es ist verbunden mit unseren spezifischen **Grundannahmen** über Menschen und ihre Entwicklungsmöglichkeiten. Erst mit Hilfe derart motivierter Fragestellungen im Rahmen von Anamnesegesprächen, Erstbefundungen und begleitenden Zwischenbefundungen können wir ergotherapeutisch relevante Entwicklungsaspekte erfassen. Die individuellen Handlungskompetenzen, das jeweilige Problemlöseverhalten und die Fähigkeiten eines Kindes und seiner Familie werden so deutlich.

> **Wichtig** █
>
> Die **Achtung individueller Handlungsmöglichkeiten** respektiert gleichzeitig die Autonomie des Kindes und seiner Familie.

An diesem knapp ausgeführten Beispiel wird deutlich, wie eng inhaltlich kompetente und (berufs-)ethisch vertretbare Entscheidungen und Handlungen mit den theoretischen Vorannahmen unserer Berufsgruppe verbunden sein können.

Eine Diskussion über das Selbstverständnis ergotherapeutischer Elternarbeit, ihrer Inhalte und Wertorientierungen kann dazu beitragen, unsere Entscheidungen und Handlungen einsehbarer werden zu lassen. Sie ergänzt so wesentliche Aspekte ergotherapeutischer Praxismodelle (vgl. Marotzki und Hack 1999, Hagedorn 1997).

9.3   Unser Kind ist behindert

Anhand einzelner Fallbeispiele und Handlungsfelder ergotherapeutischer Elternarbeit sollen in diesem Textabschnitt verschiedene Fragen zu therapeutischen **Grundhaltungen wie Respekt, Objektivität, Neutralität** und **Verantwortung** aufgeworfen werden. Dabei geht es insbesondere darum, Zusammenhänge zwischen solchen Grundhaltungen und persönlichen wie beruflichen Wertorientierungen sichtbar zu machen.

9.3.1 Respekt vor individuellen Möglichkeiten

Welche Konsequenzen die Geburt eines behinderten Kindes für den weiteren Lebensweg von Vater, Mutter bzw. den jeweiligen Bezugspersonen mit sich bringt, unterliegt großen individuellen Unterschieden. Häufig ist zum Zeitpunkt der Geburt nicht klar, wie sich das Kind entwickeln wird. Die Hoffnungen, die für die Lebensmöglichkeiten des Kindes bestehen, müssen in den folgenden Jahren immer wieder neu bestimmt und relativiert werden. Diesen Prozess begleiten wir mit unserer Elternarbeit auf vielfältige Weise. Wir versuchen gemeinsam mit Vater, Mutter und anderen nahen Bezugspersonen realistische Ziele für das Kind zu entwickeln. Wir drücken die gemeinsame Freude über die Entwicklungsfortschritte des Kindes aus. Aber wir nehmen auch die Trauer um vergebliche Hoffnungen wahr, respektieren und begleiten sie.

Die Geburt eines Kindes an sich beinhaltet für viele Mütter, Väter und Geschwister einen deutlichen Einschnitt in ihre bisherigen Lebensgewohnheiten. Mit welchen zusätzlichen Ängsten müssen sie sich auseinandersetzen, wenn ihr Kind behindert ist? Die bisher klare, eingespielte und aufeinander abgestimmte Lebensplanung weicht zunächst häufig einer völligen Verunsicherung. Wie wird das weitere Leben mit ihrem behinderten Kind verlaufen?

Wie geht es Müttern, aber auch Vätern, Geschwistern und Großeltern, wenn sie in den ersten Lebensjahren z.B. kaum mit ihrem Kind kommunizieren können?

> **Wichtig**
>
> Neben dem vorurteilsfreien Respektieren der individuellen Entwicklungsmöglichkeiten einer Familie gilt es in jeder therapeutischen Situation abzuwägen, welches Ausmaß an Unterstützung für die Familie erforderlich ist.

> **Fallsituation**
>
> Eine Mutter kann nur schwer akzeptieren, dass ihr inzwischen 6jähriges Kind mit einem Down-Syndrom zur Welt gekommen ist. Sie glaubt aber, es sei für die Entwicklung des Kindes schädlich, wenn sie es nicht annehmen kann. Sie befindet sich in einem Widerspruch, der nur schwer aufzulösen ist. Entweder muss sie lernen, ihr Kind anzunehmen, oder sie muss ihre Einstellung in Bezug auf die Schädlichkeit ihres Verhaltens ändern.
>
> Das behinderte Kind befindet sich in ergotherapeutischer Behandlung und mit der Mutter, bzw. beiden Eltern des Kindes wird ein Beratungsgespräch geführt. Der zuständige Therapeut glaubt ebenfalls, es sei schädlich für die Entwicklung des Kindes, wenn es von seiner Mutter nicht akzeptiert wird. Er denkt aber auch, dass die Mutter einen Prozess durchlaufen kann und lernt, ihr Kind anzunehmen.

Wird es ihm gelingen, seine persönlichen Werte auf seinem individuellen und beruflichen Hintergrund zu reflektieren und mit den Wertorientierungen der Mutter zusammen zu bringen? Fragen:

- Ist es möglich, dass er gleichzeitig die Eltern in ihrer derzeitigen Situation respektieren und eine Vorstellung davon haben kann, welchen Prozess sie durchlaufen können?

- Woher will er wissen, dass genau dieser Prozess für diese Mutter, diese Eltern, der „richtige" ist, und wie will er beurteilen, wann der Prozess abgeschlossen ist?
- Welche Phasen wird vermutlich die ganze Familie durchlaufen und wie sollte der Therapeut mit Blick auf das Kind in den einzelnen Phasen therapeutisch wirksam handeln und beraten?
- Muss die Mutter nach einem halben, nach drei Jahren oder nach achtzehn Jahren überhaupt die Tatsache akzeptieren können, dass ihr Kind behindert ist?
- Wieviel Raum darf ihre Antipathie haben und wie darf sie diese ausdrücken, ohne dem Kind tatsächlich zu schaden?
- Inwiefern nützt es beiden, Mutter und Kind, wenn Zu- und Abneigung als natürlicher Bestandteil jeder Beziehung aufgefasst werden, von allen Beteiligten, auch vom Therapeuten?

Vielleicht hat der beratende und behandelnde Therapeut während seiner Ausbildung etwas über Phasenmodelle der Trauerverarbeitung gehört und glaubt, er handele moralisch richtig, wenn er sein erworbenes Wissen entsprechend den von ihm subjektiv eingeschätzten Phasen anwendet.

Jeder Therapeut muss sich mit dem Widerspruch auseinandersetzen, dass er Konzepte hat, welche scheinbar allgemeingültig sind, z.B. für die Verarbeitung von Behinderung, die aber im Einzelfall, gerade aufgrund ihrer durch Abstraktion gewonnenen Allgemeingültigkeit, wenig über die faktische, kognitive, emotionale, soziale und körperliche Situation und die daraus entstehenden Entwicklungsmöglichkeiten der vor ihm sitzenden Personen aussagen.

Ohne die Klärung der Frage, welches **Menschenbild** hinter der ergotherapeutischen Praxis steht, wird der Therapeut nur auf seine eigenen Vorstellungen vom Menschen zurückgreifen können. Dies führt allerdings häufig zu großen Verunsicherungen, denen dann mit einem mehr oder minder bewussten und rigiden Rückzug auf ein gängiges methodisches Handlungskonzept zur Gesprächsführung und Beratung begegnet wird.

9.3.2 Trauer und Mitgefühl versus therapeutische Distanz

Die Auseinandersetzung mit Endgültigem und Irreversiblem ist ein schmerzhafter Prozess. Das Gefühl der **Hilflosigkeit** spielt dabei eine dominierende Rolle.

Wir begegnen immer wieder Familien, denen es verständlicherweise sehr schwer fällt, mit unabänderlichen Tatsachen leben zu lernen. Einige begeben sich auf die Suche nach einem Wunder und nehmen alle ihnen zur Verfügung stehenden medizinischen, therapeutischen und ggf. auch esoterischen Möglichkeiten in Anspruch. Dabei nehmen sie erhebliche psychische, zeitliche und finanzielle Belastungen hin. Wir können Eltern begegnen, für die eine Therapie nur dann erfolgreich sein wird, wenn das ersehnte Wunder geschieht, und die irgendwann resigniert in den schmerzhaften Trauerprozess finden. Wir begleiten in unserer Elternarbeit aber auch Familien, die nicht auf Wunder warten und die jeden Entwicklungsschritt ihres Kindes anerkennend begleiten. Dennoch müssen auch sie eine Auseinandersetzung mit Endgültigem und Irreversiblen führen.

> **Fallsituation**
>
> Ein dreijähriger Junge kommt wegen einer schweren cerebralen Bewegungsstörung zur Ergotherapie. Wir erfahren, dass es sich um eine Zwillingsschwangerschaft gehandelt hat und das zweite Kind während der Schwangerschaft gestorben ist. Nach anfänglich größtem Schrecken kommt die Familie mittlerweile gut mit der schwierigen Situation zurecht. Der Junge beginnt zu sprechen, kann alleine sitzen, robben und es gelingt ihm langsam, einige Schritte beim Schieben eines schweren Kinder-

wagens zu gehen. Die Eltern freuen sich über jeden Entwicklungsfortschritt ihres Kindes. Die ergotherapeutischen Ziele beziehen sich, neben der weiteren Verbesserung der sensomotorischen Fähigkeiten, auf das Spielverhalten, die feinmotorischen Fähigkeiten des Kindes und die Selbsthilfe.

In den ersten Wochen der Behandlung erleben wir einen aufgeweckten interessierten Jungen, der trotz seiner motorischen Einschränkungen rege seine Welt erobern möchte. Nach drei Monaten beginnt der Junge plötzlich weniger Aktivitäten zu zeigen. Nach einigen Wochen hat sich der Zustand des Jungen weiter verschlechtert. Er richtet sich nicht mehr auf und verbringt die meiste Zeit sitzend, sein Interesse an der Umwelt baut sich weiterhin deutlich ab. Die Eltern machen sich mittlerweile ernsthafte Sorgen. Nach Rücksprache mit dem Arzt wird der Junge an ein Sozialpädiatrisches Zentrum überwiesen. Dort wird nach einer entsprechenden Diagnostik der Verdacht auf eine zusätzliche muskeldystrophische Erkrankung geäußert. Den Eltern wird eine humangenetische Beratung empfohlen. Dort wird ihnen mitgeteilt, dass das Risiko besteht, bei einer erneuten Schwangerschaft wieder ein Kind mit einer muskeldystrophischen Erkrankung zu bekommen.

In den folgenden Monaten erleben wir gemeinsam mit den Eltern, wie sich die bisher erreichten motorischen Fortschritte des Kindes systematisch verschlechtern.

Wir haben in unserer Ausbildung gelernt, dass eine angemessene **therapeutische Distanz** die fachliche Grundlage unserer Arbeit bilden muss. Kann diese angemessene Distanz auch als **neutrales Verhalten** bezeichnet und sichtbar werden? Wie soll sie im Einzelfall sein und wie beeinflusst sie unser therapeutisches Handeln? All diese Fragen bleiben vielfach unbeantwortet und den persönlichen Möglichkeiten jedes Therapeuten überlassen.

Wichtig	

Wir sind in einen ständigen Prozess der Auseinandersetzung mit unseren individuellen Wertorientierungen, Handlungsmöglichkeiten und -grenzen gestellt.

Fragen:
- Wie sollen wir in Anbetracht des Unveränderlichen handeln? An welchen Werten sollen wir uns orientieren?
- Überschreiten Mitgefühl und Anteilnahme schon die „angemessene therapeutische Distanz"?
- Helfen uns theoretische Konzepte und pragmatische Rezepte in einer solchen Ausnahmesituation weiter?
- Vermeidet oder bremst unsere neutrale Haltung (angemessene Distanz) gegenüber den Gefühlen, Wünschen und Vorstellungen der Eltern deren oder unsere eigene schmerzhafte Auseinandersetzung mit Endgültigem und Unabänderbarem? Oder können wir die Therapie mit dem Kind nur dann weiterführen, wenn wir auf eine angemessene Distanz zu den Gefühlen der Eltern achten?
- Sind wir persönlich, emotional und fachlich, dazu in der Lage, uns gemeinsam mit der Familie auf einen schmerzhaften Prozess einzulassen?
- Besteht die Gefahr, die Familie im Stich zu lassen, wenn die therapeutische Distanz in einer Ausnahmesituation allzu stark betont wird?

Begreifen wir die Familie als autopoietisches System (alle Ressourcen liegen im System selbst, Maturana 1987), so müssen wir die eigenen Fähigkeiten der Familie in hohem Maß respektieren und uns vor übereilten Interventionen hüten. Diese systemisch konstruktivistische Sichtweise betont den Respekt vor der Familie. Sie wirft aber die Frage nach der Verantwortung und Aufgabe des Therapeuten in einer solchen Situation auf. Viele systemische Therapieansätze beschreiben Probleme als nur dann existierend, wenn sie kommuniziert werden.

> „[Der Begriff] „Problem" impliziert allzu unmittelbar sein Komplement „Lösung" und verführt dadurch zu der Annahme, kommunikativ entstandene und getragene Lebensprobleme seien ebenso lösbar wie etwa mathematische oder technische." (Ludewig 1992)

> **Wichtig** |
>
> Das Kommunizieren möglicher „Problemlösungen" innerhalb der Elternarbeit erscheint unangemessen und absurd in Anbetracht irreversibler Tatsachen.

Die therapeutische Distanz wäre unverantwortlich groß, wenn der Therapeut auf die Mitteilung der Diagnose des Kindes bspw. mit einer lösungsorientierten Frage im Rahmen systemischer Beratung antworten würde: „Was müsste passieren, damit Sie morgen früh wach würden und Ihr Problem wäre nicht mehr da?" Die Antwort hierauf kann nur sein, dass das Kind wieder gesund sein sollte. Gerade hier stehen wir aber gemeinsam mit der Familie vor dem Vakuum des Unveränderbaren.

> **Wichtig** |
>
> Mitgefühl und Respektieren der Trauer, ohne selbst in ihr zu versinken, können den realen Stand der Situation widerspiegeln und eine Basis für die zukünftige Arbeit mit dem Kind und seinen Eltern erhalten.

9.3.3 Kulturelle Aspekte

Kulturen unterscheiden sich erheblich in ihren moralischen Praktiken. Selbst in Situationen, in denen man universelle Übereinstimmungen in den Bewertungsmaßstäben erwarten würde, kann es zu kontroversen Sichtweisen kommen.

> **Wichtig** |
>
> Abhängig vom kulturellen Hintergrund einer Familie kann die Bewertung der Behinderung eines Kindes deutlich von der Bewertung des Therapeuten abweichen.

Diskutiert man diese Differenzen wertethisch, so stellt sich die Frage: Welche Rechte und Pflichten hat ein Mensch, und wer legt diese Maßstäbe fest? Besonders die Bewertung der Rechte von behinderten Menschen, aber auch die der Pflichten einer Gesellschaft gegenüber diesen Menschen unterliegt großen kulturellen Unterschieden.

> **Wichtig** |
>
> Die Begegnung unterschiedlicher kultureller Sichtweisen innerhalb von therapeutischen Beratungssituationen kann zu erheblichen Differenzen führen.

Fragen nach dem Sinn und Zweck von Förderung, dem Zulassen von außerfamiliären Hilfeangeboten, dem Verbleib eines behinderten Kindes in einer Familie, aber auch nach dem Umgang mit der Behinderung des Kindes innerhalb einer Gesellschaft können unterschiedlichen Einschätzungen unterliegen.

Die deutsche Gesellschaft bemüht sich, einem behinderten Kind eine größtmögliche Förderung zukommen zu lassen. Dazu gibt es innerhalb ihres sozialen Netzes vielfältige Hilfeangebote, die größtenteils von den sozialen Kostenträgern finanziert werden. Neben ärztlicher Vorsorge, Frühförderstellen und Therapieangeboten werden auch lebenswegbegleitende Möglichkeiten für Menschen mit Behinderungen angeboten. Es gilt als unverantwortlich, behinderte Kinder nicht innerhalb dieser Rahmenbedingungen zu fördern. Eine Familie, die mit ihrem behinderten Kind nicht zu den Vorsorgeuntersuchungen geht oder Therapieangeboten ausweicht, gilt als verantwortungslos.

So kann die Motivation, eine Therapie in Anspruch zu nehmen, nicht nur darin gründen, dass die Familie glaubt, dieses Angebot könne hilfreich für ihr Kind und den Familienzusammenhang sein. Sondern die Therapie wird möglicherweise vorwiegend deshalb begonnen, weil die Familie versucht, den gesellschaftlichen Erwartungen gerecht zu werden.

> **Wichtig**
>
> In Elterngesprächen, in denen der Therapeut über Therapieziele, Therapieinhalte sowie den Umgang mit dem Kind und seine Förderung zu Hause zu beraten wünscht, ist es wichtig, kulturelle Aspekte zu berücksichtigen.

Divergierende kulturelle Sichtweisen führen schnell zu Missverständnissen (Sichtweisen können kulturell voneinander abweichen, je nach Religion, Erdteil, Nationalstaat, Lebensstil u.a.m.; Vergleiche weitergehend Märzweiler und Ulbrich-Ford im Band). Fragen:

- Wie sollen wir mit Haltungen umgehen, die direkt gegen unsere persönlichen und beruflichen Werte gerichtet sind?
- Was ist zu tun, wenn wir bestimmte Einstellungen und Verhaltensweisen von Eltern ablehnen? Können wir dem Prinzip der Objektivität und der Neutralität weiter folgen?
- Sollen wir eine Therapie fortsetzen, wenn unsere Beratung als unangemessene Einmischung angesehen wird?
- Kann es uns gelingen, therapeutisch wirksam zu handeln, wenn es nicht gelingt, zu allen Beteiligten eine Beziehung im Sinne der Therapie aufzubauen?
- Können wir im besten Interesse für den Patienten – das Kind – handeln, wenn unsere Überzeugungen über das Beste nicht mit den Überzeugungen der Eltern übereinstimmen?
- Wissen wir immer, dass unsere Haltungen die „besseren" sind?
- Was ist schlimmer für die Eltern und das Kind: Keine Therapie oder eine Therapie, die zu Spannungen innerhalb der Familie führt?

Diese Fragen stellen sich nicht nur im Kontext kultureller Unterschiede. Sondern sie konfrontieren uns prinzipiell mit einem Zwiespalt, in den wir geraten können, wenn unsere Haltungen nicht mit den Haltungen der Familien, denen wir in unserer Arbeit begegnen, übereinstimmen.

> **Wichtig**
>
> Versuchen wir den **Prinzipien der Achtung** vor anderen Personen und der **Gerechtigkeit** zu folgen, so müssen wir uns darum bemühen, den Meinungen und Haltungen aller Beteiligten Raum zu lassen.

Eine Möglichkeit hierzu könnte das Bestreben sein, im gemeinsamen Gespräch einen Konsens zu finden. Das Ziel einer Übereinstimmung um jeden Preis könnte allerdings schnell in einer überzogenen Überzeugungsschlacht und Rechthaberei enden, die dem Anspruch der Achtung und Gerechtigkeit widersprechen würden. Die Grenzen der **erträglichen Differenz** können Therapeuten und Eltern nur selbst bestimmen. Dabei sollte jedem das Recht zur freien Entscheidung zugebilligt werden.

9.4 Schulschwierigkeiten

Lern- und Leistungsstörungen gehören zu den häufigsten Gründen, die eine Familie veranlassen, nach therapeutischen Hilfen für ihr Kind zu suchen. Schulprobleme können zumeist nicht auf einzelne Faktoren zurückgeführt werden, sondern sie sind das Resultat unterschiedlichster Bedingungen. Zur ergotherapeutischen Beratung im Rahmen von Schulschwierigkeiten gehört, neben dem Evaluieren der individuellen Fähigkeiten eines Schülers, auch die Analyse der familiären und schulischen Rahmenbedingungen. Um dem betroffenen Schüler mit seinen individuellen Möglichkeiten gerecht zu werden, sollten die jeweiligen Umstände, in denen die Schulschwierigkeiten aufgetreten sind, berücksichtigt werden.

Unser Kind kommt nicht mit. Familien sind derzeit zu wesentlich früheren Zeitpunkten mit der Frage nach den **Lebenschancen** ihrer Kinder beschäftigt als noch vor wenigen Jahren. Den schulischen Leistungen wird hierbei eine entscheidende Rolle zugemessen. Häufig führt der Wunsch nach einem besseren und sicheren Leben für die eigenen Kinder dazu, dass Eltern große Ängste entwickeln, wenn ihr Kind den schulischen Anforderungen schon zu Beginn der Schullaufbahn nicht gewachsen ist. Eltern unternehmen alles in ihrer Macht Stehende, um ihren Kindern einen erfolgreichen schulischen Werdegang zu ermöglichen. Ihr Anliegen an eine Therapie kann aus dieser Perspektive nur sein, dass die Therapie hilfreich für die weitere schulische Laufbahn ihres Kindes ist. Wir treffen bei der Beratung zu Schulschwierigkeiten aber nicht nur auf die Erwartungen der Eltern, sondern auch auf die **Erwartungen von Lehrern** und anderer Hilfeanbieter, die ebenfalls mit dem Kind und seiner Familie befasst sind. Unterschiedliche Einschätzungen der Fähigkeiten und der Lebenssituation des Kindes und möglicherweise auch grundlegende, unterschiedliche Haltungen, führen hier schnell zu **Konflikten,** die eine effiziente Hilfe erschweren und zu einer Verunsicherung der gesamten Familie führen können.

Konflikte in der Praxis. Viele Ergotherapeuten kennen die Situation, dass Eltern zu einem Elterngespräch erscheinen und erbost über die ungerechte Einschätzung und Behandlung ihres Kindes durch seinen Lehrer berichten. Ebenso häufig kommt es vor, dass ein Lehrer anruft, um detailliert über die Verantwortung der Familie für das Schulversagen ihres Kindes zu berichten. Wir haben das Anliegen, sowohl mit den Eltern, als auch mit der Schule mittels der Erläuterung unserer Befunde eine tragbare Arbeitsatmosphäre herzustellen. Diese Ansprechpartner erwarten von uns möglicherweise, dass wir ihre jeweilige Sicht der Dinge bestätigen und mit ihnen ein Bündnis gegen die andere Partei eingehen. Wir geraten in solchen Konfliktsituationen in die Gefahr, unsere **therapeutische Distanz und Neutralität** nicht nur gegenüber der Familie, sondern auch gegenüber den anderen, im interdiziplinären Kontext beteiligten Personen, zu verlieren. Es stellt sich die Frage, ob und wie es uns gelingen kann, neutral zu sein.

> **Fallsituation**

Wir erfahren, dass der Lehrer schon seit Monaten dem Kind alle Fehler in seinen Heften rot anstreicht. Die Hausaufgaben und Arbeiten des Kindes versieht er ständig mit Texten wie „das muss besser werden", oder „noch einmal" etc. Das Kind muss zu Hause alle Fehler erneut korrigieren. Nachmittags sitzt es oft stundenlang an den Hausaufgaben. Die Eltern sind ungehalten darüber, dass das Kind zusehends die Freude an der Schule verliert und nur noch unter größten Androhungen zum Schulgang zu bewegen ist. In einem Beratungsgespräch mit den Eltern und dem Lehrer versuchen wir unparteiisch und neutral zu sein, die Situation zu klären bzw. durch unsere Fachkompetenz „zum Wohle des Kindes" zu vermitteln.

Was aber, wenn wir genau diese Schulsituation aus unserem eigenen Leben kennen und aus leidvoller Erfahrung denken, dass das Verhalten des Lehrers nicht richtig ist? Wir würden vielleicht versuchen, unsere spontane Solidarität mit der Familie und dem Kind zu unterdrücken, und uns in unserem Verhalten vielleicht gerade gegenüber dem Lehrer übertrieben freundlich zeigen.

> **Fallsituation**

In einem anderen Fall könnten wir erfahren, dass das Kind für seine schlechten Schulleistungen bestraft wird. Es darf schon seit Wochen kaum mehr mit anderen Kindern spielen, muss täglich stundenlang zusätzlich üben und geht mehrmals in der Woche zur Nachhilfe. Die Eltern empfinden das Schulversagen ihres Kindes als Verweigerung und Provokation. Sie sind enttäuscht von ihrem Kind und bringen dies deutlich zum Ausdruck.

Vielleicht kennen wir auch solch eine Situation aus unserem Leben. Die Erwartungen eines Menschen, der einem wichtig ist, nicht erfüllen zu können, ist eine sehr schmerzhafte Erfahrung für jeden. Unser Mitgefühl und unsere Solidarität würde nun wohl dem Kind gehören.
Fragen:
- Welche Gefühle (im Zusammenhang mit eigenen Erfahrungen) müssten wir in einem Beratungsgespräch unterdrücken und wie würde dies unser Verhalten beeinflussen?
- Was wäre, wenn die Eltern von uns eine Bestätigung ihrer erzieherischen Maßnahmen erwarten und anregen, dass wir dem Kind deutlich machen sollen, wie wichtig die Erfüllung seiner Pflichten ist?
- Ist eine therapeutische Intervention überhaupt möglich, wenn wir den Erziehungsstil der Eltern nicht richtig finden bzw. als schädlich für das Kind erachten?

> **Fallsituation**

Bisher ist immer die Mutter zu den Behandlungen erschienen. Sie führte das Erstgespräch, in dem wir die Anamnese erhoben haben und nach der Einschätzung des Problems gefragt haben, alleine mit uns. Nun kommen beide Eltern zum Beratungsgespräch. Wir möchten unseren Befund darstellen und gemeinsam die Therapieziele formulieren.

Der Vater führt die Probleme seines Kindes auf die unzureichende Konsequenz der Mutter bei der Erziehung des Kindes zurück. Oder er denkt, dass die Unsicherheit seiner Frau sich auf das Kind überträgt und das Kind sich nur dann ändern wird, wenn seine Frau sich ändert.

Wir schildern exemplarisch den Umgang mit dem Kind in einer schwierigen Situation. Unversehens werden wir damit konfrontiert, dass der Vater unser Verhalten seiner Frau als beispielhaft vorhält und ihr nahe legt, es doch so wie wir zu machen.

Wir versuchen dann möglicherweise solidarisch mit der Mutter zu sein und werden dadurch ganz besonders parteiisch, was wiederum sofort vom Vater wahrgenommen wird.
Fragen:
- Was geschieht, wenn zwischen Vater und Mutter unterschiedliche Ansichten über die Bewertung der Schulprobleme und den angemessenen Umgang mit dem Kind bestehen?
- Was tun wir, wenn der Vater die Schwierigkeiten des Kindes völlig anders einschätzt als die Mutter?
- Kann eine angemessene therapeutische Distanz überhaupt eingehalten werden oder werden wir immer zwangsläufig aufgrund unserer eigenen Lebenserfahrung mit hineingezogen?
- Wie schnell laufen wir Gefahr so zu denken und zu fühlen, wie die einzelnen Familienmitglieder einer Familie und ist dies immer falsch?
- Ist Neutralität in einer therapeutischen Situation überhaupt möglich?

> **Wichtig**

Eine neutrale Haltung in der Beratungssituation soll verhindern, dass wir uns in innerfamiliäre Prozesse verstricken lassen und systemkonform mit agieren.

Demgegenüber könnten wir versuchen, allen gerecht zu werden, indem wir die Haltungen jedes Familienmitgliedes anerkennen. Sowohl das Prinzip der Neutralität wie auch das der Allparteilichkeit versucht die Distanz zwischen Therapeut und Familie aufrecht zu erhalten und eine objektive Haltung zu ermöglichen. Fraglich bleibt, ob dies immer möglich ist.
Diesen Prinzipien kann nur dann Folge geleistet werden, wenn wir versuchen, all unsere spontanen Zu- und Abneigungen zu unterdrücken. Der Blick auf unsere subjektiven Bewertungsmaßstäbe und Haltungen müsste versperrt bleiben. Welchen Vorstellungen vom Menschen würde dann Rechnung getragen? Würden diese

mit unseren persönlichen und/oder beruflichen Annahmen über Menschen und ihre Entwicklungsmöglichkeiten übereinstimmen?

> **Wichtig**
>
> Innerhalb der Ergotherapie betrifft die Elternarbeit insbesondere das gemeinsame Handeln mit der Familie.

Sie findet statt, um die Familie in ihrem gemeinsamen Alltagshandeln mit dem Kind zu unterstützen und dessen individuellen Handlungsspielraum entwicklungsfördernd zu gestalten.

Gemeinsames Handeln bedarf einer gemeinsamen Grundlage. Es ist nicht zu verleugnen, dass wir in der Elternarbeit auch unseren eigenen subjektiven Einschätzungen unterliegen. Wir sind immer ein Teil des Ganzen und somit nicht neutral oder außenstehend. Wir vertreten lediglich eine andere, vielleicht eine bisher unbekannte oder unbeachtete (persönliche, fachliche, ethische) Position.

> **Wichtig**
>
> Eine Aufgabe ergotherapeutischer Beratung und Begleitung ist es, persönliche Sichtweisen verständlich zu machen und dadurch vorhandene Entwicklungsmöglichkeiten zu erweitern.

Wenn wir eine gemeinsame Arbeitgrundlage herstellen möchten, müssen wir uns der eigenen Gefühle, Erfahrungen und Wertvorstellungen genauso bewusst sein wie unserer fachlichen Vorstellungen von menschlichen Entwicklungsmöglichkeiten, deren Bedingungen und Wirkungszusammenhängen. Dies erfordert die **Bereitschaft zur Selbstreflexion** unserer persönlichen und unserer beruflichen Haltungen.

9.5 Grenzen

Der ethisch verantwortliche Umgang mit **Grenzen** und **Grenzsetzungen** hat in der Ergothera-

pie viele Facetten. Auch in der Arbeit mit Eltern spielt er eine umfassende Rolle. Hier soll auf einen Bereich, in dem eindeutige Grenzsetzungen unverzichtbar sind, hingewiesen werden.

Gewalt gegen Kinder. Javier Marias beginnt seinen Roman „Mein Herz so weiß" mit den folgenden Worten:

> „Ich wollte es nicht wissen, aber ich habe erfahren..." (Marias 1998)

Gewalt in Familien und Gewalt gegenüber Kindern ist selten eine **Indikation** zu einer ergotherapeutischen Behandlung. Kinder können aber als Folge von Gewalteinwirkungen emotional, kognitiv und körperlich Einschränkungen erleiden, deren Konsequenzen eine ergotherapeutische Behandlung indizieren. Auch die Vorstellung, dass Kinder sich aufgrund anderer Indikationen in unserer Obhut befinden und gleichzeitig unter Gewalt in ihren Familien oder anderen sozialen Kontexten (Schule, Kindergarten etc.) leiden, ist nicht unrealistisch.

Solange wir keine Kenntnis davon haben, ob ein Kind geschlagen wird, können wir uns nicht darum kümmern. Aber was, wenn wir es erfahren haben und Gewissheit darüber besitzen? Besonders die Gewalt gegenüber Kindern konfrontiert uns mit dem Prinzip des **Rechtes auf Unversehrtheit** und lässt eine therapeutische Neutralität auf den ersten Blick unmöglich erscheinen.

In den seltensten Fällen werden wir direkt von den Eltern erfahren, ob sie ihr Kind schlagen oder misshandeln bzw. wer das tut. Darum sollten wir niemals voreilige Schlüsse ziehen und uns nur nach sorgfältiger Prüfung und Vergewisserung ein Urteil bilden. Fragen:

- Sollten wir das Thema im Beratungsgespäch mit der Mutter, dem Vater oder beiden Eltern ansprechen, wenn sie dies von sich aus nicht tun?
- Müssen Jugendämter informiert werden?
- Können wir mit Institutionen Rücksprache zu diesem Thema halten, ohne dass wir es die Eltern wissen lassen?

— Muss die Therapie abgebrochen werden und sollte der Familie ein anderes therapeutisches Angebot, wie z.B. Familientherapie, angeraten werden?

— Können wir eine neutrale Haltung gegenüber der Familie wahren oder müssen wir unsere Neutralität zugunsten des schutzwürdigen Kindes aufgeben?

Gewalt gegen Kinder kann zu nachhaltigen Störungen der sozialen, emotionalen und psychischen Entwicklung eines Kindes führen sowie seine allgemeine Entwicklung beeinträchtigen. Die Beurteilung dessen, was wir als **Gewalt** ansehen, muss von der betroffenen Familie oder eventuellen „Gewaltanwendern" nicht zwangsläufig geteilt werden. Bevor wir in einem solchen Zusammenhang aktiv werden, erscheint die Information und Beratung mit dem verordnenden Arzt sowie eventuellen weiteren Bezugspersonen des Kindes (anderen Therapeuten, Kindergarten, Schule etc.) dringend angeraten [Vergleiche zu weitergehenden rechtlichen und ethischen Aspekten diesbezüglich den Beitrag von Zinsmeister und Reischle im Band].

Spätestens am Beispiel von Gewalt gegen Kinder wird deutlich, dass wir in einer asymmetrischen therapeutischen Beziehung arbeiten, die von einem Ungleichgewicht im physischen Körperbau und in den sozialen Strukturen und Wertvorstellungen bestimmt wird und somit auch die therapeutische Situation prägt. So sehr wir es uns wünschen würden, ein Kind kann sich physisch nicht mit der gleichen Effizienz wehren wie ein Erwachsener und es bedarf des besonderen Schutzes. Es gibt eine reale Macht und Kontrolle über das Kind, die wir nicht ausblenden können.

Wir scheinen uns bei der Erörterung dieser Frage schon weit von unserem ergotherapeutischen Arbeitsfeld entfernt zu haben, aber die Möglichkeit der Übergriffe gegen Kinder ist im Kontext und im Rahmen ergotherapeutischer Behandlung durchaus gegeben.

„Richtig" und „Falsch", „Gut" und „Schlecht" kann hier nur eindeutig beantwortet werden. Auch wenn wir die „situative Not" der „Gewaltanwender" vielleicht nachvollziehen können, so muss dafür gesorgt werden, dass die Übergriffe auf das Kind aufhören. Wenn wir Menschen als Lebewesen mit ethischer Verantwortung und freien Entscheidungsmöglichkeiten respektieren wollen, müssen wir Menschen, die Gewalt ausüben, die Verantwortung für ihre Handlungen zubilligen.

Wenn uns massive Misshandlungen zur Kenntnis gelangen, können wir es uns weder als Individuen, noch als Berufsgruppe erlauben, neutral zu sein. Ein Heraushalten käme einer Billigung gleich.

Wir stoßen hier an die **Grenzen unseres therapeutischen Einflusses** und müssen unter Umständen sorgfältig prüfen, ob bzw. wie die gemeinsamen Arbeitsmöglichkeiten aufrecht erhalten werden können. Indem wir deutlich unsere Ablehnung gewalttätigen Verhaltens zum Ausdruck bringen, können wir uns im besten Fall um eine Gewissensbildung bemühen.

> **Wichtig**
>
> Es könnte von einer **Ethik der Verantwortung** für jede unserer Handlungen, aber auch für jede unserer unterlassenen Handlungen, ausgegangen werden.

9.6 Schlussfolgerung

Zu Beginn des Beitrages wurde darauf hingewiesen, dass ergotherapeutische Elternarbeit prinzipielle Fragen zum professionellen Selbstverständnis, der therapeutischen Haltung und zu grundlegenden Orientierungsmaßstäben aufwirft.

Schwerpunkte ergotherapeutischer Elternarbeit sind die Information, die Beratung und Begleitung von Müttern und Vätern oder entsprechenden Bezugspersonen eines Kindes, das wegen einer umschriebenen Fragestellung zur Therapie kommt. Ergotherapeutische Elternarbeit ist ein wesentlicher Teil der pädiatrischen Ergotherapie. Sie verfolgt die Ziele der individuellen Förderung sensomotorischer, kognitiver und sozialer Voraussetzungen autonomer Handlungsfähigkeit, indem sie sich darum bemüht, die Eltern als aktiven Teil in den therapeutischen Prozess einzubinden.

Ergotherapeutische Elternarbeit ist keine Psychotherapie. Im Unterschied z.B. zu verschiedenen systemischen Ansätzen (s.auch Ludewig 1992), fokussiert sie nicht gleichberechtigt auf alle Mitglieder einer Familie, sondern stellt das Kind mit seinen Schwierigkeiten in den Mittelpunkt ihrer Aktivitäten. Neben der Darstellung des ergotherapeutischen Befundes beinhaltet sie das gemeinsame Erarbeiten realistischer Therapieziele, sowie das Besprechen des Therapieverlaufes und des Therapieendes. Sie sollte in erster Linie **Mütter und Väter in ihrem Bemühen um die Entwicklung ihres Kindes unterstützen,** indem sie

- fachlich fundierte, befundspezifische Anleitungen zum Umgang mit dem Kind gibt,
- stabilisiert, motivierend bestärkt,
- neue Handlungsmöglichkeiten im gemeinsamen alltäglichen Umgang mit dem Kind eröffnet.

Elternarbeit konfrontiert uns unweigerlich mit den Lebensbedingungen, Meinungen, Haltungen und Möglichkeiten, auf deren Grundlage Familien, die sich um die weitere Entwicklung ihres Kindes bemühen und sorgen, entscheiden und handeln. Diesen Faktoren kommt, neben den angeborenen Möglichkeiten sowie eventuellen Erkrankungen oder Unfällen eines Kindes, ein wesentlicher Einfluss zu. Wir können sie, wenn wir therapeutisch wirksam handeln wollen, nicht außer Acht lassen.

Wir nehmen **Einfluss** auf die Sichtweisen der Eltern und verändern ggf. den Umgang mit ihrem Kind, wenn wir ihnen unsere fachlichen Beurteilungen und Schlussfolgerungen mitteilen.

> **Wichtig**
>
> Wer verändern möchte und Einfluss ausübt, hat Macht.

Dies birgt immer die Gefahr des Missbrauchs der Macht in sich, aber auch die Möglichkeit, Veränderungen im besten Interesse und zum Wohle des Patienten einzuleiten und zu unterstützen. Würden wir dies verneinen, so wäre unsere Arbeit bedeutungslos und überflüssig.

> **Wichtig**
>
> Alle Beteiligten im therapeutischen Prozess haben die gleiche Würde, und es gebührt ihnen der gleiche Respekt, aber nicht alle haben die gleichen Kompetenzen und Kommunikationsfähigkeiten.

In Anbetracht dieser Tatsachen kommen wir nicht umhin, uns unsere eigenen **ethischen Werte und unsere Maßstäbe,** die unsere therapeutischen Vorgehensweisen und Zielsetzungen mit begründen, bewusst zu machen und sie zu kommunizieren.

Als Berufsgruppe stehen wir in Zeiten rascher gesellschaftlicher Veränderungen und den derzeit richtungsweisenden Entscheidungen im Gesundheitswesen vor der Aufgabe, unser eigenes Arbeitsfeld zu reflektieren. Die zunehmende Ökonomisierung verstärkt die Frage nach einer ethischen Reflexion. Das „Gute" an unserer Arbeit können wir nur dann sichern, wenn wir es herausarbeiten und benennen.

> **Wichtig**
>
> Die Elternarbeit ist etwas „Wertvolles" und ein bedeutender qualitativer Faktor unserer Arbeit, den wir fachlich und in Bezug auf die in ihr enthaltenen Werte sichtbar machen sollten.

Unerträglich erscheint mir in diesem Zusammenhang die jahrelange Diskussion darüber, ob wir in den Praxen für Ergotherapie überhaupt Elterngespräche führen dürfen, weil diese Leis-

9

tung nicht explizit in den Kassenvereinbarungen verhandelt ist. Während Eltern, Ärzte und andere Fachgruppen besonders diesen Teil unserer pädiatrischen Arbeit einfordern und schätzen sowie als zentralen Bestandteil der qualitativen Bewertung unserer Arbeit sehen, müssen wir mit dem Gefühl leben, Illegales zu leisten.

Abschließend möchte ich noch darauf hinweisen, dass die in diesem Kapitel aufgezeigten Handlungsfelder ergotherapeutischer Elternarbeit und die diskutierten Fallbeispiele, Fragen und Haltungen von mir subjektiv gewählt worden sind und nicht den Anspruch erheben, „richtig" zu sein. Des Weiteren habe ich den interdiziplinären Aspekt unserer Arbeit nicht explizit ausgeführt. Selbstverständlich sind viele der hier aufgezeigten Fragen und Problemstellungen mit dem behandelnden Arzt oder anderen Beteiligten im therapeutischen Prozess zu erörtern. Dabei kann eine interdiziplinäre ethische Diskussion die Kompetenz aller Beteiligten stärken.

Ziel war es, durch die Diskussion mögliche Widersprüche und Problemfelder in die Vielfalt ethisch relevanter Fragestellungen und Entscheidungslinien einzuführen. Ich verbinde damit den Wunsch, in Zukunft innerhalb ergotherapeutischer Ausbildungen, Foren und Diskursstrukturen über Wertfragen, die die Elternarbeit in Bezug auf unser therapeutisches Selbstverständnis betreffen, reden und streiten zu können.

arbeit fraglich werden. Erhebungen rund um die soziale Entwicklungssituation von Kindern, ihre jeweiligen Fähigkeiten und Grenzen können nicht mehr allein auf klassische Familiensituationen bezogen bleiben. Verallgemeinernde Aussagen und Vorgehensweisen im Zuge von Beratung und Begleitung scheinen kaum mehr möglich.

- Der Einsatz von Instrumentarien zur Exploration des sozialen Umfeldes im Rahmen von Anamnese und Befunderhebung sowie die Umsetzung von speziellen Behandlungsansätzen und Beratungsmodellen wird fraglich, wenn deren Einbettung in grundsätzliche theoretische, praktische und ethische Zusammenhänge unterbleibt.
- Erst die Reflexion unserer grundlegenden Annahmen zum Menschen und seiner Entwicklungsmöglichkeiten ermöglicht eine bewusste, fachlich angemessene und wertorientierte Entscheidungs- und Handlungsfindung in der konkreten ergotherapeutischen Situation.
- Die Diskussion zum Selbstverständnis ergotherapeutischer Elternarbeit kann einen Beitrag zur Identifikation und Benennung ergotherapiespezifischer Annahmen, Wertorientierungen und Vorgehensweisen leisten. Sie verbindet sich so mit einem wesentlichen Potential der anglo-amerikanischen ergotherapeutischen Praxismodelle.

9.7   Zusammenfassung

❶ Fazit

- Prozesse der ergotherapeutischen Beratung und Begleitung in der Pädiatrie unterliegen dem ständigen Einfluss fortschreitender gesellschaftlicher Veränderungen.
- Die Geschwindigkeit des Wandels und die wachsende Vielfalt unterschiedlichster Lebensformen lässt eine Orientierung an herkömmlichen Konzepten in der Eltern-

Literatur

Beck U (1986) Risikogesellschaft. Auf dem Weg in eine andere Moderne. Suhrkamp, Frankfurt a.M.

Böhme G (1994) Humanismus zwischen Aufklärung und Postmoderne. Schulz-Kirchner-Verlag, Idstein.

Brauer F (1991) Analyse beraterisch-therapeutischer Tätigkeit. Arbeiten zur sozialwissenschaftlichen Psychologie, Bd. 22. Aschendorffsche Verlagsbuchhandlung, Münster.

COTEC (1995) Berufsethik und Praxis der Ergotherapie. In: Ergotherapie und Rehabilitation 2: 185–187. Schulz-Kirchner-Verlag, Idstein.

Deutscher Verband der Ergotherapeuten (1997) Satzung und Ethik. Karlsbad.

Gil Th (1992) Die Ethik in der Risikogesellschaft. In: Concordia. Internationale Zeitschrift für Philosophie, 22: 21 ff

Gil Th (1992) Ethikbedarf in der Risikogesellschaft. In: Die neue Ordnung, 46. Jahrgang, Heft 3: 206ff

Gil Th (1993) Ethik. Verlag J.B. Metzler, Stuttgart

Habermas J (1984) Wozu noch Philosophie ? In: Spierling V (Hrsg) Die Philosophie des 20. Jahrhunderts. 5. Aufl. Piper, München: 436–449

Hagedorn R (1997) Foundations for practice in occupational therapy, 2nd ed. Churchill Livingstone, Edinburgh

Hastedt H, Martens E (Hrsg) (1996) Ethik, ein Grundkurs. 2. Aufl. Rowohlt, Hamburg.

Jerosch-Herold Ch et al. (Hrsg) (1999) Konzeptionelle Modelle für die ergotherapeutische Praxis. Springer, Berlin, Heidelberg, New York, Tokyo

Krüll M (1988) Ethische und politische Dimensionen systemischer Theorie und Praxis. In: Reiter L, Ahlers C (Hrsg) Systemisches Denken und therapeutischer Prozeß. Springer Verlag, Berlin, Heidelberg, New York

Kutschera F von (1999) Grundlagen der Ethik. De Gruyter, Berlin New York. 2. Aufl.

Ludewig K (1992) Systemische Therapie, Grundlagen klinischer Theorie und Praxis. Klett-Cotta, Stuttgart.

Luhmann N (1984) Soziale Systeme. Grundriß einer allgemeinen Theorie. Suhrkamp, Frankfurt am Main

Marias J (1998) Mein Herz so weiß. Heyne Verlag, München.

Marotzki U, Hack B (1999) Zum Fortgang der Professionalisierung der deutschen Ergotherapie. In: Jerosch-Herold et al. (Hrsg) Konzeptionelle Modelle für die ergotherapeutische Praxis. Springer, Berlin, Heidelberg, New York, Tokyo.

Maturana HR (1982) Erkennen: Die Organisation und Verkörperung von Wirklichkeit. Ausgewählte Arbeiten zur biologischen Epistemologie. Braunschweig u.a.

Maturana HR, Varela Francisco J (1987) Der Baum der Erkenntnis. Die biologischen Wurzeln des menschlichen Erkennens. Scherz, Bern u.a.

Maturana HR (1997) Was ist erkennen? Piper, München. 2. Aufl.

Popper KR (1997) Alles Leben ist Problemlösen. Piper, München, Zürich. 3. Aufl.

Reiter L, Steiner E (1986) Paradigma der Familie: Turings Maschine oder autopoetisches System? Familiendynamik 11: 234–248.

Reiter-Theil S (1988) Autonomie und Gerechtigkeit. Das Beispiel der Familientherapie für eine therapeutische Ethik. Springer, Berlin, Heidelberg, New York, Tokyo

Spierling V (Hrsg) (1997) Die Philosophie des 20. Jahrhunderts: Ein Lesebuch. 5. Aufl. Piper, München, Zürich

Tomm K (1988) Das systemische Interview als Intervention. System Familie, 1/3.

Watzlawick P (1989) Anleitung zum Unglücklichsein. Piper, München

Watzlawick P (1997) Vom Unsinn des Sinns oder vom Sinn des Unsinns. Piper, München, Zürich. 4. Aufl.

Die Therapie absetzen? – Anmerkungen zu einem ethischen Problem bei der Begleitung von Menschen mit apallischem Syndrom

K. Kahlmann

10.1 Einleitung

Seit einigen Jahren wird auf dem Hintergrund unterschiedlicher ethischer Vorstellungen äußerst kontrovers und emotional diskutiert, was für **Menschen, die sich im apallischen Sydrom befinden,** das „Richtige" sei: Ist es die **Weiterführung der medizinischen (Maximal-) Therapie** und bedeutet diese nicht für die Betroffen ein „zeitlich maximales" Weiterleben mit schwerster Mehrfachbehinderung? Oder ist es im Gegenteil der medizinische Therapieverzicht? Aber unterstellt dieser den Betroffenen nicht schnell ein sinn- und hoffnungslos erscheinendes Leben? **Medizinischer Therapieverzicht** könnte konkret bei einem Menschen im apallischen Syndrom z.B. das Unterlassen der Nahrungs- und Flüssigkeitsversorgung sein, wenn ihm orale Nahrungsaufnahme unmöglich und Sondenernährung notwendig ist. Danach würde innerhalb kurzer Zeit der Sterbeprozess durch Austrocknung eintreten.

Diese Diskussion soll hier nicht aufgenommen oder wiedergegeben werden. Vielmehr möchte ich in diesem Kapitel eine ethische Position zur angemessenen medizinisch-therapeutischen Versorgung aus ergotherapeutischer Sichtweise, vor dem Hintergrund vielfältiger und langjähriger Erfahrung im Umgang mit Menschen im apallischen Syndrom, entwickeln und nachvollziehbar werden lassen. Medizinischer Therapieverzicht oder Weiterführung der medizinischen Therapie kann auch die Einstellung oder Weiterführung einer ergotherapeutischen Verordnung bedeuten, denn Ergotherapie muss sozialversicherungsrechtlich als Heilmittel von ärztlicher Seite verordnet werden.

Die Frage nach Beendigung der Therapie und damit nach dem Sinn und Wert des Lebens ist hier also fokussiert auf die **Frage nach Beendigung der Ergotherapie.** Es geht um Aspekte der fachlichen und ethischen Befürwortung einer solchen – letztendlich ärztlichen – Entscheidung durch die zuständige Ergotherapeutin.

Insbesondere sind hiermit Überlegungen und grundlegende Überzeugungen verbunden, die aus ergotherapeutischer Perspektive Aussagen erlauben über:
- Sinn und Wert eines Menschenlebens im apallischen Syndrom,
- Lebensqualität und Lebensfähigkeit im apallischen Syndrom,
- mögliche Bedeutung der Ergotherapie für Menschen im Zustand des apallischen Syndroms.

Entsprechend scheint mir eine Auseinandersetzung mit den Möglichkeiten und Grenzen ergotherapeutischer Leistungen im Rahmen der Begleitung von Menschen mit apallischem Syndrom für jede Kollegin herausfordernd und unumgänglich.

Diese **Möglichkeiten und Grenzen ergotherapeutischer Begleitung von Patienten mit apallischem Syndrom** offenbaren sich unter Beachtung der folgenden drei Gesichtspunkte:
1. der individuellen Auswirkungen der Grunderkrankung sowie des apallischen Syndroms für den Klienten,
2. dem persönlichen und fachlichen Kompetenzspektrum der Ergotherapeutin,
3. den institutionellen Umgebungsfaktoren (therapeutisches Team, Pflegekontext, institutioneller Auftrag) und dem gesellschaftlichen Kontext (Gesundheitspolitik, gesellschaftlicher Auftrag, Gesetzgebung).

Entsprechend zugeordnet werden nachfolgend solche **Entscheidungsgrundlagen** skizziert, die sich im Laufe meiner praktischen Erfahrung als relevant herausgestellt haben, wenn sich die Frage nach Weiterführung der ergotherapeutischen Behandlung und Beratung stellte.

Die praxiserprobten Kriterien, die zugrunde liegenden theoretischen Überlegungen und die mit ihnen verbundenen Fragenkomplexe werden als **berufsinterner Diskussionsbeitrag** verstanden. Sie werden in diesem Sinne benannt, argumentativ entfaltet und problematisiert und erheben nicht den Anspruch, eine „fertige

Richtlinie" einer ergotherapeutisch-ethischen Entscheidungsfindung bei der Arbeit mit Wachkomapatienten zu sein.

10.2 Leben mit apallischem Syndrom

10.2.1 Apallisches Syndrom als medizinisches Problem

Die **Unsicherheit von Diagnose und Prognose des apallischen Syndroms** sowie die international verbreitete Uneinheitlichkeit, wann ein Wachkoma bzw. apallisches Syndrom (apallisch = ohne Hirnmantel) vorliegt, führt zu einem medizinischen Dilemma.

Bei dem von Kretschmer 1940 erstmals beschriebenen Phänomen besteht ein „waches Koma" (der Begriff „Wachkoma" wurde in Anlehnung an das französische „coma vigile" gewählt) als funktionelle Unterbrechung der zerebralen Efferenzen und Afferenzen mit Reduktion der Hirnfunktionen auf mesodienzephale Aktivität.

> **Wichtig** ▌
>
> In seiner ursprünglichen Bedeutung wird unter einem apallischen Syndrom ein Erlöschen des Selbstbewusstseins und der Kontaktfähigkeit aufgrund einer schweren Schädel-Hirnverletzung oder eines Sauerstoffmangels verstanden (Zieger 1999).

Ursachen sind ausgedehnte Schädigungen des Kortex, des Marklagers oder Hirnstamms, meist als Folge eines traumatischen Mittelhirnsyndroms (Masuhr 1989).

Umfassend beschrieben wird das persistent vegetative syndrome (PVS) im europäischen Raum unter medizinethischen Gesichtspunkten aktuell als:

„eine Form der andauernden Bewusstlosigkeit mit offenen Augen, bei der der Patient Perioden von physiologischen Schlaf-Wach-Zyklen hat. Primitive Reflexe und vegetative Funktionen wie Spontanatmung sind als Ausdruck der intakten Hirnstamm- und Rückenmarksfunktionen erhalten. Da aber die Funktion der Großhirnrinde als Voraussetzung von Bewußtseins- und Willensakten zerstört ist, zeigt der Patient keinerlei absichtliches Verhalten. Die Fähigkeit, auf externe Ereignisse oder Stimuli in absichtlicher Weise zu reagieren, ist verloren. Der Patient kann sich sprachlich nicht artikulieren, und seine Körperbewegungen beschränken sich auf reflexhafte Änderungen der Köperhaltung als Antwort auf externe Stimuli. Objekte werden mit den Augen weder fixiert noch verfolgt. Der Patient kann Schmerz und Leiden nicht erkennbar bewusst wahrnehmen und zeigt kein Zeichen des Bewusstseins für sich selbst oder seine Umgebung. Die Abgrenzung eines PVS von Zuständen stark eingeschränkten, aber vorhandenen Bewusstseins ist äußerst schwierig und erfordert eine aufmerksame, geduldige und einfühlsame klinische Beobachtung. Ursache des PVS sind akute Schädel-Hirn-Verletzungen mit einem anfänglichen Koma, aus dem heraus sich der PVS entwickelt, ferner Ereignisse, die zu einer schwerwiegenden Mangeldurchblutung des Großhirns führen oder fortschreitend strukturelle Erkrankungen wie beispielsweise der Morbus Alzheimer." (nach Amdrews und Schmutzhard beschrieben in Lanzerath 1996, S 288)

Die Aspekte der Bewusstlosigkeit und der fehlenden Wahrnehmungsfähigkeit müssen zum besseren Verständnis dieser Definition näher betrachtet werden.

Bewusstlosigkeit

Bewusstlosigkeit ist nicht nur ein organischer Ausfall von Bewusstseinsfunktionen, sondern stets auch eine seelische Antwort auf die Gewalteinwirkung, die zum Koma geführt hat.

> **Wichtig** ▌
>
> Menschen im Wachkoma sind weder „Hirntote" noch „Sterbende", sondern lebende und empfindsame Menschen.

Solange sie leben, sind sie mit den sie betreuenden Menschen und ihrer Umgebung über ihre Körper und Sinne verbunden.

Niemals kann sicher vorhergesagt werden, ob, wieviel und wie diese Patienten (unbewusst oder bewusst) wahrnehmen, was sie erleben und wie sie empfinden, auch wenn für die Betrachter keine Reaktion sichtbar ist (Zieger 1999).

Wahrnehmungsfähigkeit

Vielfach herrscht die Annahme, dass apallische Patienten wach sind, aber keine **Wahrnehmungsfähigkeit** mehr haben (Naciemento 1997). Neurophysiologisch bildgebende Verfahren oder die Ableitung von visuell und akustisch evozierten Potentialen können bisher nicht diagnostizieren, ob es noch Wahrnehmungs- oder **Denkprozesse** gibt oder ob der Patient noch Schmerzempfindungen hat (Zieger 1997). Neuere postmortale Untersuchungen von Kinney et al. (1994) kommen jedoch zu dem Ergebnis, dass auch Menschen im Vollstadium des Wachkoma, bei denen die Thalami ganz oder partiell intakt sind, möglicherweise noch Wahrnehmungen haben können. Diese und andere Untersuchungen haben gezeigt, dass unter anderem der Gyrcus cinguli eine wichtige Rolle im Prozess der Schmerzwahrnehmung und -verarbeitung einnimmt. Teile des Gyrus cinguli sind bei apallischen Patienten häufig intakt. Eine Aktivierung der schmerzleitenden Strukturen und eine **Schmerzwahrnehmung** ist zumindest theoretisch vorstellbar (Klein 1997).

> **Wichtig**
>
> Die ärztliche Hilfe scheint bei Menschen im Zustand des PVS ihre Machtlosigkeit zu erfahren, weil sie auf medizinisch-technischem Weg die („diagnostizierbare") Situation des Patienten nur begrenzt erfassen kann.

Die Unterstützung von naturwissenschaftlich-medizinischer Seite bleibt dann zwangsläufig eingeschränkt, wenn eine medizinische Behandlung stets einer eindeutigen medizinischen Diagnose folgen soll.

10.2.2 Leben im Wachkoma als soziales Problem

In der **grundlegend sozialen Situation der Menschen** lässt sich ein weiteres Dilemma einer rein naturwissenschaftlich orientierten Medizin finden: Menschen sind nicht auf ihre biologischen Körper reduzierbar, deren Funktionen im Rahmen bestimmter Gesetzmäßigkeiten erklärbar und wiederherstellbar sind. Menschen leben von Geburt an als Individuen inmitten einer Menge anderer Menschen, sie teilen ihren Alltag, ihre Welt mit ihnen und beziehen sich deshalb notwendigerweise auf sie.

Wenn Ärzte den Patienten nicht auch sozialmedizinisch behandeln, also die sozialen und psychischen Bedingungen des Patienten und seines Systems nicht mitberücksichtigen, können sie ihn mit ihren Mitteln nicht heilen oder sein Leiden lindern (vgl. Siegrist 1995).

Was bedeutet nun das Gesagte für einen Menschen im Wachkoma?

> **Wichtig**
>
> Das Leben mit einem apallischen Syndrom findet am Rande statt – nicht nur am Rande des Seins, sondern auch am Rande der Gesellschaft.

Sein Leben verbringt der apallische Mensch oft isoliert von seiner bisher vertrauten Umwelt in ausgelagerten Spezialheimen oder er ist der mangelnden Kenntnis der Pflegekräfte in herkömmlichen Altenheimen ausgeliefert. Die Versorgung zu Hause ist meistens für die Angehörigen belastend, da sie trotz ambulanter Pflegeunterstützungsdienste in einer Kleinfamilie letztlich einen „rund-um-die-Uhr-Job" für eine Person darstellt. Zudem wird die häusliche Pflege wachkomatöser Menschen gesellschaftlich nicht anerkennend gewürdigt und im sozialen Umfeld kaum unterstützt. Das Leben der Pflegebedürftigen und ihrer Angehörigen ist häufig durch das Fernbleiben der vermeintlichen Freunde und Nachbarn gekennzeichnet. Außenstehende wissen anscheinend nicht, was sie mit diesem (nun) behinderten Menschen und der (veränderten) Situation anfangen sollen. Der Umgang mit einem Menschen im Grenzbereich zwischen Wachheit und Schlaf, zwischen Leben und Tod, die Konfrontation mit dem stets auch persönlich möglich werdenden Schicksal, scheint Nicht-Betroffene in die Verdrängung des Elends zu bringen. Und die Betroffenen selbst macht das Wagnis dieses Umgangs einsam.

Eine Ergotherapeutin kann zur Lösung dieses Dilemmas etwas beitragen. Ergänzend zu rein medizinischen Sichtweisen stellt sie sozialwissenschaftlich fundierte Interventionsstrategien bei der Rehabilitation und für die soziale Integration von Schwerstschädelhirnerkrankten bereit.

Die theoretische Basis der Ergotherapie stützt sich auf Grundlagenwissen aus zwei Bereichen: Ergotherapie integriert medizinisches und sozialwissenschaftliches Wissen mit der Zielsetzung, unterbrochene Handlungsfähigkeit im Alltag wieder fortlaufend und möglichst autonom zu ermöglichen.

Ergotherapie beachtet die Folgen, die das apallische Syndrom und die Ursprungserkrankung für einen bestimmten Menschen in seiner bisherigen Teilnahme am Alltagsleben haben.

Sie **sucht nach Möglichkeiten,** Einschränkungen in der selbständigen Bewältigung des Alltags zu begrenzen oder ggf. ertragbar werden zu lassen, indem veränderte/neue Potentiale aufgedeckt, erfahrbar und nutzbar gemacht werden.

Mit ihren therapeutischen Zugangsweisen entspricht die Ergotherapie im weitesten Sinn den Anforderungen an eine **umfassende Gesundheitsversorgung,** wie sie aus der an Krankheitsauswirkungen orientierten Klassifikation (ICIDH) der Weltgesundheitsorganisation (WHO) hervorgehen (Schwarz 1999, S 44). (Die Internationale Klassifikation der Funktionsfähigkeit, Behinderung und Gesundheit – ICF: International Classification of Funktioning, Disability and Health – ist die im

Mai 2001 von der Vollversammlung der WHO verabschiedete Revision der ICIDH – International Classification of Impairments, Disabilities and Handicaps – von 1980, auf die sich Schwarz bezieht).

10.3 Anwendung ergotherapeutischer Grundsätze bei der Behandlung von Menschen im Wachkoma

In diesem Abschnitt sollen nun die **Denk- und Arbeitsweisen** von Ergotherapeutinnen differenzierter vorgestellt werden. Es geht dabei vor allem darum, den Sinn und Nutzen einer ergotherapeutischen Begleitung und Behandlung von Menschen mit apallischem Syndrom vor dem Hintergrund ergotherapeutischer Interventionsprinzipien einsichtig werden zu lassen. Die Ausführungen bleiben dabei verständlicherweise an die Grenzen meiner Erfahrungen und der Reflexion meiner therapeutischen Arbeit gebunden.

Beyermann formuliert **als Gemeinsamkeit der vielfältigen ergotherapeutischen Berufspraxis** die theoretischen Prinzipien wie Lernen durch Handeln, systemisches und ganzheitliches Denken und das Leitbild der Handlungskompetenz (vgl. Beyermann 1998).

Daran anschließend möchte ich in diesem Abschnitt die ergotherapeutischen Grundsätze in der Arbeit mit Menschen im Wachkoma entlang der **Aspekte:**

- systemisches Denken,
- Ganzheitlichkeit,
- Klientenzentriertheit,
- Handlungskompetenz,
- und Alltagsorientierung aufschlüsseln.

10.3.1 Systemisches Denken

Den Ausgangspunkt für die folgenden Ausführungen bildet die **These,** dass die Wahrnehmung, das Denken und Handeln einer Ergotherapeutin **systemisch und zirkulär in Feed-back-Schleifen** erfolgt und einer ständigen Selbstreflexion unterliegt. Die Interaktionen zwischen Ergotherapeutin und Patient beeinflussen deshalb das Wahrnehmen und Verhalten beider gegenseitig.

> **Wichtig**
>
> Ergotherapeutinnen betrachten, das apallische Syndrom nicht als einen vom jeweiligen Menschen losgelösten, Defizite beschreibenden Komplex aus Symptomen körperlicher und geistiger Art.

Sie betrachten vielmehr den **individuellen Menschen,** der sich mitten in seinem Leben mit einem apallischen Syndrom befindet und der für den Vollzug (dieses) seines Lebens spezifische Einschränkungen und Ressourcen mitbringt.

Diese individuellen Qualitäten durch sinnvolle gemeinsame Betätigungen für den veränderten Bezug zur Welt, d.h. zum Einsatz in einem (noch unvertrauten) Alltag, (wieder) verfügbar zu machen, ist **Aufgabe der Ergotherapeutin.**

> **Wichtig**
>
> Im Behandlungsangebot wird zunächst mit dem Menschen, verstanden als eine Körper-Geist-Seele-Einheit (Innensystem), Kontakt aufgebaut.

Dabei wird angenommen, dass dieses **Innensystem** zwar als Ganzes durch das PVS gestört ist, ihm andererseits aber weiterhin ein Empfang von Reizen aus der Umwelt – meist über einen körpernahen Kanal – möglich ist.

Um den jeweiligen **Kommunikationskanal** zu finden und für aufbauende Schritte im therapeutischen Prozess einsetzen zu können, begibt sich die Ergotherapeutin in eine **wechselseitige Beziehung** mit dem Patienten.

❯ **Fallsituation**

Sie bietet über eine körpernahe Lagerungsbewegung einen sinnvollen taktil-kinästhetischen Reiz zur Wahrnehmung an und beobachtet dabei die Reaktion des Patienten: Duldet er ihre Berührung? Zeigt er eine vegetative Reaktion? Unterlässt er ein persistentes Grimassieren? Je nach Reaktion setzt die Ergotherapeutin ihre Intervention wie begonnen fort oder verändert Art und Ausmaß (Intensität, Tempo, Bewegungsradius...) derselben. So verändert sich mit der „Antwort" des Patienten die Handlung der Therapeutin.

> **Wichtig**
>
> Neben dem (Innen-)System Patient wird in der Ergotherapie gleichfalls dessen Umwelt als (Außen-)System angesprochen.

❯ **Fallsituation**

Eine Ergotherapeutin begleitet die Betreuungspersonen des Patienten, seien es die Familienangehörigen oder die Pflegekräfte (Berücksichtigung eines Aspektes des Außensystems). Sie lehrt diese, fachlich den Umgang mit apallischen Patienten und menschlich das Leben im Wachkoma zu verstehen (vgl. Schwörer 1992). Darüber hinaus bietet sie in vielfältiger Wiese beratende Unterstützung für die Gestaltung von gemeinsamen Alltagssituationen mit dem Patienten an.

Als Ergotherapeutin beschreibe ich in solchen Zusammenhängen mit Hilfe konzeptioneller Modelle, die in der **Systemtheorie** fußen, was eine **Entwicklung** ist. Denn nach meiner Auffassung entwickelt sich auch der apallische Mensch noch beständig fort und es ist wichtig, dies zu erkennen.

Die Entwicklung des Menschen – von Anfang bis Ende seines Lebens – wird als selbstreferentieller, als ein sich selbst organisierender Prozess gesehen. Entwicklung ist demnach ein Prozess, der in den jeweiligen Lebensbedingungen eines Menschen seine Grundlage erhält, durch konkrete Ereignisse und Bedingungen eine Richtung nimmt und über Kommunikation und Interaktion mit anderen Menschen oder Dingen zur Entfaltung kommt (vgl. Staubmann 1993).

Menschliches Leben und seine Entfaltung sind stets eng verbunden mit der Beziehung zu anderen Menschen, mit **gemeinsamen Aktionen**. Die physiologische, kognitive und psycho-emotionale Entwicklung des Menschen kann auch nach schwerer Hirnschädigung geschehen. Voraussetzung ist, dass die Patienten die Möglichkeit erhalten, im gemeinsamen Tätigsein mit anderen Menschen die Wirkungen ihrer selbst zu spüren und ihrem Leben einen neuen Sinn zu geben (Zieger 1999). Alle Anstrengungen, die an und um den Patienten unternommen werden, sind so als Stimulierung zur Anbahnung der fehlenden oder zur Verbesserung der massiv gestörten Bewusstseinslage zu sehen (Gobiet 1990, S 39).

> **Wichtig**
>
> Das sinnerfüllte Tätigsein im Alltag zu ermöglichen und zu fördern, ist eine originäre Aufgabe der Ergotherapie und ihr therapeutisches Angebot für Menschen im Wachkoma.

Die grundlegende Erkenntnis dahinter ist, dass Menschen immer – und sei es mit Hilfe von Kranksein und Pathologie – zur aktiven Entfaltung kommen können. Für Menschen im Wachkoma können die bewusste Gestaltung der materiellen Umwelt und die Beziehung bzw. echte adäquate Kommunikation mit der Ergotherapeutin oder einer angeleiteten Person hierbei prozessfördernd wirken. Die Richtung und das Ende einer solchen Entwicklung ist ungewiss und naturgemäß verborgen.

> **Wichtig**
>
> Die Ergotherapie versteht die Entfaltung an sich als therapeutisches Ziel und fördert Entwicklung somit als Ausdruck der Teilautonomie von Menschen im Wachkoma.

10.3.2 Ganzheitlichkeit

Die ganzheitliche Sichtweise der Ergotherapie steht erstens für einen **biopsychosozialen**

Therapieansatz. Hierbei wird ein Zusammenwirken der körperlichen, geistigen und seelischen Anteile im Menschen angenommen. Gleichzeitig wird bei diesem Integrationsprozess die Beteiligung sozialer Komponenten, also persönlicher und gesellschaftlicher Lebensbedingungen, als wesentlich gesehen.

> **Wichtig**
>
> Mit einem biopsychosozialen Grundverständnis wird es möglich, die Welt des Menschen im Wachkoma mit ihren vieldeutigen Informationen und unsicheren Bewertungsmaßstäben zu erkennen sowie darin auch die Wechselwirkungen zwischen Patient und Umwelt zu erfassen.

Als Ergotherapeutin schlüpfe ich dazu für kurze Zeit in die Haut des Patienten und identifiziere mich mit ihm (Empathie). Ich deidentifiziere mich wieder, um handlungsfähig zu werden (Distanz) [vgl. auch Pkt.3.3.].

Ganzheitlich bedeutet zweitens, sich dem Patienten in **zeitlicher Dimension** zu nähern. Dabei ist einerseits seine Vergangenheit zu berücksichtigen (Interessen, Vorlieben, Gewohnheiten, bisherige Persönlichkeitsausprägung) und andererseits sind für die Zukunft Perspektiven für ein zumindest „teilautonomes" Leben mit der Behinderung zu entwickeln [Zu den verschiedenen bioethischen Verständnisweisen von Autonomie vgl. Proot et al. in diesem Band].

> **Wichtig**
>
> Ganzheitlichkeit in diesem Sinne heißt Beachtung und Wertschätzung von Identität und Kontinuität in der Bewältigung des Alltags über den derzeitigen Bruch hinaus.

Entsprechend knüpfe ich als Ergotherapeutin auch bei der Behandlung von Menschen im apallischen Syndrom an deren früheren Lebensinhalten und Lebensfreuden an, um weiterführende Perspektiven mit diesen Menschen und für ihr alltägliches Leben entwickeln zu können.

10.3.3 Klientenzentriertheit

Wie oben ausgeführt, ist die Ermöglichung und Unterstützung (gemeinsamer) **sinnerfüllter Betätigung** im Alltag die Aufgabe der Ergotherapie auch bei Menschen mit apallischem Syndrom. Es lässt sich berechtigt danach fragen, wie und woran erkennbar ist, wann eine Betätigung für einen Menschen im Wachkoma Sinn ergibt.

Hier stützt sich die Ergotherapie auf die **Grundannahme**, dass die Art und Weise, wie ein Mensch eine sozial-kulturell bedingte und seinen Möglichkeiten entsprechende Betätigung ausführt (Performanz), ihren spezifischen Bedeutungsgehalt in sich trägt. Mit anderen Worten:

> **Wichtig**
>
> Die Angemessenheit und Zufriedenheit mit der Betätigung ist eher ein erfahrbares und erlebbares denn ein objektiv (abstrakt) definierbares Phänomen.

Entsprechend wird in der Ergotherapie eine **klientenzentrierte Praxis** bevorzugt, d.h. der Behandlungsansatz schließt den Respekt für und die **partnerschaftliche Beziehung** mit den Personen ein, die ergotherapeutisch versorgt werden (vgl. Law et al. 1999). Zusammengenommen mit den Prinzipien der Ganzheitlichkeit und des systemischen Denkens wird so im Rahmen dieser wertschätzenden Beziehung eine **individuell sinnvolle therapeutische Zielfindung und Intervention** möglich.

Gerade die klientenzentrierte Arbeit nach Rogers (1998) ist ein hilfreicher Ansatz zur Gestaltung der therapeutischen Beziehung mit apallischen Menschen. Das Verfahren macht über eine mehr „nonverbale" und damit den akuten Ressourcen dieser Patienten angepasste Kommunikation eine hilfreiche therapeutische Beziehung möglich.

Welche wichtige Rolle dabei der **affektiven Qualität** einer Beziehung als Erfolgsparameter zukommt, wurde von Seemann entdeckte, dessen Ergebnisse Rogers (1998) zusammenfasst:

> **Wichtig**
>
> Ein therapeutischer Erfolg hängt „eng mit einer starken und wachsenden Zuneigung und Respektierung zwischen Klient und Therapeutin zusammen" (Rogers 1998, S 58).

Die drei wirkungsvollen Prinzipien des **klientenzentrierten Ansatzes** sind:
- Empathie,
- unbedingte positive Achtung und
- Kongruenz bzw. Echtheit und Vertrauen.

Als Ergotherapeutin bemühe ich mich **empathisch**, den inneren Bezugsrahmen meines jeweiligen Patienten genau wahrzunehmen, d.h. auch die emotionalen Komponenten und erlebten Bedeutungen. Diese Wahrnehmungen versuche ich anschließend wiederum dem Patienten als eine Art Feedback mitzuteilen.

> **Wichtig**
>
> Bei Wachkomapatienten finden das empathische Einfühlen und die „Spiegelung" der eigenen Wahrnehmungen zwar auch auf verbaler, meist aber auf körpersprachlicher Ebene statt.

❯ **Fallsituation**
Ich fühle mich in die Atmung des Patienten, seinen Atemrhythmus und sein (eher geringes) Atemvolumen, ein, indem ich in engem Körperkontakt synchron mit ihm atme. Gleichzeitig ist dies eine Möglichkeit, ihm damit seine Atmung (und damit verbundene Erregung/Beruhigung) zu spiegeln.

Als Ergotherapeutin liegt mir zudem daran, dem Wachkomapatienten mit **unbedingter positiver Achtung** zu begegnen. Ich begebe mich – so weit und so häufig wie möglich – ohne Vorurteile und Bewertungen in die Erlebniswelt des Patienten.

Ergotherapeutinnen können ihr eigenes Erleben mit dem Patienten wahrnehmen und reflektieren. Tun sie dies, können sie aufrichtig gegen sich selbst und ihr Denken sein, ihr

Fühlen und Verhalten wird dann **kongruent**. Es besteht dann kein Unterschied zwischen dem, was sie zum Patienten, aber auch über ihn zu anderen sagen bzw. wie sie ihn behandeln und wie sie ihm gegenüber in der Situation tatsächlich fühlen: sie sind **authentisch**.

> **Wichtig**
>
> Apallische Menschen spüren erfahrungsgemäß feine Unterschiede sehr deutlich und reagieren bei Inkongruenz und Achtlosigkeit nicht mehr mit „Öffnen" und Vertrauen, sondern bleiben in sich verschlossen.

Meiner Ansicht nach können Behandlungen, die bspw. mit (schwachem) unterdrücktem Mitleid, Widerwillen oder Abneigung durchgeführt werden, deshalb nicht erfolgreich sein.

> **Wichtig**
>
> Die empathische, achtsame und ehrliche **Beziehung** ist in der Therapie mit Menschen im PVS sehr wichtig und hilfreich, um im Sinne des Patienten erfolgreich zu sein.

Diese Annahme wird auch durch Ziegers **Konzept des Dialogaufbaus mit apallischen Patienten** gestützt (Zieger 1992).

In diesem Zusammenhang sei ebenfalls auf die unterstützende Wirkung von **Supervision** hingewiesen [vgl. Weissman in diesem Band].

10.3.4 Handlungskompetenz: Grenzbereiche des „Tätig Seins"

Ergotherapie hat die **Handlungskompetenz im Alltag** zum Ziel. Es geht darum, über (gemeinsame) **Betätigung** (als dem ergotherapeutischen Mittel) zumindest „Teilautonomie" über das eigene Leben im Sinne von selbständiger Alltagsbewältigung zu ermöglichen.

Was „tut" ein wachkomatöser Patient in der Ergotherapie? Was kann er zur Bewältigung seines Alltags „tun"? Handlungskompetenz zu erlangen, bedeutet im Grenzbereich des menschlichen Lebens, im Zustand des PVS, **Vorstufen des Handelns zu leisten**, d.h. die eigenen Fähigkeiten einzusetzen, um **erste Teilschritte einer Handlung** zu „bewältigen".

> **Wichtig**
>
> Als Grenzbereiche des „Tätig sein" sind Wahrnehmen, Erleben und Bewirken zu fassen.

Handlungen sind in Wahrnehmungen, Erlebnisse und Wirkungsgefüge eingebettet und sie gehen aus solchen hervor. Sich selbst, die Situation, das Objekt und die andere Person **wahrzunehmen**, hierauf bereitet die Ergotherapeutin den Patienten vor.

> ❯ **Fallsituation**
>
> Die Ergotherapeutin führt tonusnormalisierende Interventionen durch. Gleichzeitig richtet sie die Umgebung als Wirkungs- und Erlebnisort ein: Sie lagert den Patienten in verschiedene Positionen; stellt eine Schale mit Warmwasser, Duftseife und Waschlappen bereit. Mit anderen Worten, sie sorgt dafür, dass für den Patienten die Möglichkeit besteht, sein eigenes Dasein und seine Umwelt sowohl körperlich als auch geistig und emotional auf vielfältige Weise wahrzunehmen.

Der Patient wird aufgefordert, seine ihm jeweils zur Verfügung stehenden sensorischen (bzw. sensomotorischen) Fähigkeiten einzusetzen und sich selbst sowie seine Umgebung aktiv zu **erleben**. Erleben wird dabei stets als interaktives Geschehen verstanden, als Austausch zwischen Aspekten der Umwelt und Aspekten des Selbst; ganz gleich, ob diese Umwelt ein dargebotener warmer und duftender Waschlappen, die vestibuläre Stimulation während der Lagerung oder die eindeutige und klare Berührung durch die Ergotherapeutin bei der körpernahen synchronen Atmung ist.

Systemisch gedacht **bewirkt** der Patient etwas, wenn bspw. die Ergotherapeutin auf die zunächst „zarten" Reaktionen des Patienten wie

Zucken der Nasenspitze, entspanntere Gesichtsmuskulatur aufmerksam wird, diese im Kontext der gemeinsamen Betätigung „Gesicht waschen" interpretiert und die Handlung ihrerseits fortsetzt oder angemessen verändert (z.B. weniger Duftseife benutzt) oder beendet. Mit jeder Wiederholung eines solchen Ablaufs kann dem Patienten der Zusammenhang mit seiner „Aktion" (z.B. willkürliche Spannungsregulierung der Gesichtsmuskulatur) deutlich werden.

10.3.5 Alltagsorientierung

Der bereits mehrmals angesprochene **Alltagsbezug der Ergotherapie** erhält gerade bei der Behandlung und Begleitung von Patienten mit apallischem Syndrom besonderes Gewicht.

Wie kann mit und für Menschen im Wachkoma ein Bezug zwischen ihrem und unserem Alltag hergestellt werden? Hier soll kurz auf zwei Behandlungsansätze eingegangen werden, die in Theorie und Praxis der ergotherapeutischen Arbeit mit Patienten im Wachkoma vielfältig zu Rate gezogen werden: das neurophysiologische Konzept von Berta und Karel Bobath und das ursprünglich sonderpädagogischen Konzept von Félicie Affolter:

- **Bobath-Konzept:** Das **24-Stunden-Management** nach dem Bobath-Konzept soll von allen Betreuenden des Patienten angewandt werden (vgl. Purwin et al.1999). Es besteht aus dem spastikhemmenden und wahrnehmungsfördernden **Handling** und der entsprechenden **Lagerung** rund um die Uhr. Die individuelle Entwicklung der spastischen Bewegungsmuster des Patienten während der Remission erfordert stets aktuell eine kreative Anpassung der individuell spezifischen Lagerungsmöglichkeit des Patienten. Die Ergotherapeutin vermittelt deshalb häufig das nötige Wissen und Können auch den Angehörigen und – soweit notwendig – den Pflegenden. Bei all diesen Aufgaben ist es der Ergotherapeutin ein wichtiges Anliegen, darauf zu achten, wie es dem Patienten über den ganzen Tag hinweg geht. Das heißt es interessieren Lagerung und Handling des Patienten nicht nur während der ergotherapeutischen Therapieeinheit. Das Wissen um neuropathologische Zusammenhänge und die grundlegende Bedeutung der adäquaten Lagerung für die Spastikhemmung sowie eine durch Fazilitation mögliche Entfaltung der Wahrnehmungs- und Bewegungspotentiale von hirngeschädigten Menschen wird in Verbindung gebracht und angewandt mit der Zielsetzung, die **Bewältigung eines zusammenhängenden Alltags** zu ermöglichen.

- **Affolter-Konzept:** „**Problemlösende" Alltagsgeschehnisse** im Sinne Félicie Affolters sind das zweite Konzept, auf das sich die ergotherapeutische Behandlung bei apallischen Menschen stützt, um die Interventionen systematisch auf den Alltag zu beziehen. Wahrnehmungsstörungen aufgrund von Schädigungen des Zentralen Nervensystems sind nach Affolter und Bischofberger (1993) darauf zurückzuführen, dass es dem desorganisierten Zentralen Nervensystem an gespürter Information mangelt. **Taktil-kinästhetische Informationen** sind solche, die über aktive bzw. passive, d.h. intensiv geführte, Bewegungen in den Gelenken und Muskeln sowie über die Berührung der Hautoberfläche gespürt werden. Durch „**therapeutisches Führen von Bewegungen"** schwerst schädelhirnverletzter Menschen können derartige Informationen von diesen gespürt und darüber hinaus als Zugang zu und Bestandteil von **sinnerfüllten Alltagssituationen** wahrgenommen werden. Jede Alltagskonstellation mit variierenden Anforderungen der Wirklichkeit kann daher „führend" genutzt werden, um für den Patienten Informationen über die Umwelt und den eigenen Körper spürbar werden zu lassen: Anziehen von Kleidung, Zähneputzen, Eincremen, Rasieren, Essen, Transfer im Bett...

Nachdem in diesem Abschnitt (10.3) die **theoretischen Grundlagen** für das Denken und Handeln in der ergotherapeutischen Arbeit mit Menschen im PVS erläutert wurden, sollen im folgenden kurz die Potentiale einer ergotherapeutischen Unterstützung von Menschen im apallischen Syndrom beschrieben und an einem Fallbeispiel erläutert werden.

10.4 Möglichkeiten und Grenzen der Ergotherapie bei der Behandlung von Wachkomapatienten

Ausgehend von den beruflichen Prinzipien der Ergotherapie wie sie vorangehend dargelegt wurden – systemisches Denken, ganzheitliche Sichtweise, Klientenzentrierung, Förderung der Handlungsfähigkeit und Alltagsorientierung – stellt sich die Frage nach einem **spezifisch ergotherapeutischen Rollenverständnis und Menschenbild:**

Welche Normen und Wertvorstellungen liegen den theoretischen Grundsätzen der ergotherapeutischen Berufspraxis zugrunde? Wie sehen Ergotherapeutinnen den Menschen „Patient"? Welche konkreten Aufgaben, Haltungen und Verpflichtungen lassen sich daraus für die berufliche Tätigkeit ableiten? Verbunden mit den Antworten auf diese Fragen sind die Spezifika, Möglichkeiten und Grenzen ergotherapeutischer Arbeit. Verbunden sind damit aber auch Kriterien ethischer Erwägungen und Entscheidungen, also Anhaltspunkte bei der Klärung des Anliegens, nicht allein eine „fähige" sondern zudem eine „gute" Ergotherapeutin zu sein.

Wichtig	

Neben fachliche und persönliche Orientierungen der Ergotherapeutin treten in der beruflichen Praxis die individuellen Einstellungen und Haltungen des Patienten.

Damit wird auch die **Beziehung** zwischen beiden relevant, wenn gegenseitige fachliche und normative Erwartungen und Wertordnungen aufeinander treffen: Was „formuliert" der Patient als therapeutischen Auftrag? Wie wird das für die Ergotherapeutin erkennbar bzw. erfahrbar? Arbeiten Ergotherapeutin und Patient partnerschaftlich miteinander oder wann und wie gibt die Ergotherapeutin – als Expertin, enge Vertraute, Person bei Bewusstsein... – Entscheidungen über Ziele, Prioritäten und Wege der Therapie vor?

> ◗ **Fallsituation**

Frau K hat mit 23 Jahren durch eine Überdosis Heroin einen hypoxischen Hirnschaden erlitten, der zum apallischen Syndrom und kompletter Tetraparese führte. Seit acht Jahren liegt die heute 31jährige mit Trachealkanüle, Blasenkatheter und PEG-Sonde als Pflegefall in einem Alten- und Pflegeheim. Sie bekommt seit sechs Jahren Ergotherapie, die auf Anregung einer Krankenschwester ärztlich verordnet wurde. Seit ca. zwei Jahren wird sie von Ergotherapeutin C therapiert. Vorher behandelten sie zwei andere Ergotherapeutinnen.

Frau K kann vegetativ auf laute Geräusche und plötzliche Berührungen mit Öffnen der Augen, spastischen Massenbewegungen oder vertiefter Atmung und Brodeln des Sekrets in den Bronchien reagieren. Die Ergotherapeutin C interpretiert aus dieser Reaktion, das Frau K etwas nicht angenehm ist.

Frau K kann mit Tonusnormalisierung des ganzen Körpers auf Stimulation der Körpersinne besonders im Bereich des Mundes und der Füße reagieren und danach mehrere Stunden mit geringem Brodeln der Atmung in einer Lagerungsposition bleiben.

Dies bewertet die Ergotherapeutin als positive Reaktion auf die Stimulation.

Frau K kann gegen erhöhte pathologische Reflexaktivität an ihren Füßen, ihre Zehen unwillkürlich automatisiert bewegen.

Ziele in der Ergotherapie sind:

- Die Kommunikation und Interaktion mit Frau K
- Die Schaffung von Tagesstruktur und Ritualen mit Wiedererkennenswert
- Die Förderung ihrer Wahrnehmungsmöglichkeiten, ihrer Bewusstseinslage und ihrer Eigenaktivität

Die gesetzliche Vertretung hat ihre Schwester übernommen, die sie einmal in der Woche besucht. Zu anderen Familienmitgliedern gibt es keinen Kontakt. Frau K bekommt derzeit ein- bis zweimal pro Woche eine Einheit Ergotherapie. Eine Einheit wird, wenn möglich, zusammen mit der Physiotherapeutin durchgeführt, die Frau K dreimal pro Woche behandelt.

Weitere Orientierungen gehen in die konkrete Handlungssituation ein: Welcher therapeutische Auftrag besteht von Seiten der **Familienangehörigen**? Wie kann und muss dies berücksichtigt werden? Auch die **Einrichtung**, in der die Ergotherapeutin arbeitet und an die sich die Patientin (bzw. eine Angehörige in ihrem Namen) zwecks Unterstützung wandte, vertritt und sichert bestimmte Interessen, die von der Ergotherapeutin Beachtung fordern: Welche Absprachen existieren im **therapeutischen Team** bzgl. der zugeordneten Kompetenzen? Gibt es hier unterschiedliche Sichtweisen in Bezug auf den Menschen „Patient"? Welche Rhythmen und Anliegen werden im Kontext der **Pflege** berechtigt vorgegeben? Was wird durch Räumlichkeiten, Materialien und andere **Rahmenbedingungen** als ergotherapeutische Leistung möglich bzw. ausgeschlossen?

Nicht zuletzt auch der **gesellschaftliche Kontext** – gesellschaftlich zugewiesener Auftrag der Ergotherapie, sozial- und gesundheitspolitische Entwicklungen, Gesetzgebung etc. – legt Orientierungen nahe, die im Berufsalltag in fachliche und ethische Entscheidungen, wie die Frage nach der Beendigung der Therapie, eingehen.

10.5 Ergotherapie beenden? – Eine fachliche und eine ethische Frage

Es ist eine weitreichende Entscheidung, die ergotherapeutische Behandlung von Patienten im apallischen Syndrom zu beenden. Sie wird bestimmt von sehr unterschiedlichen und vielfältigen Aspekten und Orientierungslinien.

Diese betreffen einerseits die **fachliche Position und Kompetenz** der Ergotherapeutin:

- gegenüber dem Patienten als Leistungsempfänger sowie seinen Angehörigen und ihm selbst gegenüber als Mitgestalter des Therapieergebnisses,
- gegenüber dem interdisziplinären Versorgungsteam als kompetentem Vertreter erweiterter (ärztlicher, therapeutischer, pflegerischer, pädagogischer, seelsorgerischer) Leistungsangebote,
- gegenüber der Einrichtung als Bereitsteller einer spezifischen Versorgungsstruktur und
- gegenüber der Gesellschaft als solidarischem Kostenträger und Wohlfahrtsgewährer.

> **Wichtig**
>
> Es ist es wichtig kontinuierlich Wissen über Entwicklungen inhaltlicher und formaler Art im eigenen Beruf, im interdisziplinären Umfeld und in der die Rehabilitation betreffenden Gesetzgebung und Politik zu erwerben.

Daneben besteht die Verantwortung, die eigene fachliche und berufliche Kompetenz ehrlich darzustellen, weiter zu geben und gelegentlich durchaus kritisch, mit unter sogar kontrovers, zu erörtern.

Andererseits betreffen die aufgeschlüsselten Orientierungslinien die **moralische und ethische Kompetenz** der Ergotherapeutin:

- sich selbst innerhalb verschiedener Welt- und Menschenbilder zu verorten,
- kulturelle und religiöse Unterschiede anzuerkennen,

- eigene Wertvorstellungen erkennen und mitteilen zu können sowie
- Entscheidungen reflektieren und deren Kriterien offen legen zu können.

Das bedeutet zum einen, Kenntnis von religiös, beruflich, kulturell oder anderswie **verschiedenen Sichtweisen auf den Menschen** in seiner Welt sowie damit zusammenhängende Normen und Regeln zu haben. Es bedeutet zum zweiten, seinen **eigenen Standpunkt** aktiv zu finden, einzuüben und in auch problematischen Situationen zu vertreten.

Denn ethische Einstellung und moralisches Handeln werden von verschiedenen Kräften beeinflusst. Unter bestimmten beschränkenden Umweltbedingungen entstehen so regelmäßig und unvermeidbar Spannungssituationen, in denen die eine Auffassung mit anderen Einstellungen in Konflikt gerät. Gleich mehrere solcher Spannungssituationen ergeben sich bei der **Frage nach Therapieverzicht** in der Betreuung von Menschen mit PVS, wenn naturwissenschaftlich-medizinische und ergotherapeutische Sinn- und Erfahrungswelten, Handlungskonzepte und Wertvorstellungen aufeinandertreffen.

> **Wichtig**
>
> Das Angebot der Ergotherapie umfasst in der Therapie mit Menschen im apallischen Syndrom durchaus Lösungsmöglichkeiten für ein medizinisch nicht lösbares Problem.

Der Schritt vom Koma ins Wachkoma ist ein „aktiver" Schritt in und für das Leben gewesen, als der komatöse Mensch ganz auf sich gestellt am Scheideweg zwischen Leben und Tod stand. Er hat sich für das Leben entschieden, ohne die Konsequenzen der Hirnverletzung beurteilen zu können.

Medizinisch kann dem Menschen im PVS nur wenig geholfen werden. Gerade deshalb hat er ein **Recht auf ein menschenwürdiges Leben**. Dabei kann Ergotherapie den apallischen Menschen und seine Umwelt unterstützen. Das Leben eines schwerst schädelhirnverletzten Menschen kann mit Ergotherapie so gestaltet werden, dass genau das an Lebenswertem erreicht werden kann, was ihm noch möglich ist und was ihm selbst sinn- und wertvoll scheint. Denn Kommunikation und Beziehung ist immer und mit allem Lebendigen möglich und unterstützt die aktive soziale Zugehörigkeit.

10.6 Zusammenfassung

ⓘ Fazit

- Menschen im Wachkoma sind weder „Hirntote" noch „Sterbende", sondern lebende und empfindsame Menschen. Sie sind über ihren Körper und ihre Wahrnehmung mit der Umwelt verbunden.
- Das apallische Syndrom ist deshalb nicht nur aus medizinischer, sondern auch aus sozialer Sicht zu betrachten.
- Die ergotherapeutischen Prinzipien der klientenzentrierten Arbeit, der Alltagsorientierung und des handlungsorientierten Ansatzes ermöglichen dem Menschen im apallischen Syndrom Kontakt zur Außenwelt und verbessern seine Lebensqualität.
- Die Entscheidung, die Therapie zu beenden fordert von der Therapeutin nicht nur fachliche, sondern auch ethische und moralische Kompetenz.

Literatur

Affolter F, Bischofberger W (1993) Wenn die Organisation des zentralen Nervensystems zerfällt und es an gespürter Information mangelt. Neckar-Verlag Villingen-Schwenningen

Beyermann G (1998) Didaktische Grundprobleme in der Ausbildung von Gesundheitsberufen unter besonderer Berücksichtigung der Ergotherapie. Unveröffentlichte Dissertation. Universität Heidelberg

Deutscher Verband der Ergotherapeuten (DVE) e.V. (1997) Satzung und Ethik. Kostenlose Informationsschrift des DVE. Karlsbad

Gerstenbrand F (1967) Das traumatische apallische Syndrom. Klinik, Morphologie, Pathophysiologie und Behandlung, Wien, New York

Gobiet W (1990) Frührehabilitation nach Schädel-Hirn-Trauma. Springer, Berlin, New York

Klein M (1997) Das apallische Syndrom. Diskussion: Patientenautonomie beachten. in: Deutsches Ärzteblatt 94, Heft 50, S: A-3420

Lanzerat D (1996) Selbstbestimmung und Fürsorge. Zur ethischen Diskussion um die Behandlung von Patienten mit komplettem apallischen Syndrom. Bericht über die 2. Konferenz des europäischen Forschungsprojektes „The moral and legal issues surrounding the treatment and health care of patients with persistent vegetative state" in: Zeitschrift für medizinische Ethik Heft 42, Springer, Heidelberg, S: 287–305

Law et al. (1999) Das Kanadische Modell der Occupational Performance und das Canadian Occupational Performance Measure. In: Jerosch-Herold et al.(Hrsg) Konzeptionelle Modell für die ergotherapeutische Praxis. Berlin, Heidelberg, S 156–174

Masuhr KF (1989) Neurologie. Hippokrates Verlag Stuttgart

Naciemento Wachkoma (1997) Das apallische Syndrom: Diagnose, Prognose und ethische Probleme. In: Deutsches Ärzteblatt 94, Heft 11:A-661

Nentwig A (1999) Hilfe zur Selbsthilfe! Wie unser Verband entstand. In: Wachkoma und danach, 4. Aufl. Heft 0/99 S 3

Piorreck S (1991) Verlauf nach schwerem Schädelhirntrauma. In: praxis ergotherapie Heft 3/1991

Purwin H et al. (1999) Handlings nach Bobath am Beispiel der Hemiplegie. 3. Aufl. Vincentz, Hannover

Rogers CF (1998) Entwicklung der Persönlichkeit. 12. Aufl. Clett-Cotta Verlag, Stuttgart

Schwarz M (1999) Die Bedeutung des medizinischen Grundwissens für die Ergotherapie. In: Scheepers C et al. (Hrsg.) Ergotherapie. Vom Behandeln zum Handeln. Thieme, Stuttgart

Schwörer C (1992) Der apallische Patient. Aktivierende Pflege und therapeutische Hilfe im Langzeitbereich. 2. bearb. Auflage. Gustav Fischer Verlag. Stuttgart, Jena, New York

Siegrist J (1995) Medizinische Soziologie. 5. neu bearb. Aufl. Urban und Schwarzenberg Verlag. München, Wien, Baltimore

Staubmann H (1993) Sozialsysteme als selbstreferentielle Systeme: Niklas Luhmann. In: Moerl J et al. (Hrsg) (1993) Soziologische Theorie. 3. Aufl. Oldenbourg Verlag, München

Weber G (2000) Nach 16 Jahren aus dem Koma erwacht. Kommentar. In: Wachkoma und danach, Heft 1/2000, Amberg

WHO (2001) International Classification of Functioning, Disability and Health: ICF, Geneva

Zieger A (1992) Dialogaufbau in der Frührehabilitation komatöser Hirnverletzter auf der Intensivstation. Vortragsmanuskript zum 9. Arbeitstreffen der Arbeitsgemeinschaft für Neurologische Intensivmedizin in der Deutschen Gesellschaft für Neurologie am 31.12.1992

Zieger A (1997) Neue Forschungsergebnisse und Überlegungen im Umgang mit Wachkoma-Patienten. Überarbeitetes Vortragsmanuskript zur Fortbildungsveranstaltung „Bioethik und Menschenwürde in der Medizin am Beispiel der Wachkoma-Patienten" der Landesärztekammer Hamburg am 11.01.1997

Zieger A (1999) Informationen und Hinweise für Angehörige von Schädel-Hirn-Verletzten und Menschen im Koma und Wachkoma (sog. apallisches Syndrom). 4. Aufl. Eigenverlag, Oldenburg

10

Anhang

Ergotherapeutischer Berufskodex

„Berufsethik und Praxis der Ergotherapie"

Textauszug aus der „Satzung und Ethik" mit freundlicher Genehmigung des Deutschen Verbandes der Ergotherapeuten e.V. (DVE):

Sie wurde in Anlehnung an die von allen COTEC-Mitgliedsländern (Commitee of Occupational Therapists for the European Communities) 1991 angenommene Ethik auf der Mitgliederversammlung des DVE am 1.5.1994 verabschiedet.

1 Geschichte der Ethik

Ethik ist so alt wie die Zivilisation selbst. Das allgemeine Verständnis von Ethik ist, dass eine bestimmte Art des Verhaltens für korrekt gehalten wird, insbesondere wenn es sich um spezifische Gruppen, Berufe oder Einzelpersonen handelt.

Hauptsächlich befasst sich die Ethik damit, wie Menschen sich verhalten sollten. Viele ethische Grundsätze beruhen auf einer Kombination aus Feingefühl, Höflichkeit und gesundem Menschenverstand.

Cicero war der Meinung, dass Ethik und Moral die Differenz zwischen dem „Ist-Zustand" der von Menschen gemachten Gesetze und dem „Soll-Zustand" der Hoffnungen und Bestrebungen der Menschheit bildet.

2 Festschreibung einer Berufsethik

Grundsätzliche Überlegungen:
- Berufsangehörige sollten die Gelegenheit haben, zur Formulierung der Ethik beizutragen oder Änderungen vorzuschlagen.
- Die betreffenden nationalen Gesetze und

Verordnungen sollten bei der Formulierung der Ethik entsprechend berücksichtigt werden.
- Die Prinzipien der Ethik sollten in den Anerkennungsregelungen des Berufes enthalten sein.
- Die Ethik sollte regelmäßig überprüft und ggf. überarbeitet werden.
- Keine Ethik kann alle ethischen Probleme beruflicher Praxis vorhersehen.

3 Berufsethik und Praxis der Ergotherapie

Die Ethik der World Federation of Occupational Therapists beschreibt das geeignete Verhalten von Ergotherapeuten in allen Fachbereichen der Ergotherapie.

3.1 Persönliche Eigenschaften

Ergotherapeuten verfügen über ein hohes Maß an persönlicher Integrität, an Zuverlässigkeit, an Offenheit und an Loyalität, sowohl in bezug auf Patienten als auch auf das berufliche Umfeld.

3.2 Verantwortung gegenüber Patienten

Ergotherapeuten begegnen ihren Patienten stets mit Respekt und berücksichtigen deren individuelle Situation. Kein Patient wird aufgrund seiner Rassenzugehörigkeit, Hautfarbe, Behinderung, Nationalität, Alter, Geschlecht, sexuelle Neigung, Religion, politischen Gesinnung oder sozialen Stellung durch Ergotherapeuten diskriminiert. Persönlichen Wünschen und Fähigkeiten der Patienten wird in der Behandlung Rechnung getragen. Ergotherapeuten garantieren die Wahrung der Vertraulichkeit persönlicher Informationen und Daten der Patienten und leiten solche Angaben nur mit deren Einverständnis weiter.

3.3 Verhalten innerhalb des Ergotherapeutenteams sowie innerhalb des interdisziplinären Teams

Ergotherapeuten zeichnen sich innerhalb eines Teams durch die Bereitschaft zu Kooperation und Mitverantwortung im Sinne der Unterstützung der medizinisch und psychosozial gestellten Zielsetzung aus. Dazu gehört auch die regelmäßige Berichterstattung über den Verlauf von Behandlungen sowie die Weitergabe von Informationen, die für die Arbeit innerhalb des Teams von Bedeutung sind.

3.4 Fort- und Weiterbildung

Ergotherapeuten beteiligen sich an der beruflichen Entwicklung durch kontinuierliches Lernen und integrieren das erworbene Wissen und Können in ihre berufliche Arbeit.

3.5 Öffentlichkeitsarbeit

Ergotherapeuten setzen sich für die Entwicklung des Ergotherapie-Berufes im allgemeinen ein und befassen sich mit Fragen der Förderung und Anerkennung der Ergotherapie in der Öffentlichkeit, gegenüber anderen Berufsorganisationen und Behörden auf regionaler, nationaler und internationaler Ebene.

4 Umsetzung der Berufsethik

„Patient" schließt Klienten und all diejenigen mit ein, für die die Ergotherapeutin verantwort-

lich ist. (Anmerkung des Übersetzers: Der Vereinfachung halber wurde die weibliche Person für Therapeuten und die männliche Person für Patienten benutzt. Die grammatikalischen Formen haben keine geschlechtsspezifische Bedeutung.)

4.1 Verantwortung gegenüber dem Patienten

Behandlung

4.1.1 Berufliche Integrität und Diskretion sollten von der Ergotherapeutin eingehalten werden.

4.1.2 Die Ergotherapeutin sollte für die Planung, die Durchführung und einen Behandlungsabschluss unter Einbeziehung des Patienten verantwortlich sein.

4.1.3 Die Ergotherapeutin sollte die Behandlung ständig auswerten und überprüfen.

4.1.4 Die Ergotherapeutin muss sich im Einvernehmen mit dem Patienten darum bemühen, realistische Ziele für die Behandlung zu erstellen und den Patienten über die Art und das voraussichtliche Ergebnis der Behandlung informieren.

4.1.5 Bei der Behandlung sollte die Ergotherapeutin die Qualitätssicherung gemäß der WHO berücksichtigen, nämlich
- berufliche Durchführung (technische Qualität)
- Benutzung von Informationsquellen (Effektivität)
- Risikoverhalten (das Risiko der Verletzung oder Krankheit, das mit der Behandlung einhergeht)
- Zufriedenheit des Patienten mit der angebotenen Behandlung.

4.1.6 Die Ergotherapeutin sollte die Dienste und Möglichkeiten, die dem Wohlergehen des Patienten entsprechen, kennen und wo es zu seinen Gunsten ist, ihn darüber informieren.

4.1.7 Das wichtigste Anliegen der Ergotherapeutin sollte das Wohlergehen des Patienten sein.

4.1.8 Diskriminierung von Patienten ist auszuschließen.

4.1.9 Patienten sollten der Ergotherapeutin von einem Arzt oder einer anderen Vermittlung gesetzesgemäß verordnet werden.

4.1.10 Die Ergotherapeutin sollte zielorientierte und objektive Beziehungen zu allen Patienten halten.

Beendigung der Behandlung

4.1.11 Die Ergotherapeutin sollte die Behandlung beenden, wenn die Behandlungsziele erreicht sind oder wenn der maximale Nutzen aus der ergotherapeutischen Behandlung gezogen worden ist.

4.1.12 Die Therapeutin-Patient-Beziehung sollte eindeutig beendet werden. Es wird nicht immer möglich sein, dass der Patient dies versteht.

Aufzeichnung und Berichte

4.1.13 Der Zugang zu den Patientenunterlagen unterliegt den Bestimmungen des Datenschutzes und denen des Arbeitgebers.

4.1.14 Zu jeder Zeit sollte die Ergotherapeutin vertrauliches Material schützen und respektieren und sicherstellen, dass es nur weitergegeben wird, wo dies erforderlich ist.

4.1.15 Das Einverständnis des Patienten sollte in der Regel eingeholt werden,
- ehe Informationen über ihn außerhalb des therapeutischen Kontextes bekanntgemacht werden.
- im Fall von gerichtlichem Zwang.

4.1.16 Aufzeichnungen und Berichte sollten sicher und gesetzeskonform aufbewahrt werden.

4.1.17 Bei der Aufstellung von Berichten über Patienten sollte die Ergotherapeutin die Anforderungen des Arbeitgebers berücksichtigen.

4.1.18 Behandlungsdokumentation gehört zu den Aufgaben der Ergotherapeutin. Sie sollten sachliche Daten und keine emotionalen Vorurteile enthalten.

Sicherheit

4.1.19 Die Ergotherapeutin sollte nichts verursachen oder tun, was die Gesundheit oder Sicherheit des Patienten gefährdet.

4.1.20 Es ist wichtig, dass bei der Behandlung die der Ergotherapeutin angemessene Ausrüstung benutzt wird.

4.1.21 Die Ergotherapeutin sollte alle sinnvollen Vorsichtsmaßnahmen treffen.

4.1.22 Die Ergotherapeutin sollte die Bestimmungen der entsprechenden Gesundheitsvorschriften beachten.

4.2 Arbeitgeber

4.2.1 Wenn Arbeitgeber andere Verhaltensvorschriften als diese Berufsethik haben, muss die Ergotherapeutin dies und die Auswirkungen klar verstehen.

4.2.2 Wo durch abweichende Vorschriften Konflikte entstehen, kann die Ergotherapeutin dies mit dem Berufsverband besprechen.

4.3 Förderung des Berufs

4.3.1 Die Ergotherapeutin sollte zur Weiterentwicklung des Berufes beitragen.

4.3.2 Die Ergotherapeutin sollte kontinuierlich ihr Wissen erweitern.

4.3.3 Ergotherapeutinnen sollten Behandlungen anbieten bzw. durchführen, für die sie kompetent sind.

4.3.4 Ergotherapeutinnen sollten die für eine kompetente Behandlung notwendigen Fähigkeiten, Fertigkeiten und Kenntnisse berücksichtigen.

4.3.5 Ergotherapeutinnen sollten persönliche Verantwortung für ihre Kompetenz übernehmen, und in Fällen, wo weiteres Wissen und Fähigkeiten gebraucht werden, sollten sie
- den Patienten an eine andere Therapeutin weitervermitteln.
- sich mit Kolleginnen beraten.

4.3.6 Die Ergotherapeutin sollte sich so verhalten, dass nicht ein negatives Bild des Berufes entsteht.

4.4 Berufliche Zusammenarbeit

4.4.1 Die Bedürfnisse und/oder Verantwortlichkeiten von Kollegen sollten von der Ergotherapeutin respektiert werden.

4.4.2 Die Ergotherapeutin sollte sich gegenüber ihren Mittherapeuten loyal verhalten, bei Missachtung der Berufsethik durch andere Therapeuten entsprechend intervenieren.

4.4.3 Die Ergotherapeutin sollte sich in beruflichen Angelegenheiten mit Kollegen beraten und mit ihnen zusammenarbeiten.

4.4.4 Berufliche Erfahrungen sollten an Mittherapeuten und andere relevante Personen weitergegeben werden.

4.4.5 Der Berufsverband sollte von Verletzungen der Berufsethik in Kenntnis gesetzt werden.

4.4.6 Die Ergotherapeutin sollte die Breite der Einsatzmöglichkeiten von Hilfspersonal kennen und verstehen.

4.4.7 Ausländer sollten die Sitten und die Kultur des Gastlandes respektieren.

4.5 Veröffentlichtes Material

4.5.1 Die Ergotherapeutin sollte veröffentlichtes Material bei Benutzung angeben.

4.5.2 Die Ergotherapeutin sollte die Privatsphäre des Patienten in jedem geschriebenen oder visuellen Material, das außerhalb des therapeutischen Kontextes benutzt werden könnte, schützen.

4.6 Forschung

4.6.1 Die Ergotherapeutin sollte die ethischen Auswirkungen respektieren, wenn sie in der Forschung arbeitet.

4.6.2 Ergotherapeutinnen sollten bei Untersuchungen und Forschung die Gesundheitsgesetze und die Vorschriften der Arbeitgeber beachten.

4.6.3 Die Ergotherapeutin sollte Patienten über die potentiellen Ergebnisse der Aktivitäten informieren.

4.7 Bekanntmachen des Berufs

4.7.1 Der Beruf sollte den Patienten, Schülern und der Öffentlichkeit sorgfältig dargestellt werden.

4.7.2 Die Ergotherapeutin sollte bestrebt sein, Schüler, Kollegen und die Öffentlichkeit über Ergotherapie und den Berufsstand zu unterrichten.

4.7.3 Die Ergotherapeutin sollte bemüht sein, die Qualität des Berufes zu etablieren und weiterzuentwickeln.

4.7.4 Die Ergotherapeutin sollte bestrebt sein, die Gesellschaft, Benutzer der Gesundheitsdienste und Pädagogen im Gesundheitswesen über alle Bereiche der Ergotherapie zu informieren.

4.7.5 Die Ergotherapeutin sollte exzessives Benehmen, das ihre berufliche Leistung gefährdet, vermeiden.

4.8 Kommerzielles

4.8.1 Die Ergotherapeutin darf für sich innerhalb der akzeptierten Normen des Gesundheitswesens werben.

4.8.2 Die Ergotherapeutin darf sich im Rahmen der Vorschriften des Gesundheitswesens niederlassen.

4.8.3 Die niedergelassene Ergotherapeutin sollte an ihrer Leistung ausgerichtete Gebühren in Rechnung stellen.

4.8.4 Die Ergotherapeutin sollte ihr berufliches Urteil walten lassen, wenn sie kommerzielle Produkte oder technische Geräte bereitstellt und/oder empfiehlt.

4.8.5 Die Ergotherapeutin darf keine Provisionen von kommerziellen Firmen für die Empfehlung von Produkten oder Geräten akzeptieren.

4.9   Ergotherapieausbildung

4.9.1 Ergotherapie-Lehrer sollten sich dafür einsetzen, dass die Mindestausbildungsstandards des Weltverbandes (WFOT) als ein Minimum gefordert und eingehalten werden.

4.9.2 Ergotherapie-Lehrer sollten sichern, dass Schüler ein ausreichendes Maß an Berufskompetenz erreichen.

4.9.3 Ausbildungsstandards sollten vom Berufsverband genehmigt werden.

Warum es die Buchreihe „Ergotherapie – Reflexion und Analyse" gibt

Ulrike Marotzki, Christina Jerosch-Herold, Birgit Maria Hack, Peter Weber

Als relativ junger Beruf hat sich die Ergotherapie innerhalb der letzten 20 Jahre v. a. in Übersee und vielen europäischen Ländern unter den Bedingungen einer Ausbildung auf Hochschulniveau eine eigenständige wissenschaftliche Basis geschaffen. Dies ermöglicht es Ergotherapeuten dort zunehmend, ergotherapeutisches Wissen und Erkenntnisinteresse nach wissenschaftlichen Kriterien zu systematisieren und parallel dazu die Prozesse ergotherapeutischen Handelns zu erlernen und zu vermitteln. Verbunden ist diese Entwicklung mit zahlreichen Publikationen und regen thematischen Auseinandersetzungen innerhalb der Disziplin und auch zwischen der Ergotherapie und anderen Disziplinen.

In Deutschland gibt es derzeit aus verschiedenen Gründen weder eine vergleichbare Strukturierung und Institutionalisierung der wissenschaftlichen Bildungswege für Ergotherapeuten noch eine Kultur oder gar Tradition publizierter Fachdebatten. Gleichwohl sind auch hierzulande wertvolle ergotherapeutische Wissensressourcen vorhanden; Sytematisierungen sind entstanden, und es sind durchaus Beiträge zu disziplin- und länderübergreifenden Fachdiskussionen geleistet worden. Die programmatischen Anliegen der deutschen Ergotherapie sind Professionalisierung und Angleichung des Ausbildungsniveaus auf europäischer Ebene.

Mit der Herausgabe der Reihe „Ergotherapie – Reflexion und Analyse" betreten wir in der Ergotherapie in Deutschland Neuland. Es ist unser Wunsch, über Fachpublikationen einen Ort zu schaffen, an dem sich die Ergotherapie in ihrem Facettenreichtum zwischen „harter" Wissenschaft und „weicher" Kunstfertigkeit sammeln und von dem aus sie sich an aktuellen Diskursen beteiligen kann.

Der Reihentitel „Ergotherapie – Reflexion und Analyse" ist inspiriert durch die Arbeiten von Donald A. Schön (1983, 1987) zur professionellen Ausbildung und kompetenten Berufsausübung, die eine „Wissenslehre der Praxis" propagieren. Unter „Wissen und Reflexion in der Aktion" versteht Schön die gestaltbare Fähigkeit und Fertigkeit, den therapeutischen Prozess gedanklich zu erfassen, das zugrundegelegte Wissen kritisch-distanziert zu hinterfragen und die daraus entstehenden Überlegungen zu artikulieren. Schön (1987) rückt so den kontinuierlichen Lern- und Problemlösungsprozess im gesamten Verlauf einer Berufs- und Arbeitskarriere ins Zentrum der professionellen Bildung: „Reflektierten Praktikern" gelingt die Handhabung der komplexen, kaum vorhersagbaren und stets problematischen Praxis mit Zuversicht, Fertigkeit und Sorgfalt. So unterschiedliche Anforderungen wie pragmatische Kunstfertigkeit, explizites Theorieverständnis und forschungsbasierte Methodik in der Anwendung finden damit einen gleichwertigen Platz in professionellen Handlungszusammenhängen und Bildungs-Curricula.

„Professionalisierung" bedeutet auch in unserem Verständnis nicht lediglich die „Ablösung" ergotherapeutisch-pragmatischen Handlungswissens, wie Therapeuten es mit der Berufserfahrung gewinnen, durch systematische, vorzugsweise wissenschaftlich-theoretische Erkenntnis; vielmehr geht es darum, theoretische Behauptungen und Argumentationen auf der einen und pragmatische Annahmen und Handlungsentwürfe auf der anderen Seite greifbar, nachvollziehbar und verständlich darzulegen. Wir hoffen, mit der Buchreihe „Ergotherapie – Reflexion und Analyse" genau diesen Anspruch zu erfüllen.

11

Wir leben in einer Zeit großer struktureller Veränderungen des Gesundheitswesens und der fortschreitenden Formulierung von Qualitätskriterien für die unterschiedlichen professionellen Dienstleistungen in diesem Bereich; entsprechend hat sich auch die theoretische Reflexion ergotherapeutischer Inhalte verstärkt. Aus unserer Sicht scheint es deshalb angebracht, die theoretisch fundierte Weiterentwicklung des Berufsbildes der Ergotherapie mit einer Buchreihe zu begleiten, die unterschiedlichste Etappenresultate dieser Entwicklung in der Fachöffentlichkeit zur Diskussion stellt. Die Reihenidee orientiert sich also am Entwicklungsprozess der sich neu strukturierenden ergotherapeutischen Fachdisziplin in einem sich wandelnden sozialen und politischen Umfeld.

Das besondere Profil der Reihe „Ergotherapie – Reflexion und Analyse" ist dadurch gekennzeichnet, dass thematisch die Ergotherapie im Zentrum jeder Veröffentlichung steht.

Unter diesem Leitgedanken werden die spezifischen Aspekte der medizinischen Fachbereiche und der sozialwissenschaftlichen Fragestellungen und Angebote übergreifend systematisiert. Von entscheidender Bedeutung ist also, dass die ergotherapeutische Thematik über verschiedene Perspektiven herausgearbeitet wird.

Drei wesentliche Kennzeichen prägen demnach das Profil der Buchreihe:

- die Verbindung von Theorie, Forschung und Praxis,
- die Mischung aus deutschsprachigen und internationalen Beiträgen und
- die interdisziplinäre bzw. transdisziplinäre Sichtweise als Forschungs- und Theorieprinzip.

Die Intentionen der Herausgeber lassen sich in drei inhaltlichen Zielen zusammenfassen:

- Die Reihe will zur Professionalisierung der deutschsprachigen Ergotherapeuten beitragen. Vertraute Themen und Inhalte aus der beruflichen Arbeit werden auf eine methodisch-reflektierte und systematische Weise behandelt, so dass der Nutzen theoriegeleiteter Überlegungen und Forschungen für die Praxis erkennbar wird (und der ergotherapeutische Gegenstandsbereich auch für den fachfremden oder praxisfremden Leser an Kontur gewinnt). Die behandelten Themen sollen deshalb idealerweise in Beiträgen aus Theorie, Forschung und Praxis präsentiert werden.
- Wissenschaftlich qualifizierte Ergotherapeuten gibt es z. Z. in der Mehrzahl im Ausland. Ziel der Reihe ist es, deren Beiträge zu Theorieentwicklung und Forschung nach und nach für die deutschsprachige Ergotherapie zu erschließen und zu kommentieren. Angestrebt wird die Aufnahme mindestens eines deutschsprachigen bzw. eines internationalen Beitrages in jedem Reihenband.
- Die Buchreihe will einen vermittelnden und transdisziplinären Rahmen bieten.

Mittelstraß (1998) hat das „Wagnis einer wirklichen Interdisziplinarität im eigenen Kopf" einer Interdisziplinarität als wissenschaftsorganisatorischem Prinzip gegenübergestellt. Er betont Disziplingrenzen und fachliche Differenzierungen als historisch gewachsen und versteht unter Transdisziplinarität die notwendige Aufhebung dieser Entstehungszusammenhänge für entwicklungsträchtige disziplinunabhängige Problemdefinitionen und -lösungen. Transdisziplinarität meint damit in erster Linie ein Forschungsprinzip, das „die disziplinär organisierten Wissenschaften mit ihrer wissenschaftlichen Zukunft und zugleich mit einer [pragmatischen] Lebenswelt [verbindet], deren innere Rationalität selbst eine wissenschaftliche, d.h. eine durch den wissenschaftlichen Fortschritt bestimmte, ist" (S. 48).

Erst in zweiter Linie ist Transdisziplinarität auch ein Theorieprinzip, das die Überschneidungen und Verbindungen der Einzeldisziplinen ordnet.

Bestimmte Praxisphänomene oder theoretische Argumente gewinnen nach diesem Ansatz an Deutlichkeit, wenn sie aus unterschiedlichen professionellen Perspektiven dargestellt und erörtert werden. Ebenso gelingt es in einer erweiterten wissenschaftlichen Wahrnehmungsfähigkeit besser, vorausschauend Probleme und Problementwicklungen erkennbar zu machen. Deshalb werden in der Buchreihe auch Autoren anderer Fachbereiche zu Themen mit ergotherapeutischer Relevanz zu Wort kommen.

Unter diesen inhaltlichen Gesichtspunkten sieht das Programm der Reihe „Ergotherapie – Reflexion und Analyse" explizit die Umsetzung überschaubarer Buchprojekte vor. Formal können sie als Sammelbände oder als Monographien zu Themen aus der Ergotherapie verfasst sein und bei Bedarf durchaus durch nachfolgende Publikationen inhaltlich weiter ausgebaut werden.

Letztlich geht es uns darum, die Leser zum reflektierten, analysierenden und systematisierenden Wissensaustausch mit Kollegen und Partnern aus anderen Disziplinen zu ermutigen, und es geht uns um das Verständnis, um den Erhalt und um die Vertiefung ergotherapeutischer Kernaussagen und Kernkompetenzen.

Die Reihenherausgeber

Hamburg, Norwich, Nürnberg, Holtensen im Januar 1999

Literatur

Schön DA (1983) The Reflective Practitioner. Basic Books, New York
Schön DA (1987) Educating the Reflective Practitioner. Toward a New Design for Teaching and Learning in the Professions. Jossey Bass, San Francisco
Mittelstraß J (1998) Die Häuser des Wissens. Wissenschaftstheoretische Studien. Suhrkamp, Frankfurt a.M.

Glossar

Akzeptanz:	Achtung und Beachtung des Gegenübers als Person mit allen ihren Möglichkeiten und Einschränkungen bei ausdrücklichem Verzicht auf (Vor-)Urteile und Bewertungen. Zuwendung ist nicht abhängig davon, ob sich das Gegenüber entsprechend der Erwartungen der Beraterin verhält.
Andersbefähigte Menschen:	Weil die Benennung von Menschen als „Behinderte" und „Kranke" gesellschaftliche Stigmata, wie Mitleids- und Hilfsbedürftigkeit, aber auch das der Geschlechtslosigkeit transportiert, ging notwendig mit der zunehmenden Emanzipation der Betroffenen die Suche nach anderen Benennungen einher. Der Begriff der andersbefähigten Menschen ist nur einer von vielen Begriffen. Er hebt hervor, dass Menschen mit Beeinträchtigungen nicht weniger befähigt d.h. defizitär sind, sondern aufgrund ihrer Beeinträchtigungen (auch) über andere Fähigkeiten verfügen (Zinsmeister, Reischle).
Androzentrismus:	Einseitige Orientierung von Perspektiven, Fragestellungen, Methoden und Interpretationen des jeweiligen Wissensgebietes am Selbst- und Weltverständnis des männlichen Geschlechts und die damit einhergehende Neutralisierung/Negierung unterschiedlicher Erfahrungswelten von Männern und Frauen in geschlechtsspezifisch arbeitsteilig organisierten Gesellschaften.
Autonomie:	(Vom gr. autónomos: „nach eigenen Gesetzen lebend") Bezeichnet im rechtlichen und sozialen Kontext die Freiheit, bestimmte Ziele, Werte, Normen und Verhaltensmuster (wenn auch ggf. innerhalb bestimmter kultureller /gesellschaftlicher Grenzen) selbst auszuwählen, festzulegen und ihre Einhaltung eigenständig zu kontrollieren.
Authentizität:	Bewusstheit in bezug auf das eigene innere Erleben, verbunden mit der Bereitschaft und Fähigkeit, dies nach Außen zu kommunizieren.
Beratung:	Im Mittelpunkt steht die Lösung eines bestimmten Problems. Unter Beachtung personzentrierter Grundprinzipien unterstützt Beratung Personen darin, in eigenverantwortlicher Weise ihre eigenen Lösungen zu finden.
Berufsethik:	Teilbereich ethischer Theorien, der sich mit den Pflichten befasst, die sich aus den spezifischen Aufgaben der verschiedenen Berufe einer arbeitsteiligen Gesellschaft ergeben. Untersucht wird die berufliche Tätigkeit als grundlegend für die Moralität und Selbstentfaltung der Person im Sinne einer Theorie des guten Lebens (vgl. Höffe 1997).

Berufsethos:	Berufsmoralische Haltung einer Person oder Personengruppe.
Berufskodex:	Niedergeschriebenes und veröffentlichtes Berufsethos.
Deskriptiv:	Die Wirklichkeit unvoreingenommen beschreibend; nicht normativ. (Arend/Gastmans 1996, S 193)
Empathie:	Das sensible Sich-Hineinversetzen in die innere und äußere Erlebniswelt einer Person mit dem Ziel, diese Welt mit ihren Augen zu sehen und dabei gleichzeitig die eigenen Sicht- und Erlebensweisen der Beraterin deutlich in den Hintergrund treten zu lassen. Empathie meint weder Identifikation, noch Interpretation.
Empirisch:	Erfahrungsbasiert.
Entwicklung:	Kontinuierlich und prinzipiell unabgeschlossener Prozess in Richtung zunehmender Übereinstimmung von Selbstkonzept und Erfahrung. Neue Erfahrungen können in das Selbstkonzept integriert werden.
Ethik (Moralphilosophie, Moraltheorie):	Wissenschaftliche Reflexion moralischer Fragen und Probleme, durch formale Rekonstruktion der Bedingungen, die erfüllt sein müssen, damit eine Handlung unabhängig von ihrem Inhalt korrekterweise als moralische Handlung bezeichnet werden kann.
Ethik der Differenz:	Postuliert, dass der Gleichheitsgedanke der Menschenrechte auf der Verschiedenheit der Menschen beruht und sich nicht die Verschiedenheit daraus ergibt, dass alle Menschen wesentlich gleich sind. Der rechtsphilosophische Diskurs von Gleichheit und Differenz wurde maßgeblich von der feministischen Rechtstheorie initiiert (vgl. MacKinnon C. (1993), Difference and Dominance. In: Weisberg K. (editor) Feminist Legal Theory. Foundations. Temple University Press, Philadelphia.)
Ethos:	Moralische Gesamthaltung; sittliche Lebensgrundsätze eines Menschen oder einer Gesellschaft, die die Grundlage des Wollens und Handelns bilden; Gesamtheit ethisch moralischer Normen, Ideale usw. als Grundlage subjektiver Motive und innerer Maßstäbe. (Duden 1994, S 426)
Gesetz:	Objektives Recht kann sich durch langjährige Übung herausgebildet haben (Gewohnheitsrecht) oder aber – dies ist in der Bundesrepublik der Regelfall – es wird vom Gesetzgeber in Gesetzen (oder Rechtsverordnungen, Satzungen u.a.) niedergeschrieben.
Gynozentrismus:	Einseitige Orientierung von Perspektiven, Fragestellungen, Methoden und Interpretationen des jeweiligen Wissensgebietes am Selbst- und Weltverständnis des weiblichen Geschlechts und die damit einhergehende Neutralisierung/Negierung unterschiedlicher Erfahrungswelten von Männern und Frauen in geschlechtsspezifisch arbeitsteilig organisierten Gesellschaften.
Kasuistik:	Eine an Einzelfällen beispielhaft veranschaulichte Anleitung, allgemeine moralische Normen auf konkrete Handlungen und Handlungssituationen zu übertragen. Hierdurch kann die im Einzelfall geltende und anzuwendende Regel gefunden werden.

Glossar

Kongruenz:	Übereinstimmung von Selbstkonzept und Erfahrung.
Kodifiziertes Recht:	Bezeichnet die Zusammenfassung der Rechtssätze eines Rechtsgebietes in einem einheitlichem Gesetzeswerk, das dieses Rechtsgebiet möglichst abschließend regeln soll. Beispiele sind das Bürgerliche Gesetzbuch (BGB), Strafgesetzbuch (StGB) usw.
Kultur:	Die Art und Weise, wie die Menschen leben und was sie aus sich selbst und ihrer Welt machen. Sie beinhaltet Glauben, Werte und Normen, welche Standard und Verhaltensregeln formen, die das tägliche Leben der Menschen gestalten. (Dyck 1998, S 68)
Moral/Sitte:	Regelkanon gelebter Moralität/Sittlichkeit; Inbegriff der Normen und Werte, die durch gemeinsame Anerkennung in einer Gemeinschaft von handelnden Menschen als verbindlich gesetzt worden sind.
Moralische Normen:	Praktische Regeln der Selbstbeschränkung von Freiheit zur Freiheit aller, die aus gegenseitigen Anerkennungsprozessen in einem bestimmten Lebenszusammenhang hervorgehen (vgl. Pieper 2000)
Moralische/sittliche Kompetenz:	Vermitteltheit von Moral und Moralität; Einsicht, Besonnenheit, Entschlusskraft und Verantwortungsbewusstsein im Bereich des Praktischen.
Moralisches Problem:	Häufig auf Kontrasterfahrungen beruhende Beschreibung eines Zustands, den wir unter einem ethischen Blickwinkel betrachten können, wobei wir uns über das richtige Handeln nicht im klaren sind. (Arend 1998, S 70)
Moralität/Sittlichkeit:	Zur Grundhaltung gewordenes Gutseinwollen.
Norm:	Aus Werten abgeleitete Anweisung zum Handeln. (Arend 1998, S 70)
Normativ:	Auf Prinzipien, Werten und Normen beruhend; nicht beschreibend. (Arend/Gastmas 1996, S 195)
Recht:	Recht im objektiven Sinne ist die Rechtsordnung, d.h. die Gesamtheit der Rechtsvorschriften, durch die das Verhältnis der Bürger untereinander oder zum Staat geregelt ist. Im subjektiven Sinne ist Recht die individuelle Befugnis einer Person, z.B. die Befugnis, von Anderen ein bestimmtes Tun oder Unterlassen zu verlangen.
Rechtsprechung:	(Judikative). Die dritte Staatsgewalt neben Gesetzgebung (Legislative) und Verwaltung (Exekutive), die als Staatsgewalten strikt voneinander zu trennen sind. Die Rechtsprechung dient der Rechtsfindung, d.h. der Entscheidung, was im Einzelfall objektivem Recht entspricht und der Rechtsdurchsetzung (s.u.). Sie obliegt nach dem bundesdeutschen Grundgesetz nur unabhängigen Richter.

Rechtsverhältnis:	Bezeichnet die zwischen verschiedenen Personen oder zwischen Personen und Sachen bestehende Rechtsbeziehung. Diese kann sich unmittelbar aus dem Gesetz ergeben (z.B. Unterhaltspflicht der Eltern für ihre Kinder) oder durch Vertrag geschaffen werden und begründet Rechte und Pflichten der Beteiligten.
Rechtsdurchsetzung:	Individuelle (subjektive) Rechte verwirklichen sich nicht von alleine, sondern müssen notfalls gegen den Forderungsgegner durchgesetzt werden. Um Selbstjustiz zu vermeiden, werden hier die Rechtsinhaber auf förmliche Mittel der Rechtsdurchsetzung verwiesen. Wer einen Anspruch auf staatliche Leistungen hat, muss diese beantragen, wer von einer anderen Person Geld zu bekommen hat, muss die Schuldner auf Zahlung verklagen.
Religion:	Der Glaube an eine Kraft, die das Universum schafft und kontrolliert und das darauf basierende System der Verehrung. (The Oxford Dictionary)
Selbständigkeit und Unabhängigkeit:	Bezeichnet in der Sozialpsychologie die Neigung, sich lieber auf sich selbst als auf andere zu verlassen, um tatsächliche oder aber emotionale Abhängigkeit von anderen zu vermeiden oder zu begrenzen. Im gesellschaftspolitischen und rechtlichen Kontext setzt die Umsetzung dieser Neigung die Autonomie des Individuums voraus.
Selbstbestimmung:	Die eigenverantwortliche Lebensgestaltung, d.h. die Möglichkeit, Kontrolle über das eigene Leben zu haben, die auf der Wahl akzeptabler Möglichkeiten basiert (Frieden L., Richards, L. Cole J. et al. (1979) ILRU source book: Technical asstistance manual on independent living. Houston. Zit. nach Miles – Paul O. 1999 a.a.O.). Für andersbefähigte Menschen bedeutet diese insbesondere die Möglichkeit, trotz einer bestehenden Abhängigkeit von personellen Hilfen ihren Alltag nach eigenen Bedürfnissen und Vorstellungen zu gestalten.
Strukturen/strukturell bedingte Abhängigkeit:	Eine Struktur ist die Art und Weise, in der ein System aufgebaut ist. Insbesondere die dem System zugrundeliegende besondere (An-)Ordnung seiner einzelnen Elemente charakterisieren das System. Mit strukturell bedingter Abhängigkeit bezeichnen wir in Anlehnung an den Begriff der strukturellen Gewalt von J. Galtung die durch äußere – z.B. interpersonale/gesellschaftliche – Strukturen (z.B. ungleiche Macht- und Besitzverhältnisse) bedingte Abhängigkeit, die gleichwohl den Modus der personalen Abhängigkeit erzeugen kann. (Zinsmeister, Reischle)
Strukturmerkmale:	Kategorien (z.B. Sprache, Bekleidung,...), in denen sich Kulturen voneinander unterscheiden. In ihrer Gesamtheit bilden sie das spezifische Profil einer Kultur (vgl. Maletzke 1996).
Supervision:	Beratungsdienstleistung zur systematischen Reflexion und Bearbeitung von Problemen und Fragestellungen der beruflichen Interaktion mit dem Ziel der Erweiterung der persönlichen und berufspraktischen Kompetenz.

Glossar

Teilhabe:	Die Teilnahme, Mitwirkung und Mitbestimmung einzelner oder einer Gruppe von Individuen an gesellschaftlichen Prozessen und ihre Beteiligung am öffentlichen Leben und/oder öffentlichen Leistungen.
Therapie:	Ziel ist die Unterstützung eines (mittel- bis längerfristigen) Entwicklungsprozesses einer Person durch Veränderungen im Selbstkonzept. Der Schwerpunkt der Aufmerksamkeit liegt dabei auf dem inneren Prozess der Klientin.
Tugend:	(Moralisch) Lobenswerte Eigenschaft; die dauerhafte Gesinnung, das Gute zu tun und zu fördern und das Schlechte zu lassen. (Arend/Gastmans 1996, S 197)
Verstehen:	Methodisches und regelgeleitetes Vorgehen in einem gemeinsamen Prozess, in dem bislang hilfreiche Sichtweisen zu Gunsten neuer Perspektiven erweitert werden.
Werte:	Bewusste und unbewusste Orientierungsstandards und Leitvorstellungen, von denen sich Individuen und Gruppen bei der Wahl ihrer Handlung lenken lassen (Höffe 1997).

Sachverzeichnis

Halbfett gesetzte Seitenzahlen verweisen auf das Glossar (S. 191–195)

G

H

I

J

K

W

Z

Printed in the United States
By Bookmasters